THE SPECTRUM: A SCIENTIFICALLY PROVEN PROGRAM TO FEEL BETTER, LIVE
LONGER, LOSE WEIGHT, AND GAIN HEALTH

# 歐尼斯光譜
# 保健法 讓你的基因變得更好

狄恩 ‧ 歐尼斯（Dr. Dean Ornish）

范振光 譯

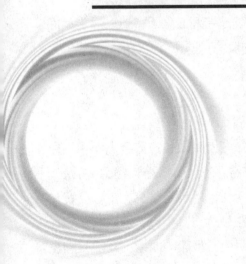

# 道法自然，守護健康

　　歐尼斯醫師畢業於休士頓貝勒醫學院，在哈佛的麻州總院完成內科醫師訓練後，從事預防醫學研究，現為舊金山加州大學臨床醫學教授。先後膺選為美國《生活》雜誌稱譽同年代 50 位最具影響力人物之一，《富比士》雜誌評定世界最具影響力的教師之一。他更是加州大學整合醫學的當今百大人物，可謂譽滿天下。他在 1990 年代擔任過美國柯林頓總統的御醫，也是 2010 年柯林頓接受外科繞道手術後的健康諮詢醫師。

　　歐尼斯持之以恆，一生以維護健康、預防及治療疾病為志業。35 年前就率先以企業經營方式，推動改造個人生活習慣以為疾病處置，在早期即以實證醫學證明了食物療法、運動及調整生活型態等，可逆轉原已嚴重的冠心病血管硬化。

　　歐尼斯的主張，一度為《紐約時報》卡通漫畫譏諷為「童話」，但歐尼斯以鍥而不捨的精神，得到知名大學如美國舊金山加州大學及史隆－凱特林紀念癌症中心等的支持，也與高標藍十字藍盾牌及奧瑪哈互助等醫療保險公司進行研究合作，以科學驗證其主張，終於證實可以預防也可扭轉冠狀動脈粥狀硬化、腦中風、糖尿病、高血壓、高脂血等疾病。另外，他更證明生活型態的改造，為前列腺癌及乳癌有效的另類療法。

　　尤有進者，他更以分子醫學證實，改變飲食及生活型態可促使

前列腺癌的好基因向上提升（up-regulation），而不好的基因則向下退化 (down-regulation)。染色體端粒酶素 (telomerase) 延長，可延年益壽。在 2005 年，這項另類醫療計劃獲得了美國聯邦醫療保險給付。

有此學術及臨床實務經驗，歐尼斯醫師於是在 2012 年率先提出「光譜計畫」，他主張，只要著眼於運動／體能調適（physical fitness）、營養（nutrition）、壓力管理（stress management）及愛的關懷（love & support）四大主軸，依每個人不同遺傳基因、飲食、體能、壓力及嚴重不一的疾病狀況，可以量身訂做不同的飲食及生活調整方法；由於高血壓、糖尿病、肥胖症、血脂異常、心臟病、前列腺癌及基因異常的嚴重度各異，病況有別的龐大光譜內涵，也可不必採行一成不變的規律，也可不必絕對遵守禁忌的飲食。不勉強，不施壓，不恫嚇，每位病人可以各取所需，各盡所能，才有感受良佳、延年益壽、減肥及健康加分接踵而至之療效。

在體能適應訓練方面，歐尼斯醫師說只要經常運動，將可減輕老化相關粒腺體的傷損及肌肉退化的發生。每星期兩三次的有氧運動訓練肌肉耐力、肌力及柔軟性，可促使腦神經元復原，腦組織變大。要持恆，要彈性，融入個人的生活中，從事自己喜歡的運動才是上道。

在食物營養療法方面，他融合科學證據，提出飲食的基本原則，

每天攝取含有 omega-3「好脂肪」的芥花油、大豆油、亞麻仁油及核桃油等,因此等食物含有較多非飽和脂肪及較少的飽和脂肪。而棕櫚油及橄欖油含有較高的 omega-6 及低的 omega-3,不是「好脂肪」。深海魚及深綠色葉菜含有甚高的 omega-3,是好料理。「好碳水化合物」乃指全穀物、豆類、堅果和天然未精製的黃豆,因彼等都是高纖食品,易有飽足感,食量容易節制。人工精製的甜點含有高熱量,代謝負荷沉重,以致產生高血糖及肥胖,不是「好碳水化合物」。油炸食品,標示「氫化」常是反式脂肪,和飽和脂肪一樣都會升高低密度脂蛋白(LDL-c),也降低高密度脂蛋白(HDL-c),因而促使血管粥狀硬化的發生。此外,新鮮水果及蔬菜含有豐富維他命,也有強度的抗氧化作用,不可或缺。

生活的壓力與我們各別的人生同在,可抑制身體免疫反應,導致心血管病及腦中風,也與癌症、糖尿病及性功能攸關,因此歐尼斯醫師強調壓力管理。平時生活要有秩序,擁有主導權及自主權,以「正念」及「靜坐」訓練自我,度過難關,以溫和的運動及瑜伽放鬆緊繃肌肉群,同時戒除刺激性飲料,諸如咖啡、茶或汽水。

身體健康眾所周知,但心靈感受亦不可或缺,歐尼斯醫師主張人際之間要有愛的關懷,以學習寬恕、助人、同情及服務而愛他人,推己及人,而且要正向看待人生,無論在體能調適、飲食克制及壓力紓解上,都要正面思考,人生沒有挫折,只有歷練。

　　這是本開卷有益的保健醫學讀本，歐尼斯醫師 35 年的專業人生，初閱之下，或許與大多數醫學同業傳統觀念有些扞格不一。本書開卷，他力求闡明「光譜計畫」的效用及原因，援引許多的說理佐證，難免有雜碎難讀之感，需要用心及耐心遊牧其中，才能獲得真髓。5 至 14 章論及自我量身訂做的「光譜計畫」，分別縷述壓力管理、營養攝食，運動計畫及慢性疾病如肥胖、糖尿病、高脂血、高血壓及肥胖等處置方式，值得細細咀嚼。

　　第二部亞特的廚房的多樣化美食光譜，非個人所長，難以評論，但本書的諸多內容，優遊其間，獲益良多，也有諸多震撼心智之言，頗有感受。本書是歐尼斯醫師窮畢生鑽研的實務經驗，有濃厚的自然養生哲理。我以為老子的「道法自然」最能涵蓋歐尼斯醫師的主張：不主宰、不支配，聽任自然而然的發展。歐尼斯醫師也有「中庸」之主張，採不偏不倚及不易不守，順勢而為作健康維護，從而改善宿疾。這本書是經典之作，值得特別推薦。

台大醫學院名譽教授 李源德

# 目次

## 第二部　歡迎來到亞特的廚房
## 　　　　多樣化的美食光譜

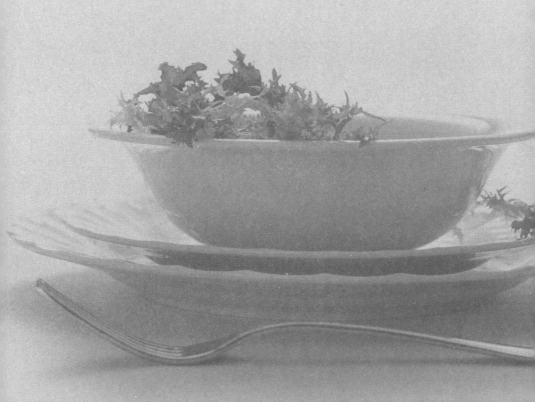

# 第一部
## 訂做適合你的
## 飲食和生活

# 第1章
# 光譜計畫真的有效

不強迫他人採取某種養生法，要比遵循它更難。

—— 普魯斯特（Marcel Proust）

我剛吃完一片巧克力。黑巧克力、高脂的頂級黑巧克力，真是好吃極了，我幾乎每天都會吃上一片。

大家可能以為我違背了自己的飲食原則？噢不，我可沒有。我正在享受最適合我的飲食原則。

寫這本書是為了讓大家了解：對於吃什麼、做多少運動、如何管理壓力、如何生活，你擁有光譜般寬廣的選擇。這一切並不是非黑即白、沒有彈性的。我希望在本書中消弭大家對我的建議的誤解。

本書將告訴大家，該如何根據個人需求和喜好，訂做完全適合自己的飲食和生活方式。書中的方法已經過科學證實，可幫助你過得更好、活得更長、減輕體重、獲得健康。

它是有效的！為什麼？因為它的基礎是愉快而不是痛苦，是飽足而不是挨餓，是科學而不是迷思，是自由和自主，而不是受限和控制。活著的喜悅可以延續，死亡的威脅則將遠離。

許多人因為各種迷思和面對非此即彼的抉擇，感到困惑。像是：

- 如果我生活和飲食健康，我可以活得長壽，或只是可能活得久些？
- 這麼做是否有樂趣？還是於我有益？
- 低脂？還是低碳水化合物？

- 該選擇方便的食物還是好的食物？
- 要採取寬鬆的「阿金（Atkins）飲食」還是嚴格的「歐尼斯光譜飲食」？

其實，你不必做這些選擇。

本書探討如何在提升健康和幸福的同時，能夠更完整的享受生活。它將以最新的研究為根據，告訴各位：單憑改變飲食和生活型態，你就可以改變基因的表現。

簡單來說，這本書可以讓你改造自己的生命。

一般文章談到所謂的健康飲食和生活型態，總是說法矛盾，讓人頭大。眾說紛紜的現象，莫過於飲食這個領域了。我常聽到人說：「那些爛醫生，連哪個理論是對的都不確定！要怎麼吃、怎麼活是我的事，我不想再為此煩惱！」

我能理解大家為何這樣想。如果連專家都莫衷一是，真的會讓人無所適從。

還好，在大家困惑不已的同時，吃什麼、怎麼生活的共識，也已逐漸形成。答案已經出來了：科學證據可以協助我們解決矛盾的說法，分辨聽起來不錯的理論，和證實為正確的理論。

我們現在能夠拋開疑慮，根據個人需求和喜好訂做適合自己的飲食和生活型態。你將擁有多樣的選擇。

人們的需求、目標、喜好各有不同。未來的醫藥，也將是量身訂做的醫藥，這正是本書現在就要呈現給大家的。

書中收錄有名廚亞特・史密斯（Art Smith）的食譜和烹飪指南，教你做出美味好吃的食物，讓你氣色變好、感覺良好。當中的許多道菜還提供有幾種不同版本，你可以略做調整，以配合自己的需求和喜好。

不少人似乎對我的飲食和生活方式有著錯誤的認知。幾年前一

場公益活動上，編劇兼製作人麥克·尼可斯（Mike Nichols）對我說：「狄恩，我遵循了你的光譜飲食守則──東西如果太好吃，那我就千萬不能吃。」說得好像馬克·吐溫的話：「保健的唯一辦法，是吃不想吃的食物、喝不想喝的東西、做不想做的事。」

這就是我的主張最受誤解之處──我建議每個人遵守嚴格的飲食規範和生活型態。大家認為：「對，它確實有效。但幾乎不可能落實。」

不難理解為何這麼多人有此想法。每回媒體報導我和同事的研究成果時，大多聚焦在對心臟病和其他慢性病的成功逆轉（它們通常可被逆轉！）──只要徹底改變生活型態。要逆轉疾病，誠然需要比較嚴格的飲食計畫和生活方式（要下猛藥），但若你純粹只想維持良好狀態、保持健康的話，你只需要輕量的預防措施。不過，對於沒有疾病的人，我建議可以放寬選擇的範圍。

我不是試圖透過本書，要你去做或不做任何事。飲食和生活型態的抉擇，在極大程度上取決於個人。因為見識到飲食和生活型態的改變對人們能有多大影響，所以我希望分享研究的心得，讓大家可以在飲食和生活上做出明智的抉擇。你想改變多或少，由你來決定。這點稍後我會再說明。

每次我在外用晚餐，人們經常議論我吃什麼，或者為他們吃的東西感到不好意思。他們總是說：「在你旁邊，對吃的要小心點。」──好像我是警察還是中學副校長，會揮手糾正他們，要讓他們感到慚愧而改變飲食似的。

事實上，這絕非我的本意。所以我會在胸前劃十字，開玩笑說：「你已得赦免」，彼此一笑置之。接著我會告訴他們，只要他們覺得快樂，我不在意他們吃什麼、怎麼生活。我叫飯後甜點時，常讓他們覺得意外但如釋重負。

## 經過科學驗證的計畫

本書特殊之處，在於以長達 30 年的研究為依據；這些研究證明哪些事物對哪些人有用或無效，且對相關的背景條件也有清楚的紀錄。大部份的保健書籍根據的是少數人的實例（經常不可靠），或是其他人的經驗、作者一廂情願的想法。這些書可能提出效果的承諾，但承諾經常無法兌現。

相對而言，我的光譜計畫（spectrum program）是建構在科學上，且證實有效：

- 非營利預防醫學研究所（Preventive Medicine Research Institute）的同事和我已經證明，這個計畫有助於預防、減緩、停止甚至逆轉最常見的致命疾病，包括冠狀動脈心臟病、前列腺癌、糖尿病、高血壓、肥胖、高膽固醇、關節炎以及諸多慢性病。

- 近來我們首度針對前列腺癌病患進行研究，發現徹底改變生活型態的計畫，可以改變其基因的表現方式──大致而言，就是打開（提升）基因好的部份、關閉（降低）基因壞的部份。這在第 4 章會詳細說明。

- 我們最近進行的第一次研究顯示，徹底改變生活型態可以減緩細胞老化的速度。DNA 的尾端稱為端粒，會影響壽命。隨著端粒變短、結構完整性變弱，細胞老化和死亡速度加快。也就是說，如果你的端粒變短，你的壽命也跟著縮短。我們在新研究中發現，採用光譜飲食和生活型態計畫的人，端粒酶（可修復端粒的）只消 3 個月就大幅增加。

- 我們知道，要在現實生活中激勵人們採取並維持生活型態的徹底改變，哪些方式是有效的。我們已經證明，光譜計畫可

以鼓勵許多人在飲食和生活型態上進行並維持較大的轉變，
在各種族群獲得的臨床成果、所節省的醫療費用也超乎以往。
讓我們一起來看看吧！

## 光譜計畫可以預防和扭轉疾病

大家常認為醫學的進展要奏效，必定是來自新藥物、新鐳射技術或外科技術——若不是高科技，就是所費不貲。我們吃什麼、如何因應壓力、是否抽菸、運動量多寡、人際關係品質等日常的抉擇，就可讓健康、幸福、存活機會產生天壤之別。大家可能難以置信，但事實如此。

「知」是療癒的第一步。當我們更加明瞭飲食和生活型態上的選擇將帶來多大影響（不論好或壞），就可以作出不同的抉擇。這好像把點連成線一樣簡單。在我的經驗中，如果人們了解改變的好處及其奏效之快，很多人並不怕採取強烈改變。

而科學的好處之一是，它有助我們了解飲食和生活型態的強大影響力，並了解相關改變如何大幅甚至徹底改善健康和生活幸福，讓我們較易覺悟。健康和幸福提升的速度遠超過人們以前的想法。

我們運用最新、昂貴的先進方法進行研究，來證明簡單、低科技、低成本的改變措施多有效。

30 多年來，我領導一系列科學研究，所得成果首度證實透過徹底改變生活型態，即使是最嚴重的冠心病也可逆轉。相關改變包括：極低脂飲食，以天然且未精製的蔬果、全穀物、豆類、黃豆產品為主；健走等中度運動；各種壓力管理技巧，例如以瑜伽為基礎的伸展、吐納、靜坐、冥想；獲得更多關愛和社會支持，例如參加支持團體。

　　在這些研究中，我們同時有實例足茲證明，只憑徹底改變生活型態，其他慢性病也可逆轉。我們的發現讓全世界無數民眾獲得了新希望、新選擇，而這些選擇更符合人性、成本更低，但確實有效。

　　我們最近發表和兩位醫師合作進行隨機控制試驗的成果；這兩位專家分別是舊金山加大醫學院泌尿系主任（Chair, Department of Urology, School of Medicine, University of California, San Francisco）彼得・卡洛（Peter Carroll）、已故的史隆－凱特林紀念癌症中心泌尿外科主任、泌尿腫瘤學主任（Chief of urologic surgery and Chair of urologic oncology, Memorial Sloan-Kettering Cancer Center）威廉・費爾（William Fair）。研究結果顯示，大幅改變飲食和生活型態，可以減緩、停止甚至逆轉早期前列腺癌的進程。光憑改變飲食和生活方式，就能讓一種癌症的進程出現變化，我們的試驗可能開了先例。第 14 章會提到，前列腺癌方面的發現可能也適用於乳癌。

　　我們的研究合作夥伴都是來自重要教學型醫學中心、極具公信力的研究人員，成果刊登在同儕評議的主要醫學刊物，包括：《刺胳針》（The Lancet）、《美國醫學會期刊》（The Journal of the American Medical Association）、《美國心臟學期刊》（The American Journal of Cardiology）、《循環》（Circulation）、《心肺復健期刊》（Journal of Cardiopulmonary Rehabilitation）、《泌尿學期刊》（Journal of Urology）、《醫學年鑑》（Yearbook of Medicine）、《心臟學年鑑》（Yearbook of Cardiology）、《新英格蘭醫學期刊》（The New England Journal of Medicine）、《體內平衡》（Homeostasis）、《泌尿學》（Urology）、《美國膳食營養學會期刊》（Journal of the American Dietetic Association）、《醫院實務》（Hospital Practice）、《心血管風險因子》（Cardiovascular Risk Factors）、《世界營養及營養學評論》（World Review of Nutrition and Dietetics）、《心血管風險期刊》（Journal of Cardiovascular Risk）、《肥胖研究》（Obesity Research）、《美國心臟學院期

刊》（*Journal of the American College of Cardiology*）等。

　　我們的計畫也收錄在主要的醫學教科書，包括《哈里遜內科原理》（*Harrison's Principles of Internal Medicine*）、《心血管疾病臨床試驗》（*Clinical Trials in Cardiovascular Disease*，搭配布朗沃（Braunwald）心臟學教科書《心臟疾病》（*Heart Disease*））、《哈里遜心臟學進展》（*Harrison's Advances in Cardiology*）、《心血管疾病臨床試驗》（*Clinical Trials in Cardiovascular Disease*）第二版，以及某些一般書籍，例如比爾・莫亞（Bill Moyer）的《療癒及心靈》（*Healing and the Mind*）。

　　有關此一研究計畫的成果，已在許多醫學會議發表，包括美國心臟學會（1982 年起）、美國心臟協會（American Heart Association，1983 年起）、行為醫學學會（the Society of Behavioral Medicine，1988 年起）年度研討會，還有許多其他科學和醫學會議。光譜計畫好幾次在這些會議成為重點，並在主辦單位的記者會上被提到。

　　說這些，只是要強調本書介紹的光譜計畫，已在最嚴格、最有公信力的審核後獲得肯定。這點不能等閒視之。

　　我投入這麼多時間進行科學研究，是因為保健的功效能夠被檢驗與證實，是非常重要的。我在 2000 年被任命為白宮補充及另類療法政策委員會（The White House Commission on Complementary and Alternative Medicine Policy）成員；一千多人曾在委員會的聽證會作證。

　　我得知民眾花在另類療法的費用上超過傳統醫學。為什麼？許多人對傳統醫學失望，轉而擁抱各式另類療法。不過，民眾可能也會對某些另類療法失望，因為很多另類療法沒有科學證據。

　　從上述角度而言，我們的光譜計畫（直到本書撰寫期間）是最有科學根據的療法之一。它整合了傳統醫學和另類療法在保健和治療上最好的對策。

　　我知道，科學有其限制。一如愛因斯坦說的：「能計量的事物不

見得都很重要，而重要的事物不見得都能計量。」例如愛和喜悅，但很多意義重大的事物是可以衡量的。大家會接收到這麼多互相矛盾的訊息，原因之一是不夠科學的資訊充斥於世。在本書中，我會告訴大家如何驗證。

　　我們從 1977 年開始進行的心臟病研究中發現，只消幾個星期，便有 91％的病患胸痛頻率降低，其中大部份人不再胸痛。這些病人罹患了嚴重冠心病，很多人在開始接受研究時，連過個馬路都會嚴重胸痛、喘不過氣。

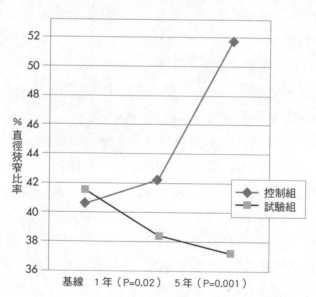

**定量冠狀動脈造影的變化**

　　1 年之後，病患的低密度膽固醇（LDL）平均下降 4 成，效果比起立普妥（Lipitor）之類的他汀類藥物（statin drugs，降血脂藥物），既不用耗費鉅資（每年 150 億美元），也沒有副作用。

在「生活型態心臟試驗」中，採取光譜計畫的試驗組，在 1 年後即可大幅逆轉冠狀動脈堵塞；而採用傳統醫學的控制組，冠狀動脈堵塞情況惡化。

因為這些成果，我們獲得美國國家衛生研究所心肺血液所（the National Heart, Lung, and Blood Institute of the National Institutes of Health）的經費補助，繼續進行 4 年的試驗。我們想要確認，病患生活型態的徹底改變能否持續 5 年；若能維持，有何長期效益。我們發現，雖然病患當初只是志願參加 1 年的試驗，但其中大多數人持續參與我們的計畫長達 5 年。

5 年後，試驗組冠狀動脈堵塞的逆轉程度，比試驗滿 1 年時更加明顯；控制組堵塞的情況，則更形惡化。如左頁圖表所示，兩方在統計學上差異甚大。

冠狀心臟病有兩個衡量嚴重程度的基本方法：解剖學法（測量冠狀動脈堵塞程度）和功能法（測量流向心臟的血量和心臟輸送功能）。我們採用最先進的測量法：以定量冠狀動脈造影，衡量冠狀動脈阻塞程度，搭配心臟正子造影（PET）衡量流向心臟的血量。

下頁的影像顯示其中一位代表性病患的情況。這是心臟病逆轉的模樣。他於 1986 年加入研究，當時 64 歲，主要冠狀動脈都有嚴重問題，因為心絞痛嚴重，醫師建議他接受冠狀動脈繞道手術。研究開始時，他走幾步路就會胸痛。

6 個星期後，他的胸痛症狀消失，醫師也不再建議做繞道手術。第一年結束，他已能每天在踏步機上爬 130 層樓而不會心絞痛。正子造影檢查顯示，他流向心臟的血量提升 3 倍，血管攝影則顯示，冠狀動脈粥樣硬化逆轉。他同時減重了 30 磅（13.6 公斤）。

下頁左上角的照片是他參與研究前的血管攝影，冠狀動脈變窄很多。右上角的照片顯示，1 年後同一部位明顯變寬。

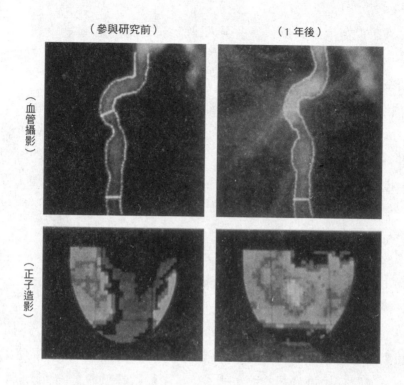

（參與研究前）　　　（1 年後）

（血管攝影）

（正子造影）

　　同一病患的正子造影結果顯示在血管攝影的下方。顏色的深淺反映心臟不同部位獲得的血流；較深色區域獲得的血液很少，較淺色區域則獲得大部份血流。

　　左下角照片的大塊深色區域顯示，這位病人的心臟大部份區域未能獲得適當血流量。右下角 1 年後的照片可以看出，深色區域大多已經消失，由較淺色區域取代，顯示血流量大幅增加。

　　檢查結果由科學家進行判讀，他們不知道這位病患屬於哪一組，也就是不知道病患是否改變了生活型態。這樣可以避免任何成見影響研究結果的判讀和詮釋。

　　讓人驚訝的是，99％參與研究的病患可以停止或逆轉心臟病進程。他們心臟病發作、進行繞道手術、血管成形術（編按：

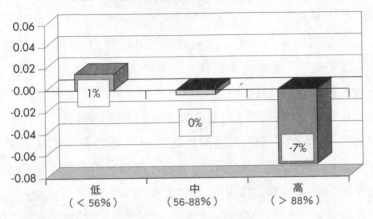

5 年後，堅守計畫程度與冠狀動脈粥樣硬化的變化

Angioplasty，又稱血管擴張手術、心導管氣球擴張術）、住院的次數較過去減少了 2.5 倍。

　　我們發現不管試驗 1 年後還是 5 年後，飲食和生活型態改變的程度，與病患的冠狀動脈疾病變化的程度呈現正相關。

　　換句話說，**他們改變愈大，病情改善愈多**。這是我在本書一再重複的主題，也是光譜計畫的基礎。

　　5 年後，克利夫蘭診所（The Cleveland Clinic）的考德威・艾索斯丁（Caldwell Esselstyn）醫師和他的同事也發表類似研究成果。他在一篇追蹤研究的報告中說，堅守飲食和生活型態計畫的病患中，沒有任何人發生冠心病惡化。

## 計畫在現實生活中有效

　　1977 年，我讀醫學院二年級時，即開始進行研究。當時大多數的醫師認為要讓心臟病病程逆轉是不可能的。他們認為，改變飲食

和生活型態頂多可能減緩心臟病惡化速度，但隨著時間過去，病情必定每況愈下。大家也認為，大多數人不可能改變飲食和生活型態。

　　在我們和其他研究者證明了冠心病和其他慢性病的病程，常可藉由大幅改變生活型態而逆轉之後，上述錯誤觀念逐漸改正。現在，大部份醫生都相信心臟病是可能逆轉的。

　　但緊接著，大家懷疑的對象改變了。雖然大多數醫生認為我建議的光譜飲食有效，但他們通常也認為絕大多數民眾無法遵循，因為它太嚴格、太困難、太乏味，人們為何要自找麻煩？他們說：「好吧，你的病人確實改變了。但你人在加州，那邊不一樣，大家什麼事都願意做。你對他們而言猶如心靈導師，可以幫他們洗腦、教他們改變。」

## 一切向錢看

　　當我們發表研究成果時，我以為可以大幅改變醫界行為，但我有點天真。雖然我們大談以科學為基礎的醫學，我們其實生活在「以給付為基礎的醫學」的時代。

　　我領悟到單憑實據還不夠，也必須改革醫療給付的作法。我們醫生照金主意思辦事，並且被訓練成理當如此。因此，如果能改變給付生態，就能改進醫療措施和醫學教育。就像吹牛老爹（Sean Combs）唱的，問題關鍵在於「一切向錢看」。

　　1993 年起，我和同仁開始透過自己的非營利研究機構，在全美50 多家醫療院所培訓醫護人員，推廣我們的光譜計畫。我們推動三個示範計畫，合作單位分別是奧瑪哈互助保險公司、高標藍十字藍盾牌保險公司與聯邦醫療保險（Medicare）。

　　1993 年我們在奧瑪哈互助保險贊助下展開示範計畫。我們尋求

下列問題的解答：(a) 住在奧瑪哈、第蒙、南卡羅來納州這些飲食偏油膩的人，能像舊金山、波士頓、紐約的人一樣遵守計畫嗎？(b) 我們能訓練其他醫療專業人員和我們一樣有效地介入病患的飲食和生活型態嗎？(c) 此計畫在醫學上和成本上是否都有效益？

在第一個示範計畫中，我們訓練下列 8 所醫院的人員：紐約貝思以色列醫學中心（Beth Israel Medical Center）、波士頓哈佛醫學院貝思以色列醫學中心（Beth Israel Medical Center at Harvard Medical School in Boston）、舊金山加州大學（the University of California）、拉荷拉的史克瑞普斯醫院（Scripps Institute）、奧瑪哈的艾勒振醫學中心（Alegent Medical Center）；南卡羅來納州哥倫比亞市瑞奇蘭紀念醫院（Richland Memorial Hospital）、佛羅里達州勞德岱堡布羅瓦綜合醫院（Broward General Hopital）、愛荷華州第蒙市慈愛醫院（Mercy Hospital）。我們的資料整合中心位於哈佛醫學院，由哈佛醫學院醫學系主任亞歷山大‧李夫（Alexander Leaf）博士主持。

事實證明，將光譜飲食計畫的費用納入保險給付項目，不但符合醫學效益，也符合成本效益。

我們發現，符合繞道手術或血管成形術條件的病患中，有接近 8 成的人可以延後動手術至少 3 年，且不會有危險。奧瑪哈互助保險公司發現，他們第一年可在每位病患身上省下近 3 萬美元。我們將示範計畫成果發表在《美國心臟學期刊》（*Journal of Cardiology*）。

除了奧瑪哈互助保險，這時已有 40 多家保險業者支持我們的計畫，其中之一是高標藍十字藍盾牌保險公司。高標保險認為結果很出色，不但願意給付相關支出，還決定在 3 家醫院實施此計畫。

高標保險開始推展自己的示範計畫。如同奧瑪哈的示範計畫，他們比較了遵循計畫的病患和沒有採行計畫的同類病患（稱為配對控制組研究）。

　　高標保險發現，公司的整體健康保險給付金額在示範計畫進行的第一年便下降 5 成，後續幾年再進一步下降 2-3 成。在健保支出（其實是醫療支出）快要入不敷出的時代，這些發現的意義更形重要。

　　在奧瑪哈互助保險和高標保險示範計畫、以及我們早先的研究成績斐然之後，我們和聯邦醫療保險接洽，看他們是否願意給付相關支出。聯邦醫療保險一開始說不。

　　1995 年，當時擔任美國眾院歲出歲入委員會健保小組行政主任的奇普‧卡恩（Chip Khan）介紹我認識當時的聯邦醫療保險署長布魯斯‧福拉戴克（Bruce Vladeck）博士。福拉戴克博士當時說：「狄恩，要我考慮讓聯邦醫療保險舉辦示範計畫，你必須請國家衛生研究所轄下的心肺血液所所長行文，表明你的計畫很安全。」

　　我問：「你是指，確認作為繞道手術或血管成形術的替代方法很安全？」

　　他說：「不是。是確認計畫本身很安全。」

　　我愣住，再問：「你要求一封公文，上面白紙黑字寫著：上年紀的美國民眾多走路、靜坐冥想、戒菸、多吃蔬果是很安全的事？」

　　他回答：「沒錯。」

　　我因此接洽國家心肺血液所所長克勞德‧藍方（Claude Lenfant）博士，並一起過濾醫學文獻。毫不意外，我們發現我的主張並非高風險行為，特別是和鋸開胸腔進行繞道手術比起來。先前的光譜計畫已發現，年長的病患術後的改善程度和年輕病患一樣，但年長者接受繞道手術和血管成形術的風險比較高。因此，改變生活型態對中高齡病患特別有益。

　　接著，藍方博士行文福拉戴克博士說，我建議的營養計畫對病患很安全，不論病患年紀多大。

　　過了一個月，福拉戴克博士回覆藍方博士，提出質疑：雖然計畫很安全，但讓 65 歲以上的民眾適度運動、運用壓力管理技巧是否妥當？

　　藍方博士回答，假如病患已接受所有具科學佐證的治療，這些調整只有「最低程度風險」。

　　4 年後，也就是 1999 年，由於美國府會兩黨強力支持，聯邦醫療保險同意展開示範計畫。支持的政界人士包括當時的總統柯林頓（Bill Clinton）、眾院議長金瑞契（Newt Gingrich）、眾議員南西・波洛西（Nancy Pelosi）、希拉蕊・柯林頓（Hillary Clinton）等。

　　當年的環境是，即使沒有數據顯示切開病人胸膛做血管成形術、心導管手術，可使病情穩定的心臟病患避免發作或延長壽命──這類的手術被認為是「保守治療」。而要民眾走路、靜坐冥想、戒菸、多吃蔬果，卻被認為是高風險甚至過於極端的措施。

　　我們的聯邦醫療保險示範計畫完成後，聯邦醫療保險保障範圍諮詢委員會在 2005 年 1 月舉行聽證會，由醫界同儕評估研究成果；聽證會地點在聯邦醫療保險及聯邦醫療補助（Medicaid）巴爾的摩總部。我提出三項示範計畫（奧瑪哈互助保險、高標藍十字藍盾牌保險、聯邦醫療保險）中兩千多位病患的資料。在一整天的聽證中，由聯邦醫療保險保障範圍諮詢委員會的 17 位專家審查我們的計畫和類似措施的資料。

　　一天下來，專家們決議已有足夠科學證據支持聯邦醫療保險涵蓋我們逆轉心臟病的計畫。

　　基於這些研究成果，聯邦醫療保險及聯邦醫療補助中心最近同意讓聯邦醫療保險為我們的逆轉心臟病計畫和其他類似計畫提供給付。這是重大突破，因為聯邦醫療保險首度保障徹底改變生活型態的整合式醫療計畫。由於給付制度是影響醫療行為和醫學教育的決

定性因素，聯邦醫療保險的同意給付或許有助於這項計畫的長久推動，並推廣給最需要的病患。

現在，我和非營利的預防醫學研究所同仁正開放這項資源，訓練世界各地的保健專業人員，且免費頒發結訓證書。受訓人員包括醫師、護士、註冊營養師、瑜伽和靜坐冥想老師、臨床心理醫師、廚師、運動生理學家等等。他們在醫院、診所等場所推廣我們的計畫，並和我們分享收集的資料，讓我們能以低成本取得許多研究資源。

我們因此得以持續從許多人的經驗和最佳做法中學習，進而不斷調整、改進計畫。長期下來，我們得以收集許多病患的資料，更深入了解徹底改變生活型態對世界各地民眾帶來的效益。

## 自我療癒

我們的光譜計畫已經顯示，如能針對疾病根源下手，身體自我療癒的能力很高，而且速度比過去所知的快許多。在很多人身上，每天吃什麼、做什麼，是疾病的罪魁禍首。

大部份的人在醫師開降血壓、降膽固醇、降血糖藥物的時候，經常聽到醫師說：「你下半輩子都要吃這個。」而且劑量愈來愈重。為什麼？因為沒有治本。我演講的時候常播放一張幻燈片，畫面中的醫生忙著用拖把吸乾洗手台溢出來的水，卻沒有先關水龍頭。

治標又治本極為重要，否則，相同問題會一再復發（例如繞道的血管或實行血管成形術後的動脈再度阻塞），或是出現新問題（例如藥物副作用），不然就是要面臨困難的抉擇（例如把 4 千 7 百萬美國人拒於健保門外，因為要給付他們全部藥物或手術治療的費用太過昂貴）。

我們發現許多罹患冠心病、糖尿病、高血壓、高膽固醇和其他

慢性病的病患，採取本書介紹的光譜飲食後，能夠減少甚至停止服藥（在醫師監督下）。

愛滋病和禽流感的流行雖然值得憂慮，我們卻很容易忘記心血管疾病每年在全球奪走的性命超過任何疾病。它是有史以來最盛行的疾病。我們對心臟病已見怪不怪，認為它是正常死因。但死於心臟病一點也不正常。

糖尿病和肥胖症也成了流行病。光是過去 10 年，美國 30 幾歲年齡層的糖尿病病例就增加 7 成，罪魁禍首正是肥胖。在印度，德里糖尿病研究中心（Delhi Diabetes Research Centre）最近對 10 - 16 歲的學生進行調查，發現將近 1/5 的學生過重或達到臨床上的肥胖程度。糖尿病的主要併發症包括心臟病以及神經、眼部、腎臟受損。

不過，只要飲食和生活型態改變得夠多，幾乎每個人都能避免冠心病、肥胖症、第二型糖尿病（以往稱為成人型糖尿病，雖然現在愈來愈多年紀輕的人罹患）。我們不必苦等科技或新藥的突破，只需要把已知的知識付諸實踐即可。如果能夠做到，上述的文明病在美國可以像瘧疾一樣罕見。

投入研究的不只我們。加拿大科學家主導的國際心臟病研究（INTERHEART）在六大洲 52 個國家追蹤 3 萬名男性和女性，發現不論他們的居住地或種族背景為何，95％的心臟病發作風險和 9 個營養、生活型態因子有關。這些因子是：抽菸、高膽固醇、高血壓、糖尿病、肥胖、飲食、活動量、酒精攝取量、心理社會因素（例如壓力和憂鬱症）。

換句話說，**每年在世界各地害死最多人、消耗最多健保經費的疾病，只要按照本書敘述的方法（編按：以下簡稱光譜計畫）改變飲食和生活型態，就幾乎可以完全避免。**

然而，大部份保險公司的經費，很少用來向民眾宣導如何透過

改變飲食、生活型態來預防或治療心血管疾病和其他慢性病。保險公司的錢大多用來給付血管成形術、繞道手術等外科手術。

對於冠心病病情穩定的人而言，血管成形術並不能降低心臟病發作風險、也不能延長壽命，大家聽了或許會嚇一跳。這個驚人的結論來自《循環期刊》2005 年 6 月刊登的研究，而專家是在分析 11 項血管成形術隨機控制試驗之後獲得此一結論。《新英格蘭醫學期刊》最近刊登的一項大規模隨機控制試驗也有相同結論。

很多人難以相信，全面改變生活型態治療心臟病的效果，優於藥物和手術，但事實上經常如此。例如，另一篇發表在《循環期刊》的大規模研究指出，經常運動比血管成形術更能預防心臟病發作、中風、早死。《新英格蘭醫學期刊》刊登的另一篇研究說，服用降膽固醇藥物立普妥 18 個月的病患發生心臟病的機率，比接受血管成形術的病患低 36％。

好幾項隨機控制試驗顯示，冠狀動脈繞道手術唯有在病情最嚴重的病患身上，最能達到延長壽命的效用；然而在接受這項手術的患者中，嚴重病患佔比卻很低。血管成形術和繞道手術或許能降低心絞痛頻率，但大部份人只要改變飲食和生活型態幾星期後也可以，如果他們朝著光譜中健康的那端做足夠的改變。

簡而言之，大多數的保險公司為侵入性、危險、昂貴、效益有限的手術支付鉅額理賠，卻很少、甚至完全不給付本書所介紹的光譜飲食；儘管後者能以非侵入性、安全、平價、高效率的方式治療冠心病和許多慢性病，並且只有好的副作用。

縮短住院天數、限制給付金額、按人頭給付、強迫醫師以較快速度看更多病人等規定，讓所有人感到失望和不滿，因為這種做法未能鎖定病因對症下藥，宛如另一種形式的繞道手術。

去年美國共進行了 100 多萬例冠狀動脈血管形成術、40 多萬例

冠狀動脈繞道手術，花費超過 1 千億美元。即使沒有顯著的成效，聯邦醫療保險的受益人在 1984 年到 1996 年期間接受相關手術的比例，增加了 543%。這讓聯邦醫療保險的持續運作面臨資金挑戰。

　　這些健保費用（前面說過，其實是醫療費用）也讓許多企業的存續出現問題。通用汽車（GM）付出的員工健保費高於採購鋼鐵的成本。星巴克（Starbucks）創辦人兼董事長霍華·舒茲（Howard Schultz）也表示，他在員工健保費上的支出比採購咖啡豆的錢還多。隨著人口老化、健保費用增加的速度比通膨還快，許多企業預測健保費支出幾年內就會高於利潤總額。這顯然不是長久之計。

　　喜互惠（Safeway）已經出現這種情況。零售業的毛利率比眾多行業低，所以有如礦坑裡的金絲雀，可讓我們在某些趨勢影響其他行業前洞燭機先。

　　喜互惠執行長史蒂芬·柏德（Steven Burd）說：「我們的員工健保費支出在 2005 年達到 10 億美元，比盈餘金額多 2 成。」這當然不是辦法。我擔任該公司顧問，在他們的健保計畫中增加鼓勵健康的項目和預防疾病服務。喜互惠的健保支出隔年下降 11%，2007 年持平。

　　治本的作法最讓我中意的地方在於，對於民主黨及共和黨、資方和勞方，它都有助於達到降低健保費用、全面提供保障、改善照護品質的共同目標。

　　可惜的是，大部份保險公司只給付藥物、手術的費用，不負擔調整飲食和生活型態的支出。他們願意為糖尿病截肢手術付 3 萬美元，可是不願付幾百美元，讓人接受可以避免大部份截肢的足部護理和營養諮詢。只要仔細照護，和糖尿病有關的截肢大多可以避免，但足部護理通常不在給付之列。保險公司願意為血管成形術、心導管支架、繞道手術給付 4 萬美元，卻不願為可以避免這些手術的生

活型態調整付錢。我發現大家變相鼓勵手術和吃藥，而不支持透過醫學防患未然。

　　我所認識的醫師都是真心想要幫助病人。不過，由於我們被訓練以藥物和手術治病，而不是從生活型態和預防措施著手，加上開立處方和動手術可獲給付，調整生活型態和預防措施則不能，所以大部份醫師依賴藥物和手術治病，也就不足為奇了。而管控的壓力，則讓醫師看更多病人、但花在每個人身上的時間卻愈短，所以沒有時間和病人多談飲食和生活型態問題。醫師和病患對這樣的現象都不滿意。

　　對於血管成形術、心導管支架等高科技的效益有限、費用高不可攀的情形，現在已有較清楚的紀錄；而改變飲食和生活型態，這種低科技介入法有效又省錢的好處則愈來愈凸顯，它也是我們目前最需要的。

　　改變飲食和生活型態的效益強大。在一個比較極端的例子中，我和同事進行試驗，對象是幾名冠心病嚴重到正在等待心臟移植的男女病患。

　　冠心病嚴重的病患有些需要移植心臟，是因為他們的心臟輸送血液功能太差。不幸的是器官捐贈者很有限，因此在美國大部份地區，病患平均要等 1－2 年才有心臟可移植。近半數病患還未等到適合移植的心臟前就已不治。而心臟移植手術代價不菲，平均要 25－50 萬美元。

　　換心的病患經常必須在幾年後再度移植心臟，這或許最能說明治標不治本的後果。有點像更換了機油芯卻未同時換掉機油——很快又會堵塞。

　　上述少數病患反正只能坐等適合的心臟，所以我們提供機會，讓他們在等待期間按光譜計畫全面改變生活型態。1 年後，有的人病

情好轉到無須接受心臟移植！生活型態改頭換面的低科技介入法，有時可能比心臟移植等高科技介入法更有威力，這讓我訝異不已。雖然參與試驗的病患不多，成果仍耐人尋味。

我們曾發表樣本數較多的試驗，參與者都是心臟輸送血液功能不彰的病患。我們發現他們心臟功能的改善程度和原本心臟功能問題較小者一樣大。

71 歲的亞特・史密斯（Art Smith，剛好和本書廚師同名）患有嚴重心臟病，1992 年醫師告訴他必須換心。他說：「我連走個 20 步都有困難，會上氣不接下氣。」

1994 年，他加入逆轉心臟病的計畫；這個計畫的基礎是我在奧瑪哈的艾勒振伊曼紐醫學中心（Alegent Immanuel Medical Center）所做的計畫，也就是光譜計畫。他說：「我幾乎達到光譜最健康的頂端。我的體力增加很多、感覺很好，能盡情繞著湖畔走上 4 英里（6.4 公里）。我太太、兒子陪我運動，他們都無法相信我這麼健康。」

亞特的妻子雪莉說：「他精力充沛許多，簡直換了個人。我們燃起新的希望。我不敢相信我們的生活改善這麼多。我原本以為他無法再工作。」

亞特解釋說：「我回去開公車、幫殘障者推輪椅，每星期工作 4 到 5 天，每天 12 個小時，工作了 5 年。和當初連 20 步也走不動相比，情況天差地別。從開始參與計畫至今，雖然已經過了 15 年，我已不再喘不過氣。」

亞特不只覺得身體變好，而是真的身體變好。PET 檢查顯示，他進行逆轉心臟病的計畫 1 年後，心臟獲得的血流量明顯增加。

PET 檢查也顯示，他原本看起來壞死的心肌（疤痕組織）其實很多只是在冬眠──壞死的組織和活著但功能不彰的心肌交雜。當他徹底改變生活型態 1 年後，他冬眠的心肌大多「甦醒」並再度運

作。心臟超音波檢查證實，他的心肌輸送血液效率突飛猛進，因此不再需要移植心臟。

亞特這類需換心的病例，並非方法嚴謹的試驗，但他們的結果仍足以顯示，改變飲食和生活型態這些簡單、低科技、低成本的方法多有用。也就是說，只要採取光譜飲食，你的身體通常擁有可觀的自我療癒能力。

在相關的研究中，我們觀察了 40 位心臟輸送血液能力很差的病患，其中許多人的病情正朝需要換心惡化。所有病患都符合繞道手術或血管成形術的資格，其中 13 人真的接受手術，另外 27 人選擇以我們的計畫代替手術。這兩組病患的年齡、病情、心臟功能相近。

3 個月後，動手術的病患發生 6 起心臟事件（心臟病死亡、充血性心臟衰竭、中風、心臟病發作），選擇我們的計畫者只有 1 起。

換個角度看，手術組 13 位病患有 6 起心臟事件（46%），改變生活型態組的 27 位病患只有 1 起（4%）；也就是說，改變生活型態組出事的機率比手術組少了 10 倍。這樣的數字在統計上差距很大。

3 年後，改變生活型態組仍健在的比率達 96%，而且只有 3 人必須動手術。手術組存活比率僅 77%，和前面組在統計上相去甚遠。

所以說，即使病情嚴重，心臟病患也能安全的避免繞道手術和血管成形術，而且不動手術者的情況比挨刀者還好。

雖然這群病患人數不多、沒有隨機控制組，結果的差異仍然凸出且令人鼓舞。

我在下一章會解釋，這些病患為何能徹底改變生活型態並持之以恆，同時告訴你如何像他們一樣做到。

# 第 2 章
# 光譜計畫為何有效

> 聽我說，真正的善良不是我們戒絕了什麼，捨棄了什麼，或抗拒、排
> 斥什麼；真正的善良是我們的包容、創造與接納異己的雅量。
>
> —— 電影「濃情巧克力」（Chocolat）對白

　　如同生活中大部份事務，我們從事某件事愈久、愈多次、愈有
經驗，就愈容易熟能生巧。

　　由於 30 年來投入光譜計畫的強大效益，我和預防醫學研究所的
同仁了解到，什麼可以真正激勵人們改變飲食和生活型態，並且持
之以恆。很多我們以往認為正確的事，最後證明有誤。我們已經犯
過很多錯而得到教訓，所以你不必重蹈覆轍——你可以犯新的錯！

　　我們的研究心得簡述如下：

## 如何改變飲食和生活型態

　　很多人按本書的建議改變了飲食和生活型態後，發現身體改善
的速度如此之快——改變的理由會從對死亡的恐懼，轉變為活著的
喜悅。喜悅和愛是有力而持久的動機，恐懼和剝奪口腹之欲則否。

### 1. 對飲食和生活型態的選擇，像光譜般寬廣

　　在第 1 章說過，飲食和生活型態的選擇並不是非此即彼、毫無
彈性。隨著你朝光譜中健康的那端移動，你可能氣色更好、感覺更
好、體重減輕、獲得健康。你的嗅覺和味覺也可能改善，因為你的

身體透過呼氣和流汗排掉廢物。

　　每個人的需求、目標和喜好都不同。最重要的是你整體的飲食和生活方式。如果你某天大吃大喝，隔天可以吃得健康一點；如果你某天窩在沙發上一整天，隔天便可以多運動一點。假如你沒有空靜坐 20 分鐘，也可以只靜坐 1 分鐘 —— 持之以恆比時間長度更重要。這樣你就比較不會感到受拘束。研究已經顯示，整體而言吃得最健康的人，是那些偶爾放縱口腹之欲的人。

　　如果是要逆轉心臟病或防止癌症復發，你或許需要「重量級的治療」。也就是說，飲食和生活型態的改變幅度，要大於只想讓膽固醇降低一點或減輕幾磅的人。如果你有明顯的家族病史，或者基因檢驗顯示你是高風險族群，這些資訊可能是鞭策你做更大改變的強力誘因。此外，你或許能更有效率的量身訂做服藥的方式。

　　假如你和我一樣，基本上算健康，「輕量級的預防」或許就夠了。如果需求不大不小，例如你有值得擔心的心臟病風險因子（高膽固醇和高血壓），一開始你可以稍微改變飲食和生活型態，必要時逐漸加大幅度。如果這樣就可以達到目標，當然很好；但如果不能達到目標，你可能要考慮做更大的改變。

　　例如，大多數美國人膽固醇偏高。醫師一開始會建議遵照全美膽固醇宣導計畫或美國心臟學會的飲食指引，要少吃紅肉、多吃去皮雞肉等。有些人的膽固醇可因此降得夠多，但大部份的人沒辦法。醫師接著會說：「很遺憾，飲食調整似乎對你沒用。」或是「你的飲食調整失敗了。」醫師接下來通常會開降膽固醇藥物，還會告訴你下半輩子都得靠吃藥。

　　事實上，多數人可以藉由循序漸進改變營養攝取和生活型態來達到目標 —— 而且通常不用吃藥。如果略微調整飲食和生活型態也不能讓膽固醇降得夠低的話，那麼加大改變的幅度，則通常會有效。

　　要改變多大，取決於你自己；我只想確定大家知道有哪幾種選項，好明智的做抉擇。我會在本書告訴大家如何抉擇。

　　如果沒有冠心病之類的嚴重疾病，你是否偶爾大吃大喝並沒關係。不過，假如你有心臟病，即使只有某一餐吃下很多飽和脂肪，也可能使你的血液濃稠程度和動脈緊縮程度急速上升，導致胸痛、甚至增加心臟病發作的機率。

## 2. 人們不只想要健康，更希望自由、自主

　　規定如何飲食會有反效果。「醫囑」沒有用，至少無法持久。如果我說「吃這個，不要吃那個！」或者「不要抽菸！」大家立刻就想反其道而行。這是人性，從第一宗失敗的飲食規定就可明白——上帝說：「不可吃蘋果。」都行不通了，我們更不太可能守規矩。如果你的另一半說：「親愛的，你明知道不能吃這個。」大家聽了有時還會開始生氣呢！

　　沒有人喜歡受約束或被當成小孩子看待。我的兒子盧卡斯也不喜歡我把他當小孩子。我告訴他：「沒有人可以要求你吃什麼，即使是我。你永遠不用吃你不想吃的東西。可是如果你不先把飯吃完，就不能吃點心；我的責任是讓你長高長壯，如果你先吃點心，肚子就裝不下營養的食物。」

　　有一天，盧卡斯空腹喝了一罐甜檸檬水。他因血糖竄升而開始滿屋子奔跑，接著無精打采的躺在廚房地板上。此時，我給他機會教育。

　　我說：「這就是糖份太多的結果。它會讓你血糖一下子升高，害你像瘋子一樣、興奮過度；接著你的血糖降下來，你會垮掉、渾身沒力氣，就像動畫『森林保衛戰』（Over the Hedge）裡面演的那樣。」

　　盧卡斯問：「怎樣才算糖份太多？」

　　我回答：「不一定。買東西的時候要看成份標示，上面會寫裡面有多少糖份。」我拿檸檬水的標示給他看，告訴他：「它每份含有 30 公克的糖，糖份算很多。最好找每份只有 6－8 公克糖的飲料喝，別人請你的時候除外。」

　　因此，年僅 6 歲的盧卡斯愛上了閱讀食品營養標示。每當我們去採買食品時，他會先看看標示，然後說：「爹地，這太多糖了。買別的啦。」

　　這段故事的重點是，他覺得自己有能力、有自主權，而且受到注意和尊重，所以他可以自由、持續作出對自己的健康有益的選擇。讓他了解飲食為何必須健康，這比「我說了算」更有用。

　　孩子從很小開始就養成對口味的喜好。知名小兒科醫生威廉·希爾斯（William Sears）形容，「小孩子的口味是塑造出來的」。他們也常模仿父母的飲食。

　　所以我們家的食物大多是健康的。盧卡斯因而喜歡吃大部份的蔬果、全穀物、豆類、黃豆製品、一些起司、雞蛋和一些魚肉。而且和我一樣，多數日子裡也喜歡來點巧克力。

　　如果盧卡斯吃完正餐後想吃糖果或點心，他可以如願以償。由於沒有特別規定，零食在我們家並非「禁果」，他不會想吃個痛快。大多情況像這樣：

　　「我可以吃點心嗎？」

　　「好啊。你想吃什麼？」

　　「M&M 巧克力。」

　　「沒問題。想吃幾顆？」

　　「5 顆。」

　　所以他只吃了 5 顆 M&M 就心滿意足。他不會覺得自己必須吃掉整包，因為沒有人會禁止他吃巧克力。

　　不管 6 歲還是 60 歲，如果某項飲食和生活習慣計畫讓你覺得束縛，你遲早會背道而馳。提供多樣的選擇比較能奏效；接著，你會感到自由。如果把每天飲食和生活型態上的選項，視為光譜的一部份、視為一種生活方式，你比較可能覺得自己有能力，進而獲致成功。

　　說個題外話。最近有一天，我和盧卡斯、太太安在廚房裡。那天春光明媚，我覺得自己活著而且享受著天倫之樂，非常幸運。

　　我說：「我覺得好幸福，也許我應該捏自己一下，看是不是在做夢？」

　　盧卡斯回答：「爹地，快樂的時候不要捏自己。」

### 3. 吃不健康的食物，不代表你不好

　　用來修正行為的用語，往往帶著道德判斷（例如說在飲食計畫中「作弊」），而引起反感。認為某種食物好或壞，與你吃了之後認為自己好或壞，兩者之間的距離很微小，且易導致惡性循環。你很可能為此感到自責，認為貪吃是一種罪。

　　舉例而言，如果你吃了冰淇淋，而覺得自己好像做了壞事，你很容易會繼續這樣想：「我搞砸了，乾脆把整桶冰淇淋吃光好了。」事實上，雖然我們把食物貼上道德標籤，食物不過就只是食物。

　　此外，「病患服從性」這個詞有種法西斯獨裁主義的恐怖況味，聽來好像要操縱或強硬地改變病人的自主意願。短期而言，我或許可逼你改變飲食，但遲早（通常很快）你內心會反叛。所以前面說過，我不會嘗試要你做任何事；我在這裡只想分享資訊，讓你在資訊充足情況下，自己做明智的抉擇。

## 4. 怎麼吃和吃什麼一樣重要

如果吃飯時心不在焉，我會吃進較多卡路里，但樂趣較少。如果專心吃飯，我會吃得較快樂，但吃進較少卡路里。

假如邊看電視、看書報、聊天而不專心吃飯，我可以吃完全部的菜卻食不知味，甚至未注意到自己吃了什麼。盤子空了，可是我沒有享受到任何美食──我吃進所有卡路里，卻毫無滿足感。相反的，如果我專心吃飯、注意自己在吃什麼，少量的飯菜也能讓我吃得心滿意足。

此外，假如你留意所吃的東西，你會注意到不同食物對你的影響，不論是好的或壞的影響。比較健康的食物會讓你感覺良好：神清氣爽、頭腦清楚、精力充沛。較不健康的食物則讓你感覺欠佳：身體沉重、頭昏腦脹、無精打采。你可親身體驗這些感受，而不是從醫生、書籍或朋友那兒得知。

仿照葛楚德・史坦（Gertrude Stein）的詩，就是：「卡路里就是卡路里，憑它對體重的影響，而不是憑它帶來了多少滿足。」我稍後會說明，如何針對你最愛的食物靜坐冥想，這樣你將可獲得品嚐食物的樂趣，但吃進的卡路里將減少很多。

## 5. 生之喜悅比死亡之懼更能激勵人心

用恐嚇的方式教人改變，效果並不理想。如果告訴某人，他吃了太多不健康食物可能會導致心臟病發作，或是她不戒菸可能會得肺癌，能達到的效果相當有限，至少無法持久。一般來說，以會生病或會早死為由來勸人們改變，是沒有什麼用的。

為什麼？因為太可怕了。我們都知道自己總有一天會死──每個人的死亡率是百分之百──可是，誰想思考「死」這件事？即使是心臟病發作的人，飲食和生活型態的改變通常只能維持幾個星期，

之後一樣依然故我。

　　基於相同理由，像是「預防」或「降低風險」這種規勸，會令多數人感到厭煩。可以活到 86 歲而不是 85 歲的說法，不會讓人興致勃勃——即便是對 85 歲的人而言。因為，如果不覺得人生快樂的話，誰想活得更久？

　　有時候，人們會說：「早死也沒差啊，只要盡情享受人生。」我也這麼說。不過，這是否有趣或對我有益，是一種二分法的觀點。為什麼我們不能兩者兼顧呢？好氣色、好感覺、精力更充沛、頭腦更清晰、需要的睡眠縮短、味覺和嗅覺改善、運動能力和性能力提升，會讓你覺得人生充滿了樂趣，而且，對你有好處。

　　諷刺的是，許多人認為抽菸、大吃大喝、濫用酒精和其他物質、因過度忙碌而精疲力盡等行為，是有樂趣、有吸引力的。殊不知造成他們沒有精神、心情鬱悶、性無能的，也正是這些行為。有何樂趣可言？

　　最近的研究顯示，人體內部的變化，比我們認識到的更為劇烈。例如，不同部位獲得的血流量時時都在起伏變化；因此所吃、所做，都會影響血流量快速增減，導致明顯的好效應或壞效應。

　　吃一頓高脂、高糖份、高卡路里的飯，會使血管收縮，血流量因而減少。慢性壓力、香菸裡的尼古丁也會如此。咖啡因、古柯鹼、安非他命等刺激物有此效應；缺乏運動也有同樣影響。

　　逢年過節，吃完大餐後，你通常有什麼感覺？覺得愛睏、需要小睡一番。為什麼？因為吃完大餐後，大腦獲得的血流和氧氣減少，皮膚得到的血和氧也減少，所以你看起來顯得老了；心臟獲得的血和氧減少，所以你體力變差了；性器官得到的血和氧減少，因此你的性能力下降了。

　　如果你吃得健康一點，戒菸、運動、靜坐冥想、擁有更多性生

活，大腦會獲得更多血流和氧氣，你的思路會更清晰、更有體力、需要的睡眠更少。你的皮膚得到了更多血流，所以臉色較紅潤、皺紋變少；心臟獲得更多血流，所以你更有體力，甚至可以逆轉心臟病；性器官獲得更多血流，你的性能力因而提高──和威而鋼等藥物的作用原理一樣，但少了失明等令人擔憂的副作用。對許多人來說，這些改變很值得，因為不只延年益壽，還能讓你活得更有品質。

生命應該盡量享受。在各式反菸宣導中，加州健康服務署（Department of Health Services）的廣告最有效。他們讓一名演員穿上全副行頭，打扮成萬寶路（Marlboro）牛仔，嘴裡叼著軟趴趴的香菸，照片刊在大型看板和雜誌上。廣告上方寫著大大的陽萎，而不是肺癌、心臟病、肺氣腫等警語。

這個廣告很有創意，因為它直搗香菸廣告的核心：抽菸很性感。不過，研究顯示半數吸菸男性陽萎。這算哪門子的性感？

尼古丁會使血管收縮，減少性器官的血流量而導致不舉。尼古丁也會減少腦部血流供應（可能導致中風），並減少流向心臟的血量（引起心臟病發作）。事實上，研究已經顯示，陽萎的男性心臟病發作機率較高，因為陰莖如果未獲得足夠血流供應，心臟很可能也一樣。

「抽菸很醜」是另一個成功的反菸宣導。廣告的主角是超級名模克莉絲蒂‧杜林頓（Christy Turlington），她的父親死於肺癌。她在廣告中說明抽菸會加速老化，因為香菸減少臉部的血流量，使臉部提早出現皺紋（因此，吸菸者看起來比實際年齡老 10 歲，經常早生華髮）。另一個廣告問說：「你希望接吻時聞起來像菸灰缸嗎？」這點出問題所在：生的喜悅，而不是死亡的恐懼。

因此，照你朝光譜上健康方向移動的程度，你可能氣色更好、感覺更好、體重減輕、健康情形和散發的氣味改善，性生活更美滿。

## 6. 要處理行為背後的問題

　　健康資訊很重要，但通常不足以促使人們長期改變飲食和生活型態，否則也就沒有人會抽菸了。每個吸菸者都知道香菸有害——香菸盒上都標有警語，但是很多聰明人照抽不誤；美國有 3 成人口吸菸，亞洲部份地區抽菸人口的比率更超過 8 成。我們必須從更深的層次著手。

　　在光譜計畫的研究中，我和研究對象共處多時，長達好幾年的時間。我們彼此熟絡，建立了很強的信任感。

　　我說：「告訴我，你們為什麼要抽菸、暴飲暴食、飲酒過量、工作過度、濫用藥物、看太多電視、沉迷網路？這些看起來都是適應不良的行為。」

　　他們回答：「狄恩，你不懂啦。這並不是適應不良的結果，而是很好的調適，因為它們可以幫我們撐過每一天。」

　　孤單、焦慮、憂鬱，在我們的文化中盛行。如果妥善處理這些背後因素，大家比較容易改掉這些行為。

　　我不想第一個告訴你，但你總會死，在某一天。我也會死。每個人都會。

　　當然，我們都知道自己會死，可是我們真的想清楚了嗎？我們一旦完全接受難逃一死的事實後，可曾開始自問：「我要怎樣活得更完整？」歌星法蘭克・辛納屈（Frank Sinatra）曾說：「把每一天當做生命的最後一天來活，總有一天會等到。」

　　某些人很容易自我放棄。他們會這麼想：「我的基因早就註定了。幹嘛在乎這些？那又怎樣？沒什麼大不了。這麼麻煩幹嘛？吃什麼、做什麼，高興就好了，有差嗎？」

　　我了解自我否定和憂鬱，先前曾根據自身經驗寫了兩本書，《逆轉心臟病計畫》（*Dr. Dean Ornish's Program for Reversing Heart Disease*）和

《愛與生存》(*Love and Survival*)。它們是轉變我生命的觸媒和門徑。

反過來說,如果專注於可以為生命帶來真正有樂趣和意義的事,要在日常生活中選擇健康的取向,將會容易許多。

現在的醫學常把焦點擺在藥物、手術、基因、細菌、微生物、分子。不過,我們生病或健康的根源,在於情感和人際關係的親疏遠近。如果某種新藥有相同影響而醫師不開立處方,將構成醫療疏失。

人際關係不但影響我們的生活品質,也影響我們生命的長短(亦即存活率)。世界各地許多嚴謹的研究已經顯示,覺得寂寞、憂鬱、孤單的人,比起感覺和他人相親相愛、人際關係緊密、有社群歸屬感的人,早死的機率要高上好幾倍。就我所知,沒有別的醫療因素(包括飲食、抽菸、運動、遺傳、藥物、手術)會對生活品質、罹病頻率、早死,有如此重大的影響。

部份原因在於,寂寞的人比較容易有自我毀滅的行為。倘若告訴寂寞、憂鬱的人,改變飲食和生活型態可以延年益壽,並不會產生什麼鼓勵的效果──如果不快樂,誰想活得更久?

有位病患曾經對我說:「我在電視上看到,別人的生活似乎比我幸福很多,所以我告訴自己:『這沒意思。』我不想自殺,可是我寧願把更多精力花在麻痺痛苦而不是尋找快樂上。因為我不認為找得到快樂。我盡可能分散自己的注意力,用有害身體和終結痛苦的方式,填滿生活空檔。」

假如失去了活著的目的,如何熬過每一天,顯然比如何長命百歲更重要。一位病患告訴我:「在這菸盒裡,我有 20 個朋友。他們可以隨時陪著我,其他人沒辦法。搶走我這 20 個朋友,你要用什麼來補償?」

其他病人則從食物尋求慰藉。一位病患說:「寂寞時,我就吃很

多高脂食品，它會讓我冷靜，可以麻痺痛苦。我可以用食物填補空虛。」高脂食物常被稱為「安慰食品」不是沒有原因的。有的人可能藉由酒精、藥物，或沉迷於電視、上網、工作，以求麻痺。我們有很多方法可以麻痺、迴避我們的痛苦或分散自己的注意力。

在《行銷雜誌》（*Journal of Marketing*）最近刊登的研究中，證實了我們的經驗。研究主題是心情和食物種類、進食量的關聯；研究人員發現覺得不快樂的人，會比快樂的人吃下更多自認美味但其實一點也不健康的食物。

在上述研究中，有些研究對象看電影「愛的故事」（Love Story）時，平均吃下近 125 公克（電影院裡面賣的中包）奶油鹽味爆米花。這比看「美麗翹家人」（Sweet Home Alabama）的人吃的量多了 28%，雖然兩部電影長度差不多。「愛的故事」是 1970 年代的催淚愛情片，片中男主角最後死了；「美麗翹家人」則是 2002 年的愛情喜劇，描述一名時裝設計師回到美國南部鄉下的故事。

《行銷雜誌》的另一篇研究指出，大學生在報紙上看到 7 個孩子死於火災的新聞後，吃的 M&M 巧克力是葡萄乾的 4 倍多。相較之下，看到報導說 4 名老友不期而遇後團聚一晚的大學生，吃的葡萄乾比 M&M 多。

改變並不容易。可是如果痛苦得刻骨銘心，改變可能會變得更有吸引力。我常聽人說：「我太痛苦了，什麼都願意嘗試看看。」

「知」是療癒的第一步。痛苦的好處之一是引起我們的注意，幫助我們明瞭痛苦和原因之間的關係，讓我們做出活得更有樂趣、更健康的選擇。

所以情感創傷和不快樂的經驗，也可以是一種強力的觸媒，不但能促使我們改變飲食和運動行為，也是有助於激勵我們的更深層因素。若同時處理情感和精神層面——影響我們行動力的最大因素，

那麼改變飲食和生活型態就會更為容易。

憂鬱、寂寞、害怕，在當前的文化中盛行；如果人們覺得憂鬱、寂寞或害怕，要鼓勵他們在飲食或運動這麼簡單的事情上做改變，通常很難。唯有先解決痛苦、自尊、漠不關心、失去目標等深層的問題，人們才會願意選擇有益生命而非自我毀滅的生活型態。

## 7. 循序漸進或一次到位，改變飲食和生活型態

按照我的經驗，改變飲食和生活型態並持之以恆的方式，基本上有兩種。

第一種是小幅度、漸進地改變。由於障礙很小，感覺上不那麼困難或者難以接受。「美國動起來」（America on the Move）等組織採用的是這個策略。「美國動起來」的方法是「簡單就好」；他們要大家準備計步器，每天多走 2,000 步，每天少吃 100 卡路里（約一片餅乾）。小改變積少成多，而且通常可以長期維持。

第二種是一次到位、全面改變的生活型態。很多人認為這個方法有點奇怪，尤其是醫生。醫生常說：「我連讓病人吃藥都沒輒了，怎麼可能期待他們改變飲食、開始運動和靜坐冥想、花更多時間和親友在一起？不可能！」

然而矛盾的是，短時間徹底的改變，有時比循序漸進更容易。為什麼？假如你的改變一次到位，你會感受身體大幅改善，而且很快。大部份的人在發現到這麼快就有明顯的改善後，原本對死亡的恐懼或對風險的顧慮，將會轉變為活著的喜悅。這種感受來自親身的體驗，而不是聽醫生、書籍或哪個權威專家說的。

一次到位的改變，比循序漸進來得容易的另一個原因在於，如果飲食有重大轉變，口味喜好通常也會改變。你曾經從全脂牛奶改為喝低脂或脫脂牛奶嗎？剛開始，牛奶嚐起來可能淡如水，讓你感

到不滿足。一陣子之後，味道會開始變好；再過一段時間，如果你在外用餐時喝了全脂牛奶，它嚐起來會像奶油般太油膩、口感太濃。當然，乳牛並沒有改變，但是你的味蕾適應了。不過，如果你經常全脂和脫脂兩種牛奶都喝，味蕾絕無機會調整。

　　本書談的都是選擇的自由。根據你的意願和需要，你可以做小幅或巨大改變。你向光譜健康那端移動的愈多、愈快，獲得的好處愈大、愈快出現。一切由你決定，而且只有你能做主。

## 8. 放棄你喜歡的事物並無意義，除非能迅速得到更好的回饋

　　我們不斷在做抉擇。我的經驗是，如果明瞭改變的好處和奏效之快，大多數人就算生活徹底改頭換面也不怕。

　　我在演講時，偶爾會問聽眾：「在座哪些人至少有一個孩子？」很多人舉手。

　　我接著問：「你的生活是否因有了孩子而大幅改變？」

　　觀眾回答：「沒錯。」

　　我又問：「是不是比原先想像的難？」

　　觀眾說：「當然。晚上睡不好、為孩子的大學學費而不是去夏威夷度假存錢……」

　　我問：「哪些人有一個以上的小孩？」

　　再一次，許多人舉起手來。

　　我又問：「你們忘記養小孩的痛苦了，還是不小心有了？或是因為這一切挺值得？」

　　觀眾回答：「太值得了。」

　　這就是重點：很多人不怕生活型態有重大轉變，即使是生兒育女這種大事。你不能因為太辛苦或生活不如原先規劃，而把孩子退貨。可是每天仍有很多人決定生兒育女，而且通常不只一次。

　　激勵你在飲食和生活型態上採取重大改變，並持之以恆的最重要因素是，明白這樣做的好處有多大，和它的奏效有多快。

　　我現在的飲食和小時候在德州吃的天差地遠；我是吃辣肉醬、起司漢堡、炸墨西哥捲餅長大的。所以當我 19 歲開始採取比較健康的飲食和生活型態時，改變不能說不大。

　　19 歲起，我的飲食和生活型態大致維持健康取向。當初改變飲食並非易事。可是當我感受到立即的益處後，便對此興致盎然。兒時的氣喘和過敏消失了。我的膽固醇一直保持 150mg/dl 以下，而我沒有吃藥。我身高 183 公分，體重 80 公斤，血壓 110/70，沒有慢性病。我做過心臟掃描，檢查冠狀動脈有無鈣化現象；結果顯示，我的鈣指數是零，也就是沒有明顯的冠狀動脈鈣化疾病。

## 9. 有樂趣就能持之以恆

　　如果你認為改變飲食和生活型態，意謂著放棄享受和犧牲，那大可不用嘗試。你或許可強迫自己在短期間內做些改變。但我的經驗是，企圖以放棄享受和犧牲來激勵自己保持改變，效果無法持久。

　　可是，如果我們明白，我們得到的遠遠超過失去的，就不會有犧牲的感覺。我們可以把生活上的抉擇，視為讓生命變得更有樂趣的一次轉變的機會。

　　例如，我現在坐在書桌前寫這本書，而不是到公園裡悠閒度日，是因為我知道這本書可以造福眾人，為我的生命帶來意義和樂趣。這種態度把工作化為樂趣，把放棄享受化為豐富收穫。

　　前面討論到，養兒育女可以看做是犧牲也可當成樂趣。我選擇吃光譜飲食，是因為它們讓我感覺好很多，而不是因為有人要我這麼做。

　　我們對食物的態度，如同對生活的態度。如果不必受限，為何

要有任何限制？如果承擔得起而且沒人監視，為何飲食和行為不隨心所欲些？

可為而選擇不為，有助凸顯我們的特質、提醒我們擁有自由意志和選擇的自由。能夠說「不」，才能自由地說「要」。

舉例而言，幾乎所有宗教都有飲食誡律，只不過彼此規定不同。不論吃或不吃特定食物有何益處，選擇不吃某種東西或做某件事的舉動，會讓我們的生命更神聖、更特別、更有規矩、更有意義，也更有樂趣。

從這樣的角度看，由我們自主選擇吃或不吃的飲食方式，不但滋養身體，也滋潤心靈。每一餐都提醒我們，生命可以比原來的更豐盛。我們可以選擇遵守宗教或傳統的規定，不是為了取悅神，而是為了體驗神。現在的世界日益分崩離析、充滿猜忌，我們可以藉此彌補自己和神、和其他人之間的隔閡。

這樣的選擇不一定要牽涉精神層面。每次只要我們讓自己所為更特別、更有意義，就會愈有樂趣，不然，生活可能變得乏味、沒有意義。

當我們特意選擇了限制自己的行為時，其實是獲得解放。在自願而非被強迫的情況下，紀律可以讓人解放，因為它允許我們做某些事、以原本做不到的方式表達自我。例如，練習音階的鋼琴家有時可能會感到單調無趣，但這樣的練習可讓他們奏出優美音樂、更靈活的表達自己。

很多人認為，我們要不選擇枯燥乏味的道德、靈性生活，要不就選擇刺激有趣的不道德、世俗生活。但還好，真正的生活並不是這麼的截然二分。

道德的生活也可以很有樂趣，雖然這樣的生活通常不是以有趣的方式被教導。很多壓抑是以道德之名為之，而且被「道德的多數」

廣為宣傳。

當我們特意選擇不做某些事,這個選擇就變得神聖。青少年時期的我認為,「神聖」代表「無聊」,是枯燥古板、陳腐的東西,絕對無趣。

現在我了解到,「神聖」只是表示最特殊的形容詞,因此最有樂趣、最有意義、最親密、最情色、最刺激、最有威力、最令人陶醉、最令人回味、最活潑、最平易近人。

這是千年來最高超的精神導師一直教導的:如何喜悅的生活,在當下。

精神導師指引的是讓人生更有趣、更快樂的方法。這些方法不只是為了得到外在報酬——上天堂、獲得獎章或福報——而是讓我們得到快樂、避免受苦。達賴喇嘛說:「我的信仰是喜樂。」

我們可以用任何喜歡的方式走過此生;我們有自由意志。有些方式帶來健康和喜悅;有些方式導致疾病和苦難。我們在生命各層面上,擁有光譜般寬廣的選擇。

人不斷在做抉擇、做犧牲。「犧牲」這個詞有儉樸、放棄享受的涵義。可是大家為子女存大學學費和結婚基金而不買新車時,通常不會認為自己在犧牲。不做什麼和要做什麼的抉擇,讓生命具有意義。

就此而言,選擇不一樣的飲食和生活型態,可以是一種愉快的精神作為,而不會讓你覺得缺乏享受或壓抑。出於己願做抉擇,你可以更完整的享受生命。我發現,透過情感、享受、欣喜的感覺來激勵自己改變飲食和生活型態,比起基於節儉、放棄享受、禁欲主義而決定改變,更有效、更有樂趣。

在 1960 年代,大家普遍認為道德味同嚼蠟。抱持「花花公子哲學」之類看法的人士宣稱,擁有很多性伴侶是種解放,遵守一夫一

妻制很無聊。我認為，和多人上床並沒有錯，就像一直吃不健康食物並沒有錯；只不過，這麼做並不如其他的選擇那麼有樂趣。

如果你得到的比放棄的多，改變就可以持續。多樣的選擇可以持續，缺乏選擇則否。樂趣可以持續，壓抑則否。「對我有好處」無法持續，「我覺得有樂趣」則可以。

一段雙方互許承諾的關係，讓兩人覺得可以彼此完全信任。信任使我們感到安全。如果覺得安全，我們可以向對方敞開心扉，赤裸面對他（她）、受他（她）影響——在肉體上、感情上、精神上。當我們的心完全敞開、直接受對方影響，可以獲得無比親密的感受，這種感受可療傷、樂趣十足、力道強、充滿創意、令人欣喜萬分。我們可以因為自信和智慧，而非出於害怕、軟弱、臣服等心態，和對方交心。

我和內人在談戀愛的時候完全信任對方，所以對所有可能性保持開放態度。我們不知道未來會如何，因此保有百分之百的自由。我們不會預設立場，或嘗試複製過去的經驗，所以可以完整的享受每個當下帶來的無限可能。

我們不追求和不同對象有相似的膚淺經驗，而是繼續只和對方談情說愛，得到的經驗和我倆以前的經歷或事先想像截然不同。如果我們先想像過，體會嶄新和充滿驚喜的事物的能力可能受限。

我們的經驗不斷變化，卻也一直不變。另一方面，每次的經驗都和以往不同，不管現在還是以後。

事先預想限制了理解的深度。雖說眼見為憑，我們通常只看得到我們相信的事物。

研究顯示，人會不斷過濾自己對世界的想法。這樣做雖然可產生秩序感，卻限制我們的經驗。預想會導致乏味，因為它使我們的經驗大打折扣。

　　偉大的藝術家和科學家在觀看世界時，並不會以先入為主的想法和典範來過濾。他們基本上是以全新的方式體驗世界，然後與他人分享所見，協助改變我們體驗的世界。

　　簡而言之，如果我們了解得到的將遠多於放棄的，我們將會欣然接受這項抉擇、覺得意義非凡。假如有樂趣，改變就能持續。

## 10. 宇宙間最強大的激勵因素：愛

　　最近某天晚上我送兒子盧卡斯上床時，和他討論了信任和誠實有多重要，以及信任和誠實在認真的感情中的重要性。他想了幾分鐘之後說：「爹地，就算你騙我一千次，我還是相信你。」

　　這種無條件的愛和信任，本身就能達到目的。我們創造我們最愛的，也創造我們最怕的。得知盧卡斯有多信任我，鼓勵了我要成為值得他信任的人。如果我言行無懈可擊，我會更自重自愛，也因此有更多的愛可以給別人。我們無法給人我們所沒有的東西。

　　我願意被火車撞，如果我認為這樣可以救兒子。為人父母者幾乎都願意。愛的力量比生存的意願更強。

　　不管政治理念如何，做父母的都希望子女幸福、健康。這是人性最深處的議題，無法分類。當今美國分裂的程度超過以往──分為紅州、藍州；民主黨、共和黨；自由派、保守派──看到大家為共同目標齊心，令人鼓舞。

　　民主黨籍總統比爾·柯林頓（Bill Clinton）、共和黨籍阿肯色州長麥克·哈克比（Mike Huckabee）、美國心臟協會共同宣布，已和美國三大軟性飲料廠商（百事可樂、可口可樂、吉百利史威士和他們的裝瓶廠）達成協議，要在學校販賣機和餐廳供應較健康的飲料，這稱得上雙重的好消息。除了營養上的好處，這個消息也顯示對子女的關愛可以幫助我們消除隔閡。共和黨、民主黨、企業、非政府組

織可以因為關懷我們的子女，選擇拋開重大歧見。在上述例子中，他們做到了。

按照新的措施，小學將只販賣瓶裝水、純果汁、8 盎斯（約 227 公克）以下的低脂和脫脂牛奶。中學也一樣，但份量上限增至 10 盎司（283.5 公克）。高中可以販賣健怡和無糖茶飲料、健怡汽水、機能水、低卡運動飲料、加味水、低濃度果汁、普通運動飲料，份量上限 12 盎司（340 公克）。高中販賣的飲料中，至少有 5 成必須是水、零卡或低卡飲品。

幾個月後，百事可樂和另外四家企業、美國心臟協會、柯林頓基金會共同擬定較健康食品的自主綱領，規範校園內販賣的零食、點心、糖果。

柯林頓總統說：「確保兒童在校園有較健康的食物選擇，是對抗兒童肥胖的另一重大進展。我感謝這五家公司對健康挑戰發表重要聲明，更重要的是承諾拿出行動。推出這個指導綱領，將大幅改變兒童在校園可取得的食物。雖然奏效需要時間，可是透過產業和非營利組織之間的類似合作，我們可以協助兒童飲食和生活更健康，讓成千上萬兒童的生命改觀。」

我認為這是相當長時間以來，公共衛生領域最大的好消息。身為百事可樂健康顧問委員會主席，我和百事高層主管、美國心臟協會、柯林頓基金會開會討論相關事宜。

美國兩黨人士、營利和非營利組織、上市和未上市企業合作，不但帶來潛在的健康益處，也提供模範證明，為了兒童著想，如果大家具有讓世界改觀的相同願景和決心，可以獲致何等佳績。很多人會為子女做自己原本不願做的事，共同目標使我們跨越歧見。

肥胖和糖尿病盛行，影響著美國各地的兒童，不管是在共和黨還是民主黨執政的州都一樣。不論是個人層面還是全國層面，明瞭

問題是療癒的第一步。如果夠多人開始了解，這些文明病可能使我們的子女成為下一代壽命不如上一代的首例，我們可以開始逆轉局面。

對孩子的關心有助於我們化解歧見、達成理想的目標。訴諸恐懼或貪婪心理可能很有吸引力（至少短期如此），可是我衷心認為關愛比恐懼更有威力（至少長期如此），可以促使我們在生活上採取可持之以恆的改變。

我們可以運用以孩子為優先的態度，達成其他會影響兒童的目標，像是鼓勵大家改變飲食和生活型態。如果我向家長們說：「請考慮戒菸，因為這可以降低中風、心臟病發作、肺癌的機率。」他們常常回答：「我不會中獎的啦。」

可是如果我說：「大家或許該考慮戒菸，做孩子的榜樣，以免他們開始抽菸」，或說：「……這樣他們不會生長遲緩」、「……這樣他們不會因為二手菸得氣喘」，做家長的可能比較願意戒掉抽菸。最有效的反菸策略是學校宣導菸害，讓孩子們回家後說：「媽咪、爹地請不要抽菸。我好愛你們，不希望你們死翹翹。」

我們可以把飲食和生活型態方面的抉擇，視為犧牲口腹之欲和放棄享受—— 我不能吃這樣食物或吃大餐—— 可是把抉擇重新定義為愛的表現，效果將更大且能持久。

愛是一種展現。

例如，我不是愛運動的人。要激勵我自己固定運動，需要一番功夫。激勵我運動的是愛：

● 我希望和妻子共度長壽、健康、幸福的一生，而且保持外在吸引力。
● 我希望看著兒子（以及未來的兒孫）長大。

- 我希望看到孩子們畢業、談戀愛，並在他們的婚禮上跳舞。
- 我希望保持健康，能夠和他們一起玩。

犧牲無法長期持續。愛可以。

　　前面提過，「犧牲」讓人聯想到縮衣節食、放棄享受、自我摧毀等負面觀感。可持之以恆的抉擇來自歡喜和開放態度，可以滋潤、取悅我們的心靈，而不是來自畏懼和受限。或許我們該以抉擇的本質重新定義它：愛的表現，而愛是宇宙最大的力量。

# 第3章
# 光譜計畫運作原理

把每一件事變得盡量簡單，但不是簡化它。

—— 愛因斯坦（Albert Einstein）

好消息：要採取健康飲食和生活型態，並沒有那麼複雜或困難。本書可當成經過科學驗證、可信賴的指引，協助你分辨事實和謊言，分辨不實宣傳和希望。要分辨真假不會很困難。

在我的經驗中，不是很懂某項領域的人，常常聽起來很像專家。冒牌專家和真正的專家都可以把事情說得很簡單；前者是不懂裝懂，後者則是因為學有專精，可以把複雜的主題濃縮到最精華。就像愛因斯坦說的：「能向外婆解釋清楚，你才算真的了解某件事物。」

我希望在這一章和下一章把光譜說得簡單明白，但不是簡化。我會說明如何在眾說紛紜中找到明路，如何根據你自己的需要和喜好，量身打造完全適合你的飲食和生活型態。你有光譜般寬廣的選擇。

## 飲食戰爭

我從未打算當飲食戰爭的士兵。讓我從頭說起。

2000 年，除夕夜的聚餐，同桌一位客人向我自介：「嗨，我是丹・葛利克曼（Dan Glickman）。」

我回答：「幸會，我是狄恩・歐尼斯。」

對方接著說：「我是美國農業部長。」我正想告訴他，不要再提供高額補助給種植不健康食品的農民，他先一步問道：「你對阿金飲

食有何高見？」

我說出自己憂心的地方。他想了一會兒，接著說：「我想安排你和阿金博士辯論。」

我回答：「沒問題。」可是心裡認為不會有下文。

六星期後，我前往農業部和阿金博士首次公開辯論。此後，我和阿金博士、其他幾位作者多次辯論，場合包括大部份的全國性主流媒體，以及美國心臟學會、美國心臟學院、美國膳食營養學會等科學組織年會的全體大會。

每次我和阿金博士辯論，他總被形容為「低卡」醫生，我則被稱為「低脂」醫生。這種說法並不正確。我一直主張理想的飲食是整體脂肪量低，「壞脂肪」（飽和脂肪、氫化脂肪、反式脂肪酸）極低，「好碳水化合物」（蔬果、全穀物、豆類、黃豆製品）高，「壞碳水化合物」（糖、精製麵粉）低，並有足夠的「好脂肪」（omega-3 脂肪酸）和高品質蛋白質。

是時候該停戰了。大部份的民眾並不想聽專家舌戰，而是想得到實用、清楚、有科學根據的資訊。

我們可以理解，民眾聽到來自不同飲食法的建議，且這些建議互相矛盾，會覺得無比迷惑。不過，各種建議的共同點逐漸浮現。雖然不同理論之間仍存在重大差異，營養專家正逐漸形成共識，只是大部份的人不了解。

我在羅伯・伍德・江森基金會（Robert Wood Johnson Foundation）的「肥胖高峰會」中首次提出這樣的見解，獲得正面迴響。我獲邀為某雜誌撰寫一篇文章，編輯為形容各種建議中的共通點，把標題取名為「阿金－歐尼斯南方海灘飲食」（Atkins Ornish South Beach Zone Diet）。

以下是大多數專家認同的健康飲食基本原則：

## 1. 每天攝取一些 omega-3 脂肪酸（好脂肪）

和許多人一樣，我每天吃 omega-3 脂肪酸。我在 20 多年前完成內科住院實習的時候開始這麼做。當時擔任哈佛大學醫學系系主任的亞歷山大・李夫（Alexander Leaf）博士已完成開創性研究，記錄這種脂肪酸的絕佳健康益處。

omega-3 脂肪酸存在於脂肪多的深海魚（鮭魚、鯖魚、鯡魚、鱒魚、沙丁魚、長鰭鮪），以及芥花油、大豆油、亞麻仁油、核桃油。（相較之下，橄欖油的 omega-3 脂肪酸含量不多）。羽衣甘藍（kale）、芥藍菜葉（collard greens）等深綠色葉菜也有，但含量較低。

omega-3 脂肪酸可減少三酸甘油脂、降血壓、減少發炎（因此可減緩關節炎、其他發炎疾病，以及紅斑性狼瘡等自體免疫疾病的症狀）。omega-3 脂肪酸有助於防止過多血栓形成，所以可降低心臟病發作和中風的風險，或許也有助防止心房纖維顫動等心律不整問題。

李夫博士的研究成果獲得其他研究證實。他發現，經常攝取 omega-3 脂肪酸可穩定心率，使心因性猝死（sudden cardiac death）機率降低 42-90%。美國心臟學會因而建議每週至少吃兩份鮭魚等魚類。

心因性猝死是美國以及大部份工業化國家的最主要早死原因，機率能降低 42-90%，非同小可。

如果你認為這樣不夠，omega-3 脂肪酸還有其他益處。孕婦和哺乳婦女攝取 omega-3 脂肪酸（大腦的重要成份），可提高孩子的 IQ、減少過敏疾病的機率。它們也可減少憂鬱症、協助降低阿茲海默症以及其他造成失智症的因素。此外，有些研究指出，omega-3 脂肪酸可改善免疫功能，降低前列腺癌、乳癌、結腸癌機率。

omega-3 脂肪酸約占人腦的 8%，因此稱為「補腦食品」並不為過。如果你正懷孕或哺乳，你所吃的 omega-3 脂肪酸會傳遞給寶寶，讓寶寶更聰明。假如沒餵母乳，一定要選含有 omega-3 脂肪酸的配方

奶粉。達拉斯（Dallas）的研究人員發現，喝添加 omega-3 脂肪酸配方奶粉的幼兒，IQ 測驗比其他幼兒高 7 分。

　　發表在國際醫學期刊《刺胳針》的大型研究表示，每週吃 340 公克以上 omega-3 含豐富脂肪酸魚類的孕婦所生下的子女，和母親較少吃魚的孩子比起來，IQ 較高、行為較好、和同儕發生的問題較少、較不會過動、較少情緒障礙、溝通能力較強。

## 好脂肪的黑暗面

　　基於這些驚人的好處，多年來我一直食用魚油，並建議身邊幾乎所有人跟進。我吃的魚油膠囊（每天 3 公克）已去除魚類身上常見的汞、戴奧辛、多氯聯苯。這樣可吸收 omega-3 脂肪酸的全部好處，卻不會吃進多脂肪魚類的過多脂肪、熱量、污染物。每天吃 3 顆 1 公克的膠囊，就足敷大多數人所需。野放家畜含有較多 omega-3 脂肪酸，以穀類飼養的動物則含有較多 omega-6 脂肪酸（見 2.）。

　　有些廠商（例如 Martek）為素食者生產萃取自海藻的 omega-3 脂肪酸。亞麻仁油、芥花油也含有一些 omega-3 脂肪酸的前驅物質，可是較不容易由人體轉換為活性的 omega-3 脂肪酸、DHA、EPA。

　　不過，很多東西「有一好沒兩好」，omega-3 脂肪酸也是如此。《英國醫學期刊》（*British Medical Journal*）最近分析約 100 項關於 omega-3 脂肪酸的研究，發現有好壞摻半的現象。omega-3 脂肪酸對大部份人有益，可是有些人吃了反而不利。

　　李夫博士聽到這樣令人困惑的結果，起初有點懷疑。可是他過濾自己和他人的研究資料，並與其他專家討論後，找出吃了 omega-3 脂肪酸可能反而更糟的族群：因為流向心臟血量不足而有充血性心臟衰竭或慢性重複胸痛的病患。李夫博士在《基礎與臨床藥理學》期刊（*Fundamental & Clinical Pharmacology*）撰文說：「對於心臟功能嚴重

受損的病患，不應開立魚油脂肪酸處方或鼓勵他們吃魚。」他還在電話裡告訴我：「對這些病患，omega-3 脂肪酸可能奪命。」

　　為什麼？如果心臟某部位因為冠狀動脈疾病未能獲得足夠血流，那個部位缺乏血液和氧氣。假如血流不足是暫時性的，病患會感到胸痛。血流不足的情況如果持續幾小時，那個部位的心肌會開始壞死、變成疤痕組織——這就是心臟病發作。如果心臟只有一小部份這樣，病人可以存活，否則可能喪命。

　　心臟若有中等程度或大部份心肌變成疤痕組織，病患可能出現充血性心臟衰竭。這意味病患的心臟幾乎無法輸送足夠血液讓他存活。另外，勉強獲得足夠血流的細胞容易受到過度刺激，導致心律不整機率上升，進而引發心因性猝死。

　　omega-3 脂肪酸可有效阻止過度受到刺激的細胞發揮作用而穩定心率，所以能降低心律不整、心因性猝死機率。這對大多數人來說是好事，因此 omega-3 脂肪酸是大幅減少心因性猝死的主要功臣。不過，如果你有充血性心臟衰竭，你的心臟輸送血液功能可能剛好只夠讓你存活。omega-3 脂肪酸或許會停止許多輸血心肌細胞的功能，使心臟不再能夠輸送生存所需的足夠血液，反而提高了心因性死亡的風險。

　　omega-3 脂肪酸對大多數人有極大益處，所以我仍然每天吃。可是如果你有充血性心臟衰竭、慢性重複胸痛，或有其他心臟未獲足夠血流的跡象，請詢問醫生。假如你有上述問題，避免攝取 omega-3 脂肪酸或含有它們的食物可能比較妥當。

　　不同的人對於同一介入法的反應南轅北轍（這裡的例子是 omega-3 脂肪酸），這說明了量身打造飲食的建議很重要。對大部份人來說，omega-3 脂肪酸的好處很多，可是對少數人而言，可能致命。

## 好脂肪有過量問題嗎？

專家對理想飲食的要素仍有幾點歧見，要吃多少「好脂肪」即其中之一。我在第 5 章會說明如何決定適合你的量。

橄欖油是最健康的脂肪嗎？簡單說，不是。它是比較好的油，但並非最好的油。

哈佛公共衛生學院（Harvard School of Public Health）的華特‧威雷特（Walter Willett）博士和他的同事、一些暢銷保健書籍作者一直宣傳攝取多少脂肪無關緊要，只要是橄欖油等「好脂肪」。雖然好脂肪比壞脂肪理想，飲食中的脂肪總攝取量仍然影響重大。

每種油百分之百是脂肪；每公克脂肪含 9 大卡熱量，高於每公克蛋白質和碳水化合物的 4 大卡，所以攝取大量脂肪，很容易吃進過多熱量。我常看到人拿麵包沾橄欖油、在沙拉上倒橄欖油，還說：「這對我好處多多！」他們不曉得自己吃進的熱量遠多於想像。

此外，橄欖油含有 14% 的飽和脂肪，所以如果吃很多橄欖油，不僅攝取了很多熱量，也攝取不少飽和脂肪。任何種類的油，每一茶匙都含有 14 公克脂肪，代表一茶匙的油有 126 大卡熱量。因此你在食物上倒任何油，就意味你灑下許多液態熱量。

對大多數人而言，減少脂肪總攝取量是有益的。每天只要 5% 的熱量來自脂肪、相當於 10 公克脂肪，你就能得到必需的脂肪酸。美國人平均將近 4 成的熱量來自脂肪。即使在光譜最健康那端，大約只有 1 成熱量是來自脂肪、等於每天 20 公克脂肪。

橄欖油可降低膽固醇的研究又是怎麼回事？唯有以橄欖油取代同量但飽和脂肪比率較高的奶油或棕櫚油等油品，才有降膽固醇效果。換句話說，橄欖油不會降低你的膽固醇，而是讓膽固醇不致提高這麼多。

羅伯‧沃格（Robert Vogel）博士發表在《美國心臟學院期刊》的

研究發現，橄欖油大幅減少流向身體各部位的血量，芥花油和鮭魚則不會。當然，你會希望增加而非減少身體不同部位的血流量，尤其是腦部和性器官。

另一項研究也有類似發現，指橄欖油會影響血流量，而核桃（含有 omega-3 脂肪酸）可改善血流量。

具有指標意義的里昂研究（Lyon Study）發現，地中海飲食大幅減少了心臟病發作和早死的案例。許多人把地中海飲食的好處歸功於橄欖油攝取量較多，但里昂研究指出，主因是芥花油而非橄欖油攝取量較多。此外，研究對象吃較多全穀物麵包、根莖類蔬菜和綠色蔬菜、魚類，較少吃紅肉（牛肉、羊肉、豬肉由禽肉取代），而且每天吃較多水果。奶油（butter）和鮮奶油（cream），則以芥花油製成的瑪其琳（margarine）替代。

為何如此？因為芥花油含有大量 omega-3 脂肪酸，橄欖油則否。omega-3 脂肪酸對大部份民眾來說真的是好脂肪，對健康有很大的助益。

omega-6 脂肪酸也很重要。問題在於，大部份美國人攝取過多omega-6 脂肪酸，而 omega-3 脂肪酸攝取量卻不夠。omega-3 脂肪酸可減少發炎，但 omega-6 脂肪酸過量的話，會增加發炎機率。發炎會提高冠心病和其他慢性病風險，稍後會再說明。

omega-6 脂肪酸和 omega-3 脂肪酸的理想攝取比率是 1：1，最多不超過 2：1。不幸的是，美國（以及世界許多地區）的平均攝取比率是 10：1 到 30：1，也就是說，大部份人攝取的 omega-6 脂肪酸遠多於 omega-3 脂肪酸。要改善上述比率，最好的辦法是多吃 omega-3 脂肪酸，少吃 omega-6 脂肪酸。

過多的 omega-6 脂肪酸主要來自我們吃錯油。雖然橄欖油號稱「好油」，它的有害 omega-6 脂肪酸含量卻是有益 omega-3 脂肪酸的

13 倍。玉米油更糟，omega-6 脂肪酸和 omega-3 脂肪酸的比率高達 46：1。

相較之下，芥花油的 omega-6 脂肪酸和 omega-3 脂肪酸比率為 2：1，較為均衡。亞麻仁油含有豐富 omega-3 脂肪酸，它的 omega-6 脂肪酸和 omega-3 脂肪酸比率為 1：3。

因此，要改善兩種脂肪酸攝取比率，請多吃芥花油或魚油，少吃橄欖油。這不代表你永遠不該用橄欖油——我喜歡橄欖油的味道，有時吃得很高興。橄欖油比很多油健康，可是沒有魚油、芥花油、亞麻仁油健康。

## 2. 多吃「好碳水化合物」，少吃「壞碳水化合物」

身體代謝「好碳水化合物」和「壞碳水化合物」的方式有天壤之別。

雖然阿金博士和我有共識——許多美國人吃太多簡單的碳水化合物——但我們在對策上意見不一。阿金博士主張以高脂、高動物蛋白質食物（例如培根、火腿、奶油、牛排、豬皮、布里乾酪）取代簡單的碳水化合物。

告訴民眾他們願意相信的話，是阿金飲食風靡一時的部份原因。我很想說上述食品是健康的，但它們不是。我不是說大家永遠不能碰這些食物——別忘了，我愛吃巧克力——可是它們只可當調劑，並非健康食物。我下一章會說明如何貪圖口腹之欲而不危害健康。

阿金博士說吃太多「壞碳水化合物」，像糖、高果糖玉米糖漿、白麵粉、白米，可能使體重和慢性病增加；他說的有一部份正確。減少攝取精緻碳水化合物有明顯的好處，尤其是身體對它們反應大的人。

阿金博士的診斷有一部份正確：吃太多精緻碳水化合物有害健

康。但他的藥方錯誤。解決之道不是棄義大利麵改吃豬皮、棄糖改吃香腸，而是放棄精緻碳水化合物，改吃粗糙的好碳水化合物。

　　好碳水化合物包括蔬果、全穀物、豆類、堅果，以及天然、未精製的黃豆產品。由於它們未精製，自然也高纖。纖維讓你在吃太多之前就感到飽足。例如，我們很難因為吃蘋果或全穀物而攝取過多熱量，因為它們天生就是高纖食物，使你在吃進太多熱量之前就已經飽了。

　　此外，好碳水化合物的纖維使食物消化、吸收到血液的速度較慢，有助血糖保持在正常區間。

　　升糖指數（glycemic index）是某種食物造成血糖升高的數值，換句話說，是食物裡的碳水化合物轉化成糖的速度。好碳水化合物的升糖指數低，壞碳水化合物的升糖指數高。

　　另有一個衡量方法叫升糖負荷（glycemic load），涉及食物份量和被吸收的速度。有些人認為，升糖負荷比升糖指數更能表現食物對血糖的影響。

　　舉例而言，胡蘿蔔的升糖指數高，但升糖負荷低。為什麼？因為胡蘿蔔裡的碳水化合物很快就被吸收，可是數量不多。

　　升糖負荷是升糖指數乘以一份食物中碳水化合物的份量。因此胡蘿蔔的升糖指數雖和烤馬鈴薯相近，烤馬鈴薯的升糖負荷高很多，因為它含有許多碳水化合物，而一份胡蘿蔔含有的碳水化合物不多。因此，吃一顆烤馬鈴薯會使某些人的血糖急速升高，胡蘿蔔則不會。

　　以下是各種食物的相關資訊。

### 碳水化合物食品的成份和升糖指數、升糖負荷

| 食品<br>（份量） | 碳水化合物<br>含量 | 升糖指數 | 升糖負荷<br>（四捨五入<br>取整數） |
|---|---|---|---|
| 馬鈴薯（烤的 1 顆） | 37 | 1.21 | 45 |
| 胡蘿蔔（煮熟的 1/2 半杯） | 8 | 1.31 | 10 |
| 扁豆（煮熟的 1/2 杯） | 20 | 0.41 | 8 |
| 花豆（煮熟的 1/2 杯） | 27 | 0.6 | 16 |
| 白米（煮熟的 1/2 杯） | 35 | 0.81 | 28 |
| 野米（煮熟的 1/2 杯） | 18 | 0.78 | 14 |
| 白吐司（2 片） | 24 | 1.0 | 22 |
| 全穀吐司（2 片） | 24 | 0.64 | 15 |
| 義大利麵（煮熟的 1 杯） | 40 | 0.71 | 28 |
| 圈圈餅（1 杯） | 22 | 1.06 | 23 |
| 全麥穀片（1 杯） | 24 | 0.6 | 14 |
| 葡萄堅果穀片（1/2 杯） | 47 | 0.96 | 45 |
| 玉米片（1 杯） | 26 | 1.19 | 31 |
| 玉米脆片（1 盎司） | 15 | 1.05 | 16 |
| 爆米花（氣炸的 1 杯） | 5 | 0.79 | 4 |

註：本表以白吐司為比較基準。

　　全麥麵粉精製成白麵粉，或糙米處理成白米時，纖維和麩質會被去掉，使得「好碳水化合物」變成了「壞碳水化合物」。

　　為什麼？因為纖維和麩質去除後，有 4 個壞處：

● 你吃了大量「壞碳水化合物」卻不覺得飽。纖維讓你吃進太多熱量之前感到飽足。纖維去除後，你幾乎可以無限制的攝

取熱量而不覺得飽足。

- **你吃「壞碳水化合物」時，它們很快就被吸收，使血糖上升
  過快。** 如果血糖過高，脾臟會分泌胰島素使血糖下降，但血
  糖可能降到低於胰島素開始分泌時的水準，導致血糖過低。
  打個比方，你把鐘擺拉到一側再放開，鐘擺不會停在中央點，
  而是盪到另一側的相應位置。
  如果血糖過低，你會無精打采、脾氣火爆。這種不舒服的感
  覺有個方便的臨時解決辦法──再吃一些壞的碳水化合物。
  這會產生吃更多壞碳水化合物以提高血糖的渴望，導致惡性
  循環。

- **身體若分泌太多胰島素，卡路里會加速轉換成三酸甘油脂，
  這就是身體儲存脂肪的方式。** 因此吃下大量「壞碳水化合物」
  時，你會攝取許多無法讓你飽足的熱量，而且多餘的熱量可
  能轉換成體脂肪。胰島素也可能使身體製造更多脂蛋白脂解
  酶（lipoprotein lipase），它會增加細胞吸收的脂肪，導致體重
  上升。

- **如果身體分泌太多胰島素，可能引發胰島素阻抗甚至糖尿
  病。** 胰島素會和細胞的胰島素受體結合，假如身體為因應太
  多「壞碳水化合物」，短期間大量分泌胰島素，受體敏感性會
  降低──有點像「狼來了」的寓言──胰島素受體可能會說：
  「不要更多胰島素了，乾脆忽略它好了。」就像海洛因成癮者
  需要愈來愈大的劑量才能得到相同的快感，胰島素阻抗也會
  使你的身體分泌愈來愈多胰島素，以便維持對血糖的效力。

長期下來，這可能引發第二型糖尿病。胰島素過多也會促使動脈平滑肌細胞增生、擴散，導致動脈粥狀硬化、使動脈阻塞。

你並非永遠不能吃壞的碳水化合物。我本身就適量的吃。我吃壞的碳水化合物時，會同時吃好的碳水化合物、高纖食物。這樣一來，好碳水化合物中的纖維會減緩壞碳水化合物的吸收。重要的是整頓飯的升糖指數或升糖負荷，而不只是單一食物的數據。

我在下一章會比較詳細的說明，按照每個人在光譜上的位置，有些人可能比別人需要限制壞碳水化合物的攝取量。

## 生理 vs. 意志力

你曾經嘗試減重，然後怪自己的意志力不堅、或自律不夠嚴嗎？這或許不完全是你的錯。不只意志力，個人生理上的差異對於減重的影響可能也舉足輕重。

大衛‧盧威（David Ludwig）是兒童肥胖症的研究權威，在哈佛醫學院的波士頓兒童醫院擔任「理想體重計畫」（Optimal Weight for Life Program）主任。波士頓兒童醫院是美國歷史最久、規模最大的過重兒童醫療機構。

盧威博士質疑：「為什麼有的人採取減重飲食有效，其他人吃一樣的東西卻效果不彰？」他最近在《美國醫學會期刊》發表研究說，生物學上的差異可能使某些人比其他人更難減重、防止體重回升──為他們量身擬定飲食，可使成效改觀。

盧威博士在研究時讓 73 名肥胖兒童吃兩種飲食，一種是傳統低脂肪、高升糖負荷飲食（例如糖等壞碳水化合物、白麵粉等精緻碳水化合物居多），一種是可在餐後保持血糖穩定的低升糖負荷飲食。

　　他發現，胰島素分泌緩慢的人不管吃哪種飲食，體重減輕的程度一樣多。胰島素分泌快、吃低升糖負荷飲食的人，減輕的體重多 5 倍，而且在 18 個月的實驗期間未再復胖。

　　盧威博士表示：「健康飲食可能沒有一種人人適用的模式。建議人們減少膳食脂肪，但卻不留意用以取代它們的碳水化合物，可能不是明智之舉，反過來說也一樣。低脂和低碳水化合物並非對立的──兩者都很重要。理想的飲食可能是脂肪和碳水化合物的品質並重：高品質、未精製的低升糖負荷碳水化合物，搭配以植物為基礎的蛋白質和脂肪。」

　　如何知道自己身體分泌胰島素的速度是快或慢？你可以請醫生進行葡萄糖耐受檢測：先喝糖水，30 分鐘後抽血檢查。若糖水使你的血糖（葡萄糖）增加，脾臟因而分泌胰島素，讓血糖降回正常水準，這是好事。

　　不過，有些人太快就分泌過多胰島素。基於前面說過的原因，這種人容易體重增加。難怪盧威博士的研究發現，胰島素分泌太快的人，吃低升糖指數食物（不會引發過度胰島素反應的好碳水化合物），會減掉較多體重。

　　你應該做葡萄糖耐受檢測嗎？不一定要。如果你的飲食以低升糖指數食物為主，胰島素分泌快或慢影響不大，因為這些食物不會引發快速的胰島素反應，即使你的基因傾向快速分泌胰島素。作檢測的原因之一是，如果得知自己分泌胰島素的速度很快，或許可以激勵你少吃高升糖指數的食物。

　　簡而言之，若你以全天然食品（whole foods）和好碳水化合物，取代吃精緻壞碳水化合物，便可以獲得相應程度的益處。還有，你不是一定要全部吃或完全不吃好或壞的碳水化合物。我在後面的章節會說明如何按照個人需求和喜好，根據資訊量身訂做完全適合你

的光譜飲食。

## 3. 避免反式脂肪、飽和脂肪、部份氫化的脂肪（壞脂肪）

食品廠商為什麼要繼續使用上述致病的脂肪？因為這些脂肪可以延長產品的保存期限，即使它們可能縮短食用者的壽命。

飽和脂肪大多存在於動物脂肪，包括肉（含雞肉和其他禽肉）、全脂乳製品（起司、鮮奶、冰淇淋）、蛋黃、海鮮（含量較少）。有些植物也有高含量的飽和脂肪，如椰子油、棕櫚油。

當液態植物油和氫一起加熱時，會產生部份氫化脂肪和反式脂肪。部份氫化脂肪作用類似飽和脂肪，也會引發疾病。

大多數營養專家同意，反式脂肪對健康的殺傷力特別大。美國飲食中的反式脂肪主要來自工廠大量生產的烘焙食品、瑪其琳、零食、加工食品、油炸食品。有些專家認為，反式脂肪對膽固醇的壞處甚至大於飽和脂肪，因為它會提高壞膽固醇、降低好膽固醇；有的專家則認為飽和脂肪和反式脂肪的傷害一樣大。最好兩種都避免。

飽和脂肪、反式脂肪、部份氫化脂肪會促使發炎，並增加總膽固醇及壞膽固醇。它們和冠心病、中風、糖尿病、許多種癌症、其他慢性病風險的提高，關係匪淺。

威克林（Wake Forest）大學的科學家最近發表報告說，飲食中反式脂肪較多，可能使脂肪組織重新分配到腹部（在健康上和美觀上最差的儲存脂肪部位），並導致體重增加，即使熱量總攝取量不變。

減少飽和脂肪、反式脂肪的攝取量，可使心臟病和其他疾病的風險相對降低。美國心臟學會在新的飲食指南中建議，把飽和脂肪占熱量總攝取量的比率降到 7% 以下，同時把反式脂肪占熱量總攝取量的比率降到 1% 以下。

不過，實際上大多數民眾並不會每天計算飲食中的飽和脂肪、

反式脂肪。那麼該如何守護自己和家人的健康呢？

- 減少食用反式脂肪含量高的食品，包括大部份油炸食品、許多工廠生產的糕餅和零食。如果標示上有「氫化」或「部份氫化」，不要買。原則上，避免每份含有 3 公克以上反式脂肪或飽和脂肪的食品；含量愈低愈好。
- 減少食用飽和脂肪含量高的食品，例如肉類、乳製品、某些熱帶植物的油（像棕櫚油、椰子油）。大部份人的飽和脂肪攝取量是反式脂肪攝取量的 4 倍，因此飽和脂肪的改進空間較大。

　　加工食品現在都會標示飽和脂肪、反式脂肪含量。另一種判斷方法是，油的氫化程度愈高，在室溫下愈硬。例如，罐裝瑪其琳通常氫化程度較低，所以反式脂肪比棒狀瑪其琳少。

　　我在 1999 年開始擔任麥當勞的顧問、2001 年開始擔任百事可樂的顧問，協助他們開發較健康的食品；我的第一個建議是，拿掉反式脂肪。擔任顧問的第一年，百事可樂旗下的 Frito-Lay 產品全部去除反式脂肪。事實證明，不使用反式脂肪而無損於口味和口感，是可以辦得到的。麥當勞要保持薯條的口味和口感難度較高，但他們也找到了辦法。

　　麥當勞每天在全世界的顧客超過 5 千萬人，百事可樂也不遑多讓。我出任這兩家企業的顧問時，曾經主張由於顧客群龐大，即使是小幅改變，也能對許多人的健康產生莫大幫助。另外，他們可以運用豐富的廣告和行銷資源，協助改變人們對健康飲食和生活的看法，正如我在第 1 章說的，讓健康飲食和生活型態也能充滿樂趣、性感、流行、有個性、美味、便利。

　　我協助麥當勞的團隊開發水果核桃沙拉，內容包括蘋果切片、葡萄、核桃、低脂優格。因為這一道沙拉，麥當勞現在成為全球最大的蘋果採購商。我也和麥當勞團隊共同開發亞洲沙拉，食材包括 16 種葉菜、毛豆、杏仁、橘子、荷蘭豆、紅甜椒。

　　除了和麥當勞、百事可樂合作，我也擔任喜互惠公司健康及營養顧問委員會主席、Google 健康顧問委員會主席。我很高興有這些機會讓眾多人的生活變得更好。

　　如果提供較健康的食物可以賺錢——實際上如此——這種生意就可以長期經營。以百事可樂為例，該公司 2006 年的營收有 2/3 以上來自較健康的食品。

　　像航空母艦轉彎一樣，大型企業需要時間來調整產品的陣容，以容納比例日增的健康食品。不過，企業調整的速度比我預期的快。這種現象讓世界各地能更方便、更有樂趣的吃到較健康飲食，我深感欣慰。

## 4. 注意能量平衡，不可輕忽熱量

　　減重沒有秘訣：多消耗熱量並（或）少吃熱量。關鍵在能量平衡。如果你消耗的熱量比吃進去的多，體重自然下降。

　　你可以透過運動消耗更多熱量。生活上的小改變，例如爬樓梯、提前停車走到目的地、每天走 30 分鐘，可以產生不小作用。長期下來，小小改變可以使健康大大進步。

　　當然，你可以少吃一點，使熱量攝取量減少。任何限制食物份量或完全不吃某類食物的飲食可以減重，道理就在這裡；不過，這種方法很難防止復胖，因為大家不喜歡長期覺得沒吃飽、犧牲口腹之欲。所以人們常在減重後復胖，怪自己不守規矩或意志不堅，而他們其實只是方向錯誤。

　　我聽到「控制份量」時，反而會想大吃大喝，吃什麼都好。這個詞讓我覺得自己受到控制，而我不喜歡這種感覺。前面說過，「用心吃」聽起來好多了，而且比較能持之以恆。

　　要減少熱量的攝取，有個方法比控制份量更簡單：少吃脂肪。因為脂肪（不論是飽和脂肪、單元不飽和脂肪、不飽和脂肪）每公克有 9 大卡熱量，而蛋白質和碳水化合物每公克只有 4 大卡，不到脂肪的一半。因此，少吃脂肪的話，不用縮減食物份量也能減少攝取熱量，讓你在不增加熱量的情況下吃得較飽。

　　換句話說，一如我在《吃得多，瘦得多》（*Eat More, Weight Less*）中介紹的，如果改變食物種類，你比較不必擔心食物份量，因為它們的熱量密度較低。你可以肚子餓了就吃，而且吃同樣甚至更大份量的食物，照樣能減輕體重，卻不會覺得沒吃飽、被剝奪了口腹之欲。

　　你感覺吃得有多飽，主要取決於食物的份量，而非由熱量決定。蔬果等大多數好的碳水化合物天生低脂（所以低熱量）而且高纖，所以你在攝取太多熱量之前就已飽足。纖維增加飽足感，但不會增加太多熱量。

　　賓州州立大學（Pennsylvania State University）的研究人員發現，健康的女性出於本能，每天約吃 3 磅（1,362 公克）左右的食物，不論是高熱量或低熱量食物。所以說，促使人覺得似乎吃飽的主要因素是食物份量，不是卡路里數量。研究人員也發現吃低脂飲食又同時多吃蔬果的人，減重成績優於光吃低脂飲食的人。

　　美國農業部的全國飲食調查（NFCS）和個人食物攝取後續調查（CSFII）指出，「無論幾歲，如果 3 成以下的熱量是來自脂肪，通常熱量攝取量也較低。數據顯示，減少脂肪攝取量是減少熱量總攝取量的有效策略……有鑑於美國年輕族群的肥胖率正在上升，在平衡熱量攝取和熱量需求的整體策略中，減少脂肪攝取或許可助一臂之力。」

很多人之所以攝取太多熱量，另一原因是，他們吃了太多的壞碳水化合物。這種食物由於纖維量有限，讓人攝取大量卡路里後仍不覺得飽足。加工過程和缺乏纖維可能使這種食物的升糖指數很高，升糖負荷通常也很高；它們很快被吸收，導致血糖竄升，引發胰島素快速分泌。這個過程可能導致反應型低血糖症（reactive hypoglycemia），增加饑餓感和吃更多精緻碳水化合物的欲望，而形成惡性循環，此現象有時稱為「碳水化合物渴求」。

所以說，理想的飲食是低脂、低壞的碳水化合物。我在下一章會教大家判別，多少脂肪和壞的碳水化合物對你較合適。

蛋白質也有助於增加飽足感。植物性和動物性蛋白質都有相同飽足效果。下一章的選擇光譜會指出，整體而言，植物性蛋白質比動物性蛋白質健康，來自海鮮的蛋白質比來自紅肉的蛋白質健康。體重和膳食纖維、碳水化合物攝取量呈反比關係，和蛋白質攝取量呈正比。肉類幾乎沒有膳食纖維。

## 5. 飲食納入的和排除的一樣重要

光譜飲食，講的是吃飽而不是餓肚子；是感覺更好而不光是活得更長。我想強調的是吃更多有益健康的食物，不只是少吃不健康的食物。

食物中至少有 10 萬種物質具有強大的抗癌、抗心臟病、抗老化功能。這些物質包括植化素、生物類黃酮、類胡蘿蔔素、視黃醇、異黃酮、高金雀花鹼、茄紅素、多酚、蘿蔔硫素等。

去哪裡找這些強效物質？除了少數例外，這些具有保護作用的物質普遍存在於蔬果、全穀物、豆類、黃豆製品和某些魚類中。上述食物富含好的碳水化合物、好的脂肪、好的蛋白質以及其他有益物質。本書的食譜使用了很多這類可保護我們的物質。

　　我和預防醫學研究所的同事研究石榴汁對冠心病患者的影響，試驗採用安慰劑（placebo-controlled）、以雙盲（double-blind ＊）隨機控制（randomized controlled trial）方式進行。我們發現，只要 3 個月，每天喝 1 杯 8 盎司（227 公克）石榴汁的人，心臟獲得的血流量就能改善，吃安慰劑的人則病情略為惡化。

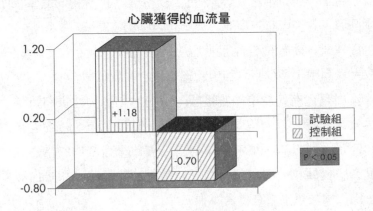

心臟獲得的血流量

　　其他研究指出，石榴汁可防止甚至減緩前列腺癌和其他惡性腫瘤的生長。例如，洛杉磯加州大學的一項研究發現，每天喝 1 杯 8 盎司的石榴汁，可降低前列腺癌復發機率。研究人員表示，石榴汁的功效幾乎大到讓年長男性不會死於前列腺癌。

　　多項嚴謹的研究顯示，性生活活躍的女性喝蔓越莓汁，發生尿道感染的風險可大幅下降。蔓越莓汁是否有助於治療這種感染尚待確定。另一項研究顯示，常喝蔓越莓汁可抑制幽門螺旋桿菌的感染，進而降低胃潰瘍和胃癌風險。

　　相信大家都聽過，紅酒有益心臟。紅酒可能真的對心臟好，可是喝葡萄汁可獲得同樣功效。葡萄中的生物類黃酮等物質有助於動

---

＊ 編按：雙盲〈double-blind〉，即施測過程中，施測者和受試者都不曉得哪一組是實驗組，哪一組是對照組。

脈擴張、保持彈性、改善血流量，因而減少血栓機率。它們也有助
於防止血液中的膽固醇累積在動脈。

　　葡萄汁裡的抗氧化物停留在體內的時間，似乎比紅酒裡的抗氧
化物長。戴維斯加州大學的研究人員拿 1996 年份的卡本內蘇維翁紅
酒做試驗，把酒精成份完全去除，然後請受測對象一天喝去除酒精
後的紅酒，隔天喝正常的紅酒。他們發現，受測者喝了去除酒精的
紅酒之後，抗氧化物停留在血液裡的時間比喝正常紅酒者長 1/4。酒
精可能使血液中的抗氧化物加速分解。

　　哈佛醫學院和美國國立老化研究所（National Institute on Aging）的
研究人員最近發表報告說，葡萄和紅酒中的白藜蘆醇有助降低高脂
飲食對老鼠的不利效應、大幅延長老鼠壽命。不過，實驗人員給老
鼠的白藜蘆醇劑量，等於每天喝 750－1,500 瓶紅酒。

　　以下是各種食物的保健功效。表中所列的並非它們僅有的好處，
而是幾個強效的保健範例。

### 各種食物的保健功效

| 品名 | 效益 |
|---|---|
| 水果 | |
| 蘋果 | 1 天 1 蘋果，真的可讓醫生遠離我。蘋果中的果膠可降低膽固醇並穩定血糖。蘋果也有助於預防肺疾，尤其是對吸菸者。 |
| 香蕉 | 香蕉是鉀最好的來源之一；鉀能維持正常血壓和心臟功能。香蕉的鉀含量多達 467 毫克，鈉含量卻只有 1 毫克，每天吃 1 根香蕉可預防高血壓和動脈粥狀硬化。研究人員曾追蹤 4 萬多名男性醫療專業人員 4 年，觀察飲食對血壓的影響，發現多吃鉀、鎂、穀物纖維含量高的食物，可大幅降低中風機率。 |
| 藍莓 | 藍莓含有花青素，可讓你更聰明、記憶力更好。可阻止大腸桿菌附著在膀胱壁上，所以可降低尿道感染風險。 |

| 品名 | 效益 |
|---|---|
| 蔓越莓與蔓越莓汁 | 可阻止大腸桿菌附著在膀胱壁上，降低尿道感染風險。 |
| 葡萄（以及葡萄乾、葡萄酒） | 不論是新鮮葡萄、葡萄乾還是葡萄酒（適量飲用），都含有多酚（抗氧化物），有助於預防冠心病。 |
| 芒果 | 芒果是抗癌的類胡蘿蔔素的極佳來源，也含有豐富的抗氧化物維他命 C 和 E。1 顆芒果含有 7 公克促進消化的纖維，而且大多是可溶性的，可降低膽固醇。 |
| 柳橙 | 柳橙是維他命 C 的很好來源，只要 1 顆，就能提供每天所需維他命 C 的 116.2%。維他命 C 是人體主要的水溶性抗氧化物，可破壞自由基，防止細胞內外的含水環境受到破壞。在細胞內，自由基的破壞可能造成癌症。在細胞轉變極快的區域（例如消化系統），防止細胞突變等於預防癌症，所以攝取足夠維他命 C 和結腸癌風險降低有關聯。 |
| 石榴和石榴汁 | 石榴和石榴汁含有有助於預防甚至逆轉冠心病進程的植化素。它們也可減少 DNA 受損而有助於預防攝護腺癌。 |
| 草莓 | 草莓含有可降低糖尿病、循環系統問題風險的植化素，也可能含有可降低癌症、心臟病風險的酚類。 |
| 番茄（含番茄醬） | 番茄含有豐富茄紅素（強力抗氧化物），有助於降低冠心病、乳癌、肺癌、攝護腺癌風險。烹煮過程可活化茄紅素。番茄也含有維他命 A、C、E 和鉀。 |
| 西瓜 | 西瓜的茄紅素含量比番茄還多。茄紅素可降低冠心病、乳癌、肺癌、攝護腺癌風險。 |
| 蔬菜 | |
| 朝鮮薊 | 含有黃鹼酮（抗氧化物），有助預防皮膚癌。其纖維有助於控制膽固醇。 |
| 甜椒 | 甜椒，尤其是紅甜椒，可強化免疫系統。甜椒是維他命 C（含量為柳橙 3 倍）和 β - 胡蘿蔔素的極佳來源。 |
| 大白菜 | 含有 brassinin（可預防乳癌）；另含吲哚和異硫氫酸鹽（可降低雌激素，進而降低乳癌風險）。 |

| 品名 | 效益 |
|------|------|
| 綠花椰菜 | 含有豐富 β - 胡蘿蔔素、纖維，以及可去除致癌物質毒性的植化素，降低乳癌、結腸癌、胃癌風險。1 杯綠花椰菜含有的維他命 C 超過 1 顆柳橙。 |
| 胡蘿蔔 | 胡蘿蔔是抗氧化物的極佳來源，也是維他命 A 前驅物質最多的蔬菜。胡蘿蔔的抗氧化物有助於對抗心血管疾病和癌症，也可強化視力，尤其是夜間視力。 |
| 辣椒 | 辣椒含有許多辣椒素，所以嚐起來會辣，可抑制食慾、加速代謝而有助減重。它也含有維他命 A 和 C。 |
| 羽葉甘藍 | 羽葉甘藍含有葉黃素（可預防黃斑部病變），也含有豐富 β - 胡蘿蔔素、維他命 C 和 E，以及葉酸（有助於預防心臟病和先天缺陷）、鈣和鎂（攸關骨質密度），另外含有一些 omega-3 脂肪酸。 |
| 洋蔥 | 洋蔥富含槲皮素，一種強力類黃酮素（天然植物性抗氧化物），可預防癌症。 |
| 菠菜 | 含有豐富鐵、葉酸和兩種有助於預防黃斑部病變的植化素。1 杯菠菜只有 41 大卡熱量，而且零脂肪。 |
| 瑞士甜菜 | 瑞士甜菜含有葉黃素（可預防老化帶來黃斑部病變和白內障造成的失明）。1 杯煮熟的瑞士甜菜可提供每日鎂建議攝取量（150 毫克）的 47%；鎂可保持神經和肌肉細胞健康。 |
| 豆類 | |
| 雲豆、黑豆、豌豆、扁豆 | 各種豆類含有可溶性纖維和葉酸，有助降低膽固醇、同半胱胺酸，減少心臟病風險。 |
| 堅果 | |
| 核桃、杏仁、榛果 | 堅果是維他命 E、抗氧化物、蛋白質的理想來源。堅果的脂肪是單元不飽和脂肪，引發心血管疾病的風險較低。堅果也是鎂、纖維、維他命 B 群的優良來源。堅果含有不少脂肪和熱量（每盎司 150 大卡），所以要注意食用量。 |
| omega-3 脂肪酸含量高的食物 | |
| 深海魚、深綠色葉 | 研究顯示，每天攝取 omega-3 脂肪酸可大幅減少心因性猝 |

| 品名 | 效益 |
|---|---|
| 菜、芥花油、大豆油、亞麻仁油、核桃油 | 死機率、降低三酸甘油脂和血壓、減少發炎、改善關節炎和紅斑性狼瘡。孕婦、哺乳婦女攝取 omega-3 脂肪酸，可使寶寶 IQ 提高 6 分以上，同時降低過敏疾病的風險。omega-3 脂肪酸也可減少憂鬱、有助預防失智症。有些研究指出，omega-3 脂肪酸可降低攝護腺癌、乳癌風險。不過，有充血性心臟衰竭的人要避免攝取 omega-3 脂肪酸。 |
| **乳製品** | |
| 雞蛋 | 雞蛋是蛋白質的理想來源。蛋白提供所有的蛋白質，而膽固醇都位在蛋黃。有心臟病或高膽固醇的人，吃蛋白就好。在大部份食譜中，兩個蛋白可取代一個完整雞蛋。有些蛋的 omega-3 脂肪酸含量較多。 |
| 脫脂鮮奶 | 脫脂鮮奶提供許多鈣、維他命 B12、蛋白質。蛋白質有助於維持飽足感。 |
| 優格 | 部份優格含有活菌，可預防便秘、痢疾等常見的腸胃道疾病。優格中的鈣也可保持體重和骨質密度。 |
| **黃豆製品** | |
| 包括豆腐、天貝（tempeh，印尼傳統黃豆發酵食品）、豆漿、毛豆 | 黃豆製品含有大量植物雌激素，可預防乳癌、攝護腺癌。黃豆製品也可降低冠心病風險。它們含有豐富白質、菸鹼酸、葉酸、鈣、銅、鐵、鎂、錳、鉀、鋅，但飽和脂肪含量低。 |
| **穀物** | |
| 燕麥 | 燕麥含有可溶性纖維，可降低膽固醇和血壓。它可讓你在攝取太多熱量前吃飽，有助於減重。可能的話，買傳統燕麥碎粒（steel-cut oatmeal）而非即食燕麥。 |
| 全穀麵包、麥片、餅乾 | 全穀麵包、麥片、餅乾是「好碳水化合物」，因為裡面的纖維減緩吸收速度，使血糖較穩定。纖維也可讓你較快飽足而不會攝取太多熱量。麥片的可溶性纖維可降低膽固醇，不可溶纖維則可促進經常排便，進而降低結腸癌風險。 |
| **其他食品** | |
| 巧克力 | 巧克力含有豐富黃酮醇和兒茶素，可降低心臟病風險、改善血流、降血壓。巧克力可能高脂、高糖，但黑巧克比牛 |

| 品名 | 效益 |
|------|------|
| | 奶巧克力好，因為黑巧克力的糖較少、黃酮醇較多。如果閉上眼睛細心品嚐，一片高級巧克力就能讓你心滿意足。 |
| 薑 | 薑含有薑醇，可降血壓、促進循環。薑也有助於緩解暈症、害喜症狀、麻醉導致的噁心感覺。薑的其他成份可阻擋導致發炎的攝護腺素，可預防偏頭痛、關節炎。 |
| 茶 | |
| 紅茶和綠茶 | 茶含有多酚（強力抗氧化物），綠茶的含量比紅茶多。兒茶素可防止腸胃道癌症，因為它可阻止致癌物質破壞 DNA、抑制血管增生而供應腫瘤養分。茶也可預防齲齒。綠茶和紅茶都有大量有益健康的類黃酮素，但綠茶較多。喝茶可降低冠心病和多種腸胃道癌症風險，並可促進免疫功能。 |

　　上述食物有助於抑制血管增生，所以也可預防許多種癌症。惡性腫瘤生長時會發出信號讓新血管長出，以供應腫瘤所需的養份。很多蔬果、全穀物擁有防止血管增生的因子，可以預防腫瘤生長。想要知道更多資訊，請上 www.angio.org 網站。

## 辛香料好處多

　　我們喜愛的辛香料，有些也具備保健功效。在飯菜裡面加辛香料，可增添活力。辛香料不但讓食物更美味，也讓你感覺更好。人類幾千年前就開始使用，但研究人員現在有新的發現：有些辛香料除了開胃，也有益健康。

　　美國人平均每年吃下 3.5 磅（1.6 公斤）以上的辛香料，但多數是胡椒和芥茉籽（做成芥末醬）。五千年前的梵文典籍就有芥茉籽的記載，新約聖經裡也有提到。它們含有許多稱為植物營養素的保健物質，可抑制現有癌細胞的生長，並預防正常細胞變異為癌細胞。

其他辛香料中，具有驚人功效，最令人振奮的是薑黃，也就是咖哩的黃色來源。薑黃有強大的抗發炎、抗氧化效果，千百年前就被用在印度藥物和中藥。它會使幾種促進發炎的基因減少活動，而發炎和心臟病、結腸癌、阿茲海默症有關聯。

研究人員發現，薑黃可防止甚至治療阿茲海默症。研究人員的線索來自印度的阿茲海默症病例比美國少很多——在一些印度村落，65 歲以上長者罹患阿茲海默症的比率不到 1%。新的研究說明為何如此。

阿茲海默症的起因是澱粉樣蛋白沉澱在腦部，導致腦功能不彰，宛如大腦線路短路。洛杉磯加大的研究人員發現，薑黃最活躍的成份——薑黃素，可使澱粉樣蛋白沉澱量減少 5 成。吃薑黃的老鼠在以迷宮為基礎的記憶測驗中也表現較佳。

薑黃同時可提升免疫機能、降低心臟病發作風險、促進消化。《新英格蘭醫學期刊》最近刊登的文章說，科學家因為它的抗發炎功效，正在研究薑黃素能否治療囊腫纖維症或預防阿茲海默症。結果顯示，它的抗發炎功效可媲美 hydrocortisone 等強力類固醇，但沒有明顯的副作用。

薑是另一種千百年來保健功效已為人所知的辛香料，其減輕腸胃不適的效用，尤其知名。近年的研究顯示，薑的成份具有強大抗氧化和抗發炎功效。雙盲研究顯示，薑可有效預防暈症，特別是暈船。薑也可以減輕害喜症狀——把 1 或 2 盎司（1 盎司約 28.35 公克）的生薑沖熱水飲用即可。薑含有抗發炎的物質薑醇，這或許可以解釋薑為何能減輕退化性關節炎和風濕性關節炎病患的疼痛、改善運動機能。

美國國家癌症研究所（National Cancer Institute）發現，鼠尾草、奧勒岡草（牛至）、百里香、迷迭香、茴香、薑黃、香芹籽、八角、胡

荽（西洋香菜）籽、小茴香、龍蒿具有部份防癌作用。小茴香、茴香、龍蒿、香芹籽含有類萜化合物，可以減緩甚至阻止腫瘤生長，並降低膽固醇。胡荽籽對抗致癌物特別有用。

肉桂、大蒜、鼠尾草、丁香可抑制細菌生長、讓煮好的食物較不容易腐壞。紅椒和番紅花可強化免疫系統。肉豆蔻和丁香有抗菌效果，至少在試管實驗如此。辣椒可以阻止腫瘤形成。

迷迭香含有的物質可刺激免疫系統、促進循環、改善消化。迷迭香也有抗發炎化合物，可以降低氣喘發作的嚴重程度。此外，迷迭香可增加頭部和腦部血流量，使精神更集中。

在我的經驗中，胡荽籽有點像饒舌或嘻哈音樂——喜歡的人喜歡，討厭的人討厭。胡荽籽特別富含植物營養素（有保護作用），也是鐵、鎂、錳、纖維很好的來源。它含有 9 種抗生素，可防止沙門氏菌等食物傳染病菌擴散。

辛香料怎麼吃最好？方法之一當然是在烹飪時添加。大部份超市都有賣乾燥辛香料，但傳統市場賣的可能比較新鮮、有功效，而且有較多種類可選購。新鮮的香草，尤其是有機的，通常比乾燥的香草較香、較好。

你也可以購買辛香料萃取物膠囊或錠劑。膠囊或錠劑的好處是攜帶方便，就算外食也可服用，而且濃度通常比食物中的高。

多樣化是生活的調味料，食用各式各樣的辛香料不但讓生活更有滋味，也可幫助你活得更健康。

## 愛護腸道

細菌有害，對吧？不一定。

細菌的確名聲不好。很多人認為細菌只會害人感染、生病。不過，有些細菌其實是好的。這種細菌叫「益生菌」，作用和殺死細菌

的抗生素相反。

簡單說，壞細菌討厭你的腸道，益生菌愛你的腸道。

人體有好幾兆個有益健康的細菌，尤其是在口腔、腸道、陰道。益生菌有時稱為「腸道菌叢」。它們以複雜機制和其他細菌保持平衡，防止壞菌生長。有些益菌可製造維他命 K 和 B。益菌也可幫助消化、促進營養的吸收、減少致癌物形成、提升免疫機能。

但有很多因素會破壞好菌和壞菌的平衡，例如老化、酒精、飲食不當、壓力、慢性病；抗生素的殺傷力尤大，因為抗生素殺死處方要消滅的壞菌的同時，會殺死許多腸道益菌。消化道的細菌平衡破壞時，有些壞菌可能增加太多，有如雜草長滿草坪，導致腸胃不適、下痢甚至更嚴重症狀。在飲食中添加益生菌（或服用補充劑）有助恢復腸道細菌生態平衡。

舉例而言，你在服用抗生素之後，可能會出現腹瀉症狀。兩項隨機控制試驗顯示，乳酸菌等益生菌因為恢復腸道益菌的平衡，可使感染性腹瀉病程縮短 6 成。另一項研究中，讓 180 位住院且因抗生素導致腹瀉的病患服用安慰劑或益生菌，結果安慰劑組有 22％繼續嚴重腹瀉，益生菌組只有 9％。其他一些研究證實，在抗生素療程中服用益生菌，可降低腹瀉機率。

益生菌存在於食物和含有嗜酸乳酸桿菌、腸球菌、比菲德氏菌的膳食補充劑中。乳製品是常見的益生菌來源。聖經和印度教聖書都提到發酵的乳製品，如優格、克菲爾（kefir）、乳酒（koumiss）、酸奶（leben）。這些食品被用於醫療，特別是治療腸道不適或腹瀉，雖然古代人不知道它們有療效是因為含有益生菌。

和腸子一樣，陰道裡有動態平衡的細菌，所以當女性服用會殺死益菌、壞菌的抗生素時，常會發生陰道感染。殺精劑和避孕藥可能也會干擾陰道細菌的生態。已有幾項研究顯示，益菌有助防止陰

道感染，例如，嗜酸乳酸桿菌會使陰道酸得讓大部份壞菌無法生存。以色列研究人員在一項研究中找來 46 名女性，她們在參與研究的前一年，因酵母菌或細菌，至少有 4 次陰道感染。研究人員讓她們每天吃優格，有些人的優格（每天 1 杯）含活性乳酸菌（益生菌）。2 個月後，所吃優格含有活性乳酸菌的女性出現陰道感染的例子大減。

其他研究顯示，益生菌可幫助眾多腸躁症患者以及克隆氏症（Crohn's disease）或潰瘍性結腸炎患者。已有幾項研究指出，益生菌有助於防止上述疾病復發。

腸道內的益生菌也有其他好處。它們有兩種抗生素作用：分泌抗生素化合物，並形成活性壁壘阻止壞菌附著腸壁、進入血液。

益生菌也有助於防止過敏反應。初步研究顯示，益生菌可減少兒童濕疹風險。動物實驗則顯示，益生菌可降低膽固醇、防止腫瘤作用。益生菌還有抗氧化作用，有助於防止細胞受損──心臟病和許多癌症的根源。

新生兒的腸道內只有少量比菲德氏菌，不過，母乳有許多這種益菌。只要喝幾天母乳，新生兒腸道內的益菌就會大量增加，所以喝母乳的嬰兒比較不會出現感染性腹瀉。

攝取益生菌最簡單的方式是每星期吃幾份活菌優格。服用補充劑也可以，但補充劑的品質和功效不一。由於未經美國食品暨藥物管理局（FDA）審核，補充劑含有的益生菌數量和種類可能比食品更參差不齊。

益生菌沒有嚴重副作用，但有些人會出現排氣增加和便秘現象。孕婦、哺乳婦女、免疫低下的病患服用益生菌之前，應先詢問醫生。

## 6. 改變為抗發炎的生活型態，有益健康

　　大家現在逐漸體認到，慢性發炎可能是某些慢性病的根源，包括心血管疾病、糖尿病、關節炎、失智症、自體免疫疾病等。

　　短期而言，發炎和壓力一樣有好處，也是身體正常防衛機制的一部份。發炎是免疫系統對威脅健康的侵入物質的自然反應。

　　例如，身體某處割傷並沾到泥土，那個部位會發炎，外觀症狀是腫脹、發熱、敏感。在體內也會展開一連串的化學反應，白血球和細胞激素會動員起來，消除身體面臨的威脅。這些化學物質會包圍髒東西，然後把它消滅或排出體外。

　　腳踝扭傷、喉嚨痛等症狀是身體防衛機制對感染和創傷的正常、適當反應。這樣的急性發炎很自然，也很重要。我們需要這種反應才能生存。它協助我們辨別好的分子和壞的分子。如果沒有急性發炎反應，傷口上的些微髒污可能腐壞、感染，附近的組織可能壞死，如果你的身體沒有免疫反應，最後可能因一些泥土而送命。

　　但這樣的防衛機制如果失控、長期啟動，會出現麻煩。當發炎變成慢性、系統性的發炎時，身體會把自己的組織視為有害的侵入者，開始攻擊自己的器官和組織。因此，體內的化學機制有一部份企圖重建身體，另一部份卻想破壞，兩股勢力鬥個不停。

　　更糟糕的是，身體開始同時自我重建、自我摧毀之際，發炎情況會變本加厲。免疫系統絕望地以唯一的方法，對抗它認為的外來入侵物質（其實不是外來異物）。組織發炎情況愈來愈嚴重，惡性循環一發不可收拾。

　　這樣的慢性發炎通常沒有急性發炎的外在症狀，你不會感到某個部位腫脹、發熱，因此根本不知道自己有發炎問題。

　　一項針對外表健康老年族群的研究發現，C－反應蛋白（C-reactive protein）和細胞介白質－6（interleukin-6）指數最高的人，比起

指數較低者，未來 4 年死亡的機率高 260％。C‐反應蛋白和細胞介白質‐6 是系統性發炎的兩大標記，指數較高者死亡率增加的因素包括心血管和其他疾病。我們或許覺得自己很健康，可是發炎現象如果悄悄在體內悶燒，可能導致嚴重後果。

　　控制發炎反應的基因碼過度靈敏，可能啟動慢性發炎過程。告訴免疫系統派出對抗發炎大軍的基因可能被一些環境因子「打開」，在這些基因被「關閉」之前，發炎反應不會趨緩。

　　常見的發炎治療方法，例如使用抗發炎藥物（像阿斯匹靈、ibuprofen）或類固醇（如 prednisone），雖然通常對急性發炎有效，卻會干擾身體的免疫反應，導致嚴重副作用。立普妥等他汀類降膽固醇藥物的好處，可能源自它兼具抗發炎和降膽固醇的功效。低劑量阿斯匹靈有助於降低心臟病發作和結腸癌風險，原因可能相同。

　　什麼會造成慢性發炎？飲食和生活型態中的一些因素可能扮演重要角色。這些因素包括不健康的飲食、缺乏運動、肥胖、代謝症候群、慢性壓力、抽菸、環境毒素和汙染、慢性感染。

　　例如，哈佛護理師健康研究（Harvard Nurses'Health Study）發現，攝取較多加工的紅肉、甜食、點心、精緻穀物，會增加血液中的發炎標記；攝取較多蔬果、豆類、魚肉、禽肉、全穀物，則會降低血液中的發炎標記。低熱量、低飽和脂肪、高植物固醇、高黏稠纖維、高黃豆蛋白質的食物和堅果可減少發炎，omega-3 脂肪酸也可以。

　　如果你採取光譜飲食，慢性的發炎風險將會降低。除了營養，適度運動、壓力管理技巧也可減少發炎。所以本書內容包含營養光譜、運動光譜、壓力管理光譜。

　　改變飲食模式、運動量、壓力管理能力，以及在生活中添加更多愛和親密關係，你可以大幅減少體內的發炎現象。

　　我要再次重申，改變並不是毫無彈性的。你朝光譜健康頂端移

動愈多,愈有可能降低導致發炎的環境影響。這是療癒身體、減重、感覺健康的重要步驟。發炎是諸多疾病的根源,所以減少發炎對健康的衝擊,可能對你的生命影響重大。

發炎的傷害不只限於某個器官或系統。閱讀任一醫學專業領域的出版物,你會發現許多文章談到發炎和那一領域疾病的關連。發炎是導致疾病的幾個常見管道之一,藉由減緩發炎反應,你可以讓身體開始復元、幫助身體防患未然。

## 7. 選擇營養密度高的食物

營養密度高的食物含有保持健康、幸福所需的有益物質,營養價值也高。營養密度指食物的營養素數量除以卡路里的值,也就是說,如果營養素很多而熱量不多,食物的營養密度就高。

第 5 章談到的位於光譜最健康的那端的食物,都具有高營養密度。簡單說,它們有很多好的物質,壞物質卻很少。它們營養密度高,但熱量密度不高。

## 8. 重質不重量

很多人試圖以量補質的不足。其實,如果吃高品質的美味食物,你不必像吃速食那樣狼吞虎嚥,也可以覺得飽足。

理想的高品質食物是採用永續農法在地種植的有機、低加工食物。我知道對很多人來說,這種食物取得不易或成本頗高,但這目標仍值得嘗試。

愛麗絲·華特斯(Alice Waters)、安妮·桑默維(Annie Somerville)、麥可·波藍(Michael Pollan)等人擔任先鋒,宣揚有機食物較美味也較健康。不過,你不必在美味食物和健康食物之間二擇一;你可以魚與熊掌兼得。

　　份量較少的好食物通常比份量較多的垃圾食物容易讓人滿足，尤其是你注意所吃的內容的話。例如，大家常把「法式矛盾」（就法國人的飲食內容看來，患有心臟病的人口比我們想像的少）歸因於紅酒，但其他因素扮演的角色可能更大。法國人的晚餐通常含有一些高脂食物，但整體而言量少、現煮現吃，而且是和一群朋友共同享用，吃一頓要花好幾小時。（我在《愛與生存》這本書中探討過，這種餐會的社會支持和歸屬感也有保健效果）。食物如果好吃，你會更心滿意足、少吃許多卡路里。

　　我在本書開頭提過，我喜歡吃巧克力。我不是吃一整條高糖、低脂巧克力（充滿壞的碳水化合物），而是吃高脂頂級黑巧克力。我走進舊金山聯合街（Union Street）那間販賣世界各地高級巧克力的商店時，就像小孩子進入糖果店一樣興奮。

　　我以靜坐冥想方式品嚐巧克力。例如，我吃松露巧克力時，會全神貫注、盡量動用五官。我用眼睛觀察顏色和形狀，用鼻子聞氣味，用手指體會觸感。動口咬下去之前，我閉上眼睛，以便全心體會。

　　感受第一波香氣和味道後，我讓巧克力溶在口腔裡（不是手上），隨著巧克力的質地和溫度開始改變，我細心體會不一樣的香味和口感，並注意巧克力接觸硬顎、軟顎和喉嚨時如何變化。這有點像聽高超的音樂表演，除了品味音色、音階、音量的微妙變化，也同時注意不斷變化的和音與意境。

　　吃一片真正好的巧克力，有時要花好幾分鐘。我的感官享受深刻而滿足，可是吃進的脂肪、糖、熱量相對少。

　　對於冠心病情況嚴重、想要逆轉的人，即使像我這樣少量吃巧克力，也是不智之舉。但對於大多數人而言，這樣的小享受可以帶來極大喜悅，比較容易在其他時間吃得更健康一點，而不會覺得口腹之欲被剝奪或受到限制。總之，第一口通常感覺最好，最後一口

　　其次——所以只吃少量的話，你可以以最少的熱量獲得最大的喜悅。

　　我的小快樂是巧克力；你的小快樂可能是冰淇淋、紅酒或是野莓。只要你用心品嚐所有食物，你可以獲得更多享受，但體重減輕。有時候我也會吃一片以上的巧克力，可是大部份時候只吃一片就夠。

　　研究人員現在已知道，適度吃黑巧克力實際上有益健康。這點稍後再談。

　　研究人員之間逐漸形成共識，認為食物具有的好處不只限於研究中個別分析的營養素。例如，研究人員發現大量攝取蔬果的人罹患癌症、心臟病的風險較低。大家推測，蔬果的保護效果來自其活躍成份之一：$\beta$-胡蘿蔔素。

　　迄今已有幾項研究探討服用 $\beta$-胡蘿蔔素劑，能否獲得與直接吃蔬果同等的保護效益。

　　一項多達 22,071 位醫生參與的研究發現，服用 $\beta$-胡蘿蔔素劑12 年，在統計上並無重大助益。另一項研究探討 $\beta$-胡蘿蔔素劑防護皮膚癌的功效，有 1,621 人參與；4 年半後，結果顯示補充劑無效。

　　芬蘭有項研究探討 $\beta$-胡蘿蔔素劑對癌症高風險者的效果，發現服用補充劑的吸菸者，罹患肺癌機率竟比未服用的吸菸者增加18％。美國的類似研究發現，經常服用 $\beta$-胡蘿蔔素劑的高風險男性，罹患肺癌機率提高 28％。

　　哈佛醫學院研究人員設計一項針對吸菸女性的隨機控制試驗，其中近 2 萬人服用 $\beta$-胡蘿蔔素劑，其餘約 2 萬人則服用安慰劑。4 年後，兩組女性罹患心臟病和癌症的比率相同。不過，研究人員也發現，雖然 $\beta$-胡蘿蔔素劑沒有預防效果，但每星期吃 5 根以上胡蘿蔔的吸菸女性，罹患肺癌的機率大幅降低。

　　由於蔬果和其他食物含有的保護性物質至少有 10 萬種，$\beta$-胡蘿蔔素或許並非合適的研究對象。不過，比較可能的是，這些保護

性物質在天然狀態下交互作用，或許最有防護效益。

在另一項研究顯示，從食物中增加維他命 E 攝取量，可降低阿茲海默症風險；不過，服用維他命 E 丸，對阿茲海默症風險的改善則無太大影響。

就某方面來說，這種現象很合理。人體演化後，可從天然、完整、未精製的食物獲得最大益處。食品科學和技術能從食物萃取特定營養素，並以新方法加工、改造食物，不過是近一百年的事，而我們不一定能預測人工處理食物的結果，一如上述研究顯示。不是所有天然的東西都對你有益，但有益的可能性較大。

而且，對個人健康有益的東西，對地球的健康也好。因為前美國副總統艾爾・高爾（Al Gore）、勞倫斯・班德（Lawrence Bender）等人的宣導，許多人開始了解到全球暖化問題的嚴重。可是，許多人認為全球暖化的罪魁禍首是車輛所製造的汙染。

聯合國糧食及農業組織（FAO）的《畜牧業的巨大陰影》（*Livestock's Long Shadow*）報告指出，畜牧業產生的溫室氣體比交通工具產生的總量還多，我聽了嚇一跳。以相當於二氧化碳的效應衡量，畜牧業占溫室氣體排放量的比率超過交通工具（18％：13.5％）。畜牧業在人類產生的二氧化碳中占 9％，在人類產生的一氧化氮中占 65％，而一氧化氮的暖化效應，高達二氧化碳的 296 倍。人類產生的甲烷有 37％要歸咎畜牧業，而甲烷的暖化效應是二氧化碳的 23 倍。一氧化氮和甲烷主要來自牲畜糞便。想像一下，每天有 560 億頭「食用動物」排便。

此外，畜牧業現在占用 3 成陸地，大部份是永久性草地，可是也包括 33％用來生產飼料的可灌溉農地。清除森林、開闢新草地，是森林破壞的主要推手——亞馬遜 7 成的森林，已成了放牧地。

吃食物鏈較低層的食物，可以較高效率地產生蛋白質。隨著人

口持續增加、資源減少,吃更多健康食物可釋出資源,協助餵飽其他人。

在美國,挨餓的人數超乎大家想像。舊金山有 1/4 的兒童、1/5 的成人,每晚餓著肚子睡覺,我聽了真的很難過,尤其舊金山還是全球名列前茅的富裕城市。我因而決定加入舊金山食物銀行理事會。當地的食物銀行對於供應食物給最需要的民眾,所投入的程度和其效率,令我心生敬佩,它每年分送 2,600 萬磅(約 1,182 萬公斤)的食物,等於每天送出 5 萬 5 千份正餐。

雖然提供食物給窮人很重要,但飢餓的根本原因仍不應被忽略。生產 1 磅(454 公克)的動物蛋白質,比生產同等植物蛋白質更耗資源。有些估計指出,生產 1 磅肉要消耗 16 磅(7.3 公斤)的穀物。

所以說,在你吃得較健康、有益自己的同時,也幫助了地球和最需要食物的人。

## 9. 少吃鹽

人體嚴格調控鈉的濃度(鹽是氯化鈉)。如果你吃很多鹽,身體會以兩種方式保持鈉的濃度。

第一種方式是透過尿液排出多餘的鈉,年紀較輕的人大多可辦到。

不過,我們的腎臟可能開始輕微受損,尤其是長期高血壓的人,排出鈉的效率大為降低。因此,如果你吃的鹽超過腎臟所能負荷,身體會留住水分,以便把多餘的鈉稀釋到吃鹽之前的濃度。如果在封閉的系統中留住更多水分,體內的壓力便會開始上升。隨著血壓升高,衝擊腎臟微動脈的較大壓力會導致腎臟進一步受損,使腎臟排鈉能力再打折,形成惡性循環。

假如不再吃超過身體排出能力的鈉,身體會停止保留多餘水分,

血壓可能隨之下降。

　　還有其他因素可以影響血壓。吃較多含鉀的食物，甚至服用鉀補充劑，都能降低血壓。

　　哈佛研究人員對 3,000 多名血壓偏高的人進行研究後發現，大幅減少鹽攝取量的人比起未調整食鹽量的人，罹患心血管疾病風險降低 25%，死於心臟病和中風的風險也降低 2 成。

　　進行上述研究的南西‧庫克（Nancy Cook）博士表示，試驗組的人大多把鈉攝取量減少 25–30%。她說：「這不是限制吃鹽，而是將鹽減量。他們飲食普通，可能是因為我們教他們如何找出隱藏的鹽分，並加以避免。美國人吃的鹽遠超過需要量，多的鹽通常來自加工食品和外食。」

　　所以，鹽攝取量減少 25%，等於心血管疾病降低 25%。

　　美國醫學會去年夏天呼籲，加工食品、速食、非速食餐廳的餐點在 10 年內把鈉使用量至少減量 5 成。他們也呼籲美國食品暨藥物管理局加強宣導，讓消費者認識高鈉飲食的健康風險。

　　美國醫學會理事詹姆斯‧羅哈克（James Rohack）醫生表示，如果每個人把鈉攝取量減少 5 成，美國每年可挽救 15 萬條性命。他說，大部份人不知不覺中吃下太多鹽，因為外食和加工食品已經在很多人的飲食中取代家常料理。

　　美國心臟學會建議，健康男性每天的鈉攝取量不應超過 2,300 毫克（2.3 公克），約等於 1 茶匙的鹽，可是很多加工食品和包裝食品都含有鈉。羅哈克醫生說：「一般美國人每天吃的鹽是健康值的 3 倍，等於 2–3 茶匙，而不是 1 茶匙以下。」

　　簡而言之，過度攝取鹽、糖、肉、脂肪會提高血壓，吃蔬果則可降血壓。

　　有些人飲食對血壓的效應較大。如果你有高血壓，試著少吃鹽、

糖、肉、脂肪，多吃點蔬果。假如這樣就能降低血壓當然很好，如果不行，要進行更大幅度改變。我們無法準確預測哪些人減鹽的功效會比其他人好，所以只好試試看。後面的章節會有進一步說明。另外，也可嘗試以辛香料來取代鹽巴。

## 10. 多喝茶

我愛咖啡。我喜歡它的香氣，喜歡它喝起來的味道（雖然我對咖啡因很敏感，即使只喝一杯咖啡，我說話會快得跟男星羅賓·威廉斯說話速度快轉一樣，而且會開快車）。但我現在大部份時候喝茶。

很顯然，我不是唯一這樣做的人。除了水之外，茶是全世界消耗量最大的飲料。全球每年生產的茶葉達 66 億磅（約 30 億公斤）。為什麼？因為茶有各種（可能數千種）抗氧化物多酚，尤其是兒茶素等類黃酮素，有助降低某些常見慢性病的風險。

例如，發表在《美國醫學會期刊》的一項研究追蹤 4 萬多名日本男性和女性，追蹤期長達 7–11 年。研究人員發現，綠茶攝取量和各種疾病的死亡率下降有關，只有癌症死亡率例外。喝愈多茶，早死機率降低愈多。研究人員追蹤 7 年後發現，每天喝 5 杯以上綠茶的人和每天喝不到 1 杯的人相比，因病早死的風險降低 2,625％。

有意思的是，茶降低心血管疾病風險的功效不只來自它改變膽固醇或血壓等傳統風險因子；綠茶中的多酚似乎具備強大抗氧化物特性，可消滅會破壞細胞的自由基。這些多酚可以直接改善冠狀動脈阻塞（動脈粥狀硬化）、擴張動脈、減少血栓形成。綠茶也有不錯的抗發炎功效。紅茶和烏龍茶的保健效果則不如綠茶。

綠茶保健效果較佳，這很正常。茶以發酵程度分類：綠茶未經發酵（所以保有茶葉原色），烏龍茶部份發酵，紅茶是發酵茶（所以顏色深）。發酵過程中，減損了類黃酮素的保護功效，所以綠茶的類

黃酮素最多，烏龍茶中等，紅茶最少。另一方面，紅茶咖啡因最多，烏龍茶中等，綠茶最少。綠茶的咖啡因也低於咖啡或含咖啡因的軟性飲料。

可惜，《國際心臟學期刊》（*International Journal of Cardiology*）最近的研究指出，全世界生產和飲用的茶 77％是紅茶，綠茶只有 21％，烏龍茶更不到 2％。飲用綠茶之後，血液裡的兒茶素濃度是喝紅茶的 3 倍。雖然綠茶最好，不過，每種茶也都有益健康。

日本的研究人員雖然未發現喝茶可降低癌症風險，其他研究卻有此發現。動物試驗顯示，綠茶可抑制部份癌症形成，包括皮膚、肺、口腔、食道、胃、肝、腎、攝護腺等器官的癌症。人體試驗則顯示，喝茶可降低消化道癌症風險。

例如，《美國流行病學期刊》（*American Journal of Epidemiology*）1996 年刊登的文章說，超過 3 萬 5 千名停經婦女參與的研究顯示，每天喝 2 杯以上綠茶者，罹患消化道癌症的風險，比未喝綠茶者降低 32％，包括口腔、食道、胃、結腸、直腸部位的癌症。每天喝 4 杯以上綠茶，更可降低 63％的風險。

某些嚴謹程度不一的研究顯示，喝茶可降低早期乳癌、攝護腺癌、卵巢癌、肺癌風險。有一項研究顯示，綠茶萃取物可刺激攝護腺癌細胞死亡。這項研究的證據，明確到促使美國國家癌症研究所針對轉移性攝護腺癌患者進行綠茶萃取物功效的第二階段試驗。

其他研究顯示，某些兒茶素可降低皮膚癌風險。茶在動物試驗的防癌功效通常比人體試驗的功效大，可能是因為各人的飲食、環境、遺傳不同。

先前哈佛波士頓地區健康研究（Harvard Boston Area Health Study）的研究人員發現，接受研究前一年每天喝 1 杯以上綠茶的男性和女性，心臟病發作風險比未喝茶者降低 44％。其他研究顯示，雖然綠

茶含有咖啡因，經常喝綠茶或烏龍茶可降低高血壓的風險，尤其是飯後喝茶而不是空腹喝。茶會增加身體的一氧化氮製造量，而一氧化氮可擴張動脈，使血壓下降。

研究也顯示，綠茶兒茶素具有抗細菌、抗病毒、抗黴菌作用，特別是在感染初期。它們有功效的感染包括某些沙門氏菌、幽門螺旋桿菌、流行性感冒病毒、單純皰疹病毒、白色念珠菌。此外，喝綠茶也有益於增加骨質密度、減少髖骨骨折。

有些研究指出，茶可控制血糖，甚至降低糖尿病風險。茶裡面的類黃酮素可能有近似胰島素和促進胰島素的作用。根據中醫界說法，茶可控制肥胖。《本草綱目拾遺》中有「治體形肥胖，久服輕身延年」的敘述。茶可促進新陳代謝、減少脂肪吸收量、促進酵素活性、抑制食慾，因而減少肥胖。

如果這樣還不夠，喝綠茶（尤其是無糖綠茶）可以抑制細菌生長和口腔內的有害酵素，能降低齲齒機率。此外，綠茶和紅茶是天然的氟來源，所以有的牙膏成份裡含有茶。

當然，茶的益處還需要進一步研究。不過，咖啡沒有和茶一樣的保健功效。茶的好處很多，副作用相對很少（主要是咖啡因），而且費用不高，我決定不等證據更明確的研究完成，就開始喝茶而不是喝咖啡。大部份時間喝茶。

在接下來幾章，我會說明如何衡量你的飲食和生活型態改變的程度。要改變多少、做到什麼程度，由你決定。只有你能做主。

# 第 4 章
# 你是獨一無二的

記住，你是獨一無二的。就像每個人都是如此。

—— 人類學家瑪格麗特・米德（Margaret Mead）

你是獨一無二的。

我在第 5 章會說明飲食和生活型態選擇的完整光譜，並說明如何確認你目前在光譜上的位置、你想移動到何處。

這個方法有時稱為「個人化醫學」，是未來的醫學趨勢，而你現在就能運用。

我們都與他人截然不同。我們對飲食和生活型態變化的反應不同，對藥物的反應也不一樣。

前面說過，食物本身沒有好壞之分，但有些食物對你而言比較健康。我在第 5 章將按照前面幾章說過的標準，把食物加以分類，並給予健康程度的排名。如果我一時疏忽說了「壞食物」或「好食物」，我的意思其實是指「不健康」或「健康」，並沒有道德判斷。我也會說明如何運用相關資訊，根據自己的需求和喜好，量身訂做只適合你的飲食和生活型態。

簡而言之，光譜最健康那端的食物，含有最多的有益成份、最少的有害成份，而最不健康那端的食物情況相反。相關因素包括脂肪、碳水化合物、蛋白質含量和種類，以及糖和鹽含量、營養素密度、卡路里、纖維、升糖指數／升糖負荷、抗發炎和抗氧化物功效；還有精緻程度、其他保健物質的種類與含量（如植化素、生物類黃酮素、類葫蘿蔔素、大豆異黃酮、高金雀花鹼、茄紅素、多酚、蘿蔔硫素等）。

　　你需要改變多少，取決於你想達到多大的改善程度。我在本章稍後會更詳細的說明，我們的研究顯示，飲食和生活型態改變幅度愈大，健康情況改善愈多。這是令人充滿希望、精神振奮的好消息。

　　假如你嘗試停止甚至逆轉冠心病、糖尿病、其他重大慢性病惡化，可能大部份食物必須來自光譜最健康那端。這些食物構成我先前著作提到的「逆轉飲食」的基礎，也就是「重量級療法」。如果你不想做太大的改變，可以考慮吃藥——即使如此，你可以不必吃那麼多藥、劑量不必那麼重，大多時間仍可落在光譜較健康的區段。

　　如果你身體健康但有某些慢性病風險較高的因子，例如膽固醇、體重、血壓、血糖數值較高，你可以從確定自己在光譜上的位置著手，然後在飲食和生活型態上進行小幅改變。假如這樣就足以達到目標當然很好，否則你可能要考慮做更大的改變。

　　按照同樣原則，你在運動頻率、時間、強度，以及壓力管理技巧的運用上，也有光譜般的寬廣選擇。例如，你運動愈多會變得愈健康、體重減輕愈多，可是如果只是想保持健康、降低早死風險，每天走路 20 - 30 分鐘——而且不必走很快或一次走這麼多時間——可能已經足夠。這部份第 8 章再進一步討論。

　　量身訂做飲食和生活型態，是一個從實做中反覆調整的過程，你先在某種程度上改變飲食和生活型態、朝光譜健康的方向移動，然後觀察進展，再根據身體反應情況修正改變程度。

　　你可以用好幾種方式觀察進展，包括客觀數據和主觀感覺的改善程度，以決定還要朝光譜健康那端移動多少。

　　假如輕度改變飲食和生活型態足以達到你的目標，例如減重 2、3 公斤、降低壞膽固醇數值幾分、增加體力，那就太好了。這樣的調整或許已經足夠。如果達不到目標，你可以朝光譜健康的方向移動更多，逐漸加大飲食和生活型態的改變幅度。

　　我們研究的原本焦點是要證明，按照光譜最健康頂端的標準改變飲食和生活型態，通常可以逆轉冠心病的進程。我們在研究過程中發現，飲食和生活型態的類似改變也常可大幅改善下列疾病：高血壓、糖尿病、高膽固醇血症、肥胖、關節炎、憂鬱、攝護腺癌（以及乳癌）、其他慢性病。

　　其他許多研究也發現這種現象，例如，蔬果、好的碳水化合物、某些好的脂肪有助預防各種健康問題。它們不是只對特定疾病有幫助。

　　慢性壓力可能是導致許多疾病的重要因素。由於西方研究人員傾向單獨研究個別疾病，他們常忽略在大多數疾病（尤其是慢性病）扮演一定角色的根本因素。

　　我會針對每一種疾病提出調整你在光譜上位置的建議。如果你有高血壓，要試著少吃鹽；如果有糖尿病，你要比別人更注意精緻碳水化合物的攝取；如果你要降低壞膽固醇，可能要比別人少吃些飽和脂肪。下一章會有更詳細說明。這個方法有時稱為營養基因學（nutrigenomics）。

# 基因不代表命運

　　基因確實在少數疾病上扮演一定角色，但在大部份情況下，基因不過是罹患某些疾病的傾向。如果基因使你較容易得糖尿病、心臟病或體重增加，只代表你要比別人多朝光譜健康的方向移動，以避免或逆轉這些疾病。

　　例如，亞利桑那州的皮馬族（Pima）印地安人得糖尿病機率是美國白人的 8 倍，可是改變飲食和生活型態的皮馬族人通常可避免甚至逆轉糖尿病，所以飲食和生活型態改變得夠多，就可戰勝基因的

疾病傾向。

和體重過重有關的基因至少有 50 個。有些基因影響食欲，有些影響靜態代謝率（靜坐狀態下的卡路里消耗量），有些則關係脂肪儲存在組織中的方式。

舉例而言，有些人可以高效率儲存脂肪。在古代糧食不足的時候，這個特質有利生存——儲存脂肪效率較高的人通常體重較重，可在飢荒時撐較久。這種人最有可能存活下來，把基因傳給下一代。此外，食物缺乏時，他們的代謝會減緩，使卡路里燃燒速率較慢，所以較有可能度過飢荒期。

可是在現代，同樣的基因反而會威脅生存，因為它使你較容易體重過重。這個基因也可解釋，只靠減少攝取熱量來減重的效果為何令人洩氣。如果你減少 1/3 的熱量攝取量，體重一開始會減輕。然而接下來，你的身體可能認為你在挨餓，所以基因開始發揮作用，使你的代謝速率減緩 1/3，卡路里燃燒速率較慢，即使你繼續減少熱量攝取量，體重會停止下降。這個現象有時稱為「節儉基因型理論」。

## 微生物、藥物、廣告不實

有些新的研究指出，腸道中的微生物可能也會影響體重。第 3 章提過，我們的腸道中有好幾兆個細菌。這些微生物之間的平衡如果未被抗生素、壓力或其他因素破壞，微生物對人體有一些益處：它們可以製造某些維他命、提供幫助消化的酵素、協助膽固醇的代謝。

這些微生物也影響身體吸收飲食中熱量的效率。例如，在無菌環境中長大、腸道中沒有微生物的實驗鼠，即使吃得較多，體脂肪仍比正常實驗鼠少 6 成。

　　每個人腸道中的微生物數量不同，可能是彼此體重存在差距的因素之一。兩個人吃的熱量可能完全相同，但其中一人可能因為腸道微生物差異之故，吸收熱量的效率高於另一人。

　　里察・艾金森（Richard Atkinson）博士和尼希爾・杜蘭哈（Nikhil Dhurandhar）博士進行相關研究，結果耐人尋味：讓動物感染 Ad-36 腺病毒，會使牠們體重增加。兩人接著展開人類研究，發現對這種病毒有抗體的人，體重比沒有抗體的人重很多。

　　他們也檢查同卵雙胞胎，其中一人有 Ad-36 抗體，另一個沒有。有抗體（感染過病毒）的那個人的體脂肪比兄弟多 2%，雖然兩人基因一模一樣。

　　艾金森博士成立了 Obetech 公司，提供 Ad-36 病毒抗體檢驗服務（費用 450 美元）。驗出帶有抗體的人的體重比較容易增加，這個資訊有助於他們更注意自己的飲食和生活型態。

　　不過，肥胖牽涉的因素五花八門，不只有病毒。最有效的檢驗也是最便宜、最方便的方法：每天量體重。如果發現體重開始增加，就朝光譜健康的頂端多移動一點，正如下一章描述的。

　　有些人認為，常伴隨肥胖出現的發炎現象可能是某種病毒造成的，而肥胖和發炎的罪魁禍首都是這種病毒。不過，即使是沒有 Ad-36 病毒抗體的人，肥胖也會導致發炎，而正如第 3 章說過的，發炎現象可能在某些疾病中扮演重要角色。

　　現在有些新創公司宣稱，可以利用血液、頭髮、組織的 DNA 檢體進行分析，為你量身訂做飲食和生活型態的調整建議。不過要記住，責任由顧客自負。波士頓塔夫茲（Tufts）大學美國農業部營養與基因體實驗室（U.S. Department of Agriculture Nutrition Research Center）主任荷西・奧多瓦斯（Jose Ordovas）表示：「有科學證據指出這種構想是正確的，未來我們可以提供類似的服務，但目前還做不到。」

現在的確有信譽可靠的企業提供基因檢驗，確定你是否為特定疾病的高風險份子。克雷格‧文特（Craig Venter）博士已經把他自己的全部基因組完成定序。而基因定序的費用，降到大多數人能負擔得起的程度，只是早晚的問題。隨著更多資訊的獲得，你會罹患哪種疾病的傾向將會變得更清楚。如果發現自己的風險較高，可以激勵你有更大的意願往光譜的健康頂端進一步移動。

科羅拉多州波爾德市 Sciona 公司提供 99 美元的 DNA 檢驗組，該公司宣稱可在心臟、骨骼或任何其他三種領域，提供客製化的保健飲食建議。Sciona 要顧客填寫飲食和生活型態的問卷，並以口腔取樣刷採取 DNA 檢體，寄至該公司進行分析。他們目前的檢驗焦點是 19 個基因。

研究顯示，有 MTHFR 基因的人，血液中同胱胺酸數值高，而同胱胺酸和心臟病、中風機率較高有關。同胱胺酸數值高的人可以補充葉酸和維他命 B6 和 B12，以降低同胱胺酸。不過，一般的血液檢查就可驗出同胱胺酸的數值，所以基因檢驗並不會增加太多資訊。

此外，美國國會「政府責任辦公室」（GAO）一項調查的負責人葛雷哥萊‧寇茲（Gregory Kurtz）表示，基因檢驗沒有醫學價值，還可能誤導民眾。他說：「我要告訴美國各地消費者：責任自負。」

調查人員從四個網站購買 DNA 檢驗組，並虛擬了 14 名顧客的資料。他們在問卷上填入不同的年齡、生活型態，可是提供的 DNA 檢體只有 2 人份。檢驗公司提出的建議差異很大，但大多是泛泛之詞，例如不要抽菸、飲食習慣不好的人得心臟病風險較大等。

美聯社報導，某家檢驗公司建議虛擬顧客中的 3 人購買「客製化」補充食品，號稱可修復受損的 DNA，這些食品全年費用超過1,880 美元。另一家公司建議購買全年費用 1,200 美元的補充食品，裡面含的綜合維他命在任何藥房只需 35 美元就買得到。

Sciona 科學長蘿薩琳・吉爾－蓋瑞森（Rosalynn Gill-Garrison）說：「我們一切以科學為依歸。」至於該公司為何可以根據相同 DNA 提供不同的營養建議，吉爾－蓋瑞森表示這很正常，因為 DNA 檢體雖然只有兩個，健康問卷回答內容不同，他們提出的建議是根據問卷中飲食和健康現況、基因檢驗結果量身打造的。

某些疾病、某些食物的已知證據比其他疾病和食物多。例如，第 3 章提過，綠茶含有可降低冠心病、某些癌症風險的強力抗氧化物，可是有些喝綠茶女性的乳癌風險降低幅度不如其他人。部份原因可能出自製造 COMT 酵素的基因；COMT 會使綠茶的某些抗癌物質失去功效。女性的基因變異如果使製造的 COMT 酵素活性較低，可從喝綠茶獲得最大助益。

1-2 成的人有某種基因變異，使身體在咖啡因存在的情況下較難吸收鈣質，以致骨質流失速率較大。如果你知道自己有此基因，比較可能會服用鈣補充錠，而且比較不會攝取咖啡因。

基因檢驗有幫助的另一個例子是和蛋白質有關的基因 apo E。它在膽固醇的控制上舉足輕重，有 E2、E3、E4 三種型態，以 E3 最常見。有 1 或 2 個 E2 的人通常膽固醇較低，可是 E4 會增加糖尿病風險、提高總膽固醇指數、逆轉適度飲酒的保護作用，更大幅提高抽菸的風險。

15-30％的人有 E4 基因，即使你有這個基因，仍有好消息：你有更強力的理由按照第 5 章的資訊，改變飲食和生活型態。如果你戒菸戒酒、保持正常體重、少吃反式脂肪與飽和脂肪，你可以把 E4 帶來的較高基因風險幾乎全部消除。

儘管有些公司宣稱技術超越目前科技水準，有些公司仍相對謹慎、可信度較高，包括 Navigenics、23&Me、DNA Direct、deCODE 遺傳學，以及其他積極開拓基因諮詢的甚具潛力的企業。

　　一如我在本書開頭說的，知道問題所在是療癒的第一步。基因檢驗有部份作用，可凸顯你有特定疾病的基因傾向，進而激勵你在飲食和生活型態上採取更大的改變，並持之以恆。接受高速電腦斷層掃描或 64 切面電腦斷層掃描，偵測早期冠心病，比起知道自己風險較高，或許更能激勵許多人改變飲食和生活型態。

　　有朝一日，我們可能真的可以根據基因檢驗結果對大多數人提供適切的建議。不過，人類的基因超過 2 萬 5 千個，而這些基因有300 多萬個變異，所以挑戰極為艱鉅。此外，食物有成千上萬種活躍的化合物，要完全釐清它們和基因之間的互動關係，可能需要不少時間。

## 願景

　　這個領域進展快速，所以我和研究同仁設立網站 www.OrnishSpectrum.com，裡面提供量身訂做飲食和生活型態的協助和資源，比本書或任何書籍更多。

　　另一方面，基因檢驗可能在可見的未來達到實用的地步。由於基因特色是促使你選擇光譜位置的因素之一，我們接著來探討基因對健康的影響。

## 基因不代表全部

　　基因確實在健康中扮演角色，但它們只是整體的一部份。

　　例如，《科學》雜誌最近刊登的兩篇研究顯示，3 個常見基因變異使 50 歲以下男性、60 歲以下女性心臟病發作的風險提高 1 倍多。

　　在第一項研究中，冰島 deCODE 遺傳學公司科學家檢查 1 萬 7

千多人的血液樣本，比較心臟病患者和健康者的差異。他們發現，心臟病患者有極細微的基因變異——DNA 碼中只有單一字母不同，稱為單核苷酸基因多態性（SNP）。2 條染色體都有這種變異的人（2 成高加索人只有 1 條染色體有變異），提早出現心臟病的機率增加 1 倍多。

同一期《科學》雜誌刊登加拿大渥太華大學心臟研究所（University of Ottawa Heart Institute）的 DNA 變異研究，對象超過 2 萬 8 千多人（世界不同地區的研究人員在同一時間有相同發現，巧合耐人尋味）。他們在冰島人研究的同一染色體上，發現另一個增加早發心臟病風險的 SNP。歐洲血統的人如果有 1 條染色體帶著這種變異，則提早出現心臟病的機率，將增加 25％；2 條染色體都有變異者，機率提高 4 成。上述兩項研究中，非洲血統的人沒有風險提高現象。

另一項近期的研究發現 7 個導致糖尿病風險上升的 SNP。有意思的是，糖尿病風險最高的人徹底改變生活型態後，健康改善也最明顯。更多的研究可能找到其他和疾病風險增加相關的基因。

不意外的是，基因似乎也和肥胖有所關連。牛津大學（University of Oxford）研究人員最近發現，另一個常見的基因變異使肥胖機率大增。近 5 成歐洲白人有這個基因的 1 個變異體，導致肥胖機率增加 1/3。可是，大約 16％的人有 2 個變異體，他們的肥胖機率提高 7 成。

上述發現和丹麥的收養兒童研究及瑞典的雙胞胎研究相符。亞伯特・史登卡（Albert Stunkard）博士領導的丹麥研究人員發現，被收養兒童的體重和親生父母有強烈關聯，和養父養母之間則無。瑞典的研究發現，分開撫養的雙胞胎的身體質量指數（BMI）只比一起長大的雙胞胎低一點，但異卵雙胞胎（只有部份基因相同）的 BMI 差異較大。

## 上述訊息到底有何意義？

　　有些人可能會說：「看來都是基因註定的，我能改變的很有限。」我們很容易採取負面觀點，因為這樣我們就不必負責任。但這也意味無能為力，而我不喜歡這種感覺。況且，這不是事實。我們的基因只扮演了一部份的角色。

　　我和詹姆斯・希爾（James Hill）博士討論此話題，他是科羅拉多大學健康科學中心人類營養中心（Center for Human Nutrition, University of Colorado Health Sciences Center）主任。他表示：「告訴人們基因決定一切，這種說法是天大的錯誤。少數人的基因很差，以致於他們為保持健康體重所付出的努力，一點也行不通。但對於大多數的人來說，基因還是允許他們保持健康體重，如果他們願意在飲食和生活型態做足夠的改變。有些人必須比其他人更努力，而對於基因上不利的人，運動更加重要。」

　　基因檢驗公司 DNA Direct 的創辦人兼執行長萊恩・費蘭（Ryan Phelan）說：「要從整體角度、深度來看基因的角色──你整體健康所處的生活條件，包括壓力、環境、其他所有生活型態因素。不誇大基因的角色很重要。我希望基因檢驗真的是為大眾量身訂做醫療的開端。我們的健保系統把大家都當成同一個人的作法很瘋狂。我們都是獨一無二的。我們對飲食的反應不一，對藥物的反應不同，而反應的一小部份（有人說多達 2 成）可能和基因差異有關。對我來說，挑戰在於找出基因差異何在，協助人們把它當成激勵，而不是當作打擊。」

## 給自己力量而不是怪自己

負責任就是不怪罪自己，而是給自己力量。如果我們自認是壞基因、壞命運的受害者，我們除了默默承受痛苦，能做的有限。可是如果了解到我們能做些什麼，就可自由改變命運。基因科技的進展可幫助我們了解必須改變多少，才能達到目標並保持健康、良好的感覺。你想在飲食和生活型態上改變多少，由你個人決定。

雖然我們有慢性病（例如冠心病、糖尿病、肥胖）的基因傾向，也很有可能有其他疾病的基因傾向，但在絕大多數情況下，這只是傾向，並非死刑。例如，你的父母、兄弟姐妹、叔伯阿姨死於冠心病，並不代表你也會。可是，這可能意味你在飲食和生活型態上的改變，必須大於其他基因較好的人。

洛杉磯加州大學人類營養中心（UCLA Center for Human Nutrition）主任大衛・賀柏（David Heber）說：「基因把槍上膛，但扣扳機的是環境。一切由基因註定的說法極為荒謬。人類的基因體 100 萬年才改變 0.5％。肥胖盛行不過是近 30 年的事，所以基因的變化無法解釋肥胖人數為何近年竄升，不論是在美國還是全世界。」

## 改變愈多，改善愈大

前面說過，我和預防醫學研究所的同仁過去 30 年來進行一系列的隨機控制試驗和示範計畫，首度證明如果強力、徹底改變飲食和生活型態，冠心病的進程可以逆轉。我們和舊金山加州大學醫學院泌尿系主任彼得・卡羅（Peter Carroll）博士合作研究，發現我們的計畫可以阻止、減緩甚至逆轉早期攝護腺癌的進程；從延伸資料推測，對某些類型乳癌也有用。

開始研究的時候，我以為病情輕微、沒有明顯家族病史的年輕心臟病患比較可能有改善，可是我錯了。改善程度的主要決定因素不是年齡、病情輕重、基因，而是在飲食和生活型態上改變的程度。換句話說，改變愈大，心臟病病情改善愈多，不論是試驗 1 年後還是 5 年後。此外，他們繼續實施計畫愈久，改善幅度愈大—— 平均而言，實施 5 年者逆轉病情的比率大於實施 1 年者。

攝護腺癌病患也有類似情形；患者愈嚴格按照計畫改變飲食和生活型態，PSA 數值（攝護腺癌主要標記）和腫瘤生長方面的改善愈大。

總之，人們在飲食和生活型態上的改變愈大、維持這種改變愈久，就會更健康。

## 改變飲食和生活型態可以改變基因嗎？

根據上述的研究成果，我和卡羅博士、預防醫學研究所、舊金山加大醫學院的同仁合作，研究徹底改變飲食和生活型態能否影響攝護腺癌患者的基因顯現方式。

我們徵募經切片檢查確定為罹患攝護腺癌的男性，要求他們遵守光譜飲食計畫。3 個月後，我們為他們再度進行切片檢查。

令我們訝異的是，多達幾百個基因受到影響。換句話說，飲食和生活型態的改變可能「打開」（調高）一些比較有利的基因，同時「關閉」（調低）一些比較有害的基因。例如，一個會促進發炎、且在乳癌病患較活躍的基因被調低了。

這樣凸出的結果引發我的想像。我們還在解讀上述研究的全部涵義，可是情況已經很明顯：雖然不能換掉基因，只要改變飲食和生活型態，我們（至少在某個程度上）可以改變基因的顯現方式。

　　我認為這是令人充滿希望的訊息，可以破解基因早已註定的負面想法。不是一切由基因決定。

　　我們在類似的研究中發現，徹底改變生活型態 3 個月後，即可大幅增加具備修補 DNA 能力的端粒酶。對此第 6 章會再進一步說明。

　　芬蘭研究人員最近針對有代謝症候群（高血糖、肥胖、高血壓）的男性和女性展開研究，以隨機方式分組，一組吃稞麥－義大利麵飲食（低升糖指數），一組吃燕麥－小麥－馬鈴薯飲食（高升糖指數）。

　　12 個星期後，低升糖指數組有 71 個基因的顯現程度下降，沒有任何基因的顯現程度上升。在高升糖指數組，62 個基因的顯現程度上升，沒有任何基因的顯現程度下降。這些基因有的和飲食和疾病有關。

　　伴隨這項研究報告的文章說：

> 涉及荷爾蒙作用的分子通道，一向是製藥廠花費數十億美元研究的對象。然而，這些分子通道很多或許可以靠飲食調控。此一研究成果凸顯「以食為藥」的傳統智慧——在這項研究中指的是預防和治療肥胖、糖尿病、心臟病。

　　以上幾項研究的結果和本書的基本主題相呼應：每天吃什麼、怎麼過生活的抉擇，可能對健康和幸福舉足輕重，而你有光譜般的寬廣選擇。要改變飲食和生活型態不見得容易，但對於這種改變可能使健康和幸福出現天壤之別的認知，將可鞭策你。

　　種種研究的成果提供了各種機制的知識，說明飲食和生活型態的改變為何會影響我們的健康和幸福，不管是好的還是壞的影響。

　　我在 30 年前開始研究的時候，心臟病可以逆轉的想法被當成是天方夜譚，尤其不可能光靠飲食和生活型態，也絕不可能在短短 30 天內做到。畢竟，冠狀動脈阻塞是數十年累積造成的，怎麼可能在 1 個月內就有任何改善？

　　可是我們證明了，接受研究的病患只要 1 個月就真的開始逆轉冠心病。我們知道他們病情好轉，可是對好轉的原因毫無頭緒，特別是在這麼短時間內好轉。

　　接下來數十年，我們對導致冠心病的機制愈來愈了解，例如，動脈並非硬梆梆的水管、鐵銹會在裡面日積月累。動脈有彈性，內壁是平滑肌，會收縮或擴大。

　　原來，高脂肪、高膽固醇飲食使動脈收縮的可能性上升。吃太多糖、其他精緻碳水化合物（壞碳水化合物）也會如此。尼古丁、古柯鹼會如此。缺乏運動、情緒壓力也會。

　　我們現在的情況和 30 年前相似。就像我們在先前的研究中發現，心臟病、糖尿病、攝護腺癌等慢性病比以前想像的更有變化、可挽救，我們現在發現基因也可能如此。

　　雖然我們不能換掉基因，卻似乎可以改變基因的表現（包括更好或更壞），只要改變飲食和生活型態。基因表現的改變或許可以解釋，我們為何可以在相當短時間內明顯改變病情。我們才剛開始了解這些研究成果的重要性。新興的營養基因體學，就是以這些概念為基礎。

　　隨著我們更深入了解徹底改變飲食和生活型態影響健康和幸福的機制，我們更有理由向大家說明，為何相關改變在健康和疾病中扮演重要角色，以及如何量身打造計畫。

　　簡而言之，你在飲食和生活型態上有光譜般寬廣的選擇。基因不過是決定你在光譜位置的因素之一而已。

　　基因確實在健康和幸福上扮演要角，而且有些人的基因影響力
比別人大。不過，如果你願意改頭換面，飲食和生活型態的調整可
以凌駕基因作用。家族中某項疾病病史明顯的人，飲食和生活型態
的改變幅度可能要大於基因較好的人。在大多數情況下，後天因素
可以勝過先天條件，可是做起來不見得容易，但難度可能也沒有想
像的高。

# 第5章
# 營養光譜

食物是均衡飲食的重要一部份。

—— 美國作家法蘭·雷波維茲（Fran Lebowitz）

食物本身沒有好壞，但有些食物對你而言比較健康。

本章敘述的是營養光譜。我根據現有科學知識（我承認，研究範圍有限），把食物按健康等級分組，第1組最健康，第5組最不健康。

我以「最奢侈的享受」來形容第5組，但這種說法有點問題。食物是否健康，並非美味程度的主要決定因素。重點在食材多新鮮、來自哪裡、是在地生產的嗎？是有機的嗎？加工程度多少？廚藝如何？

正如名廚亞特·史密斯的食譜所顯示的，你可以把有益健康的第1組和第2組食物做得色香味俱全、吃了倍覺享受。（反過來說，不熟練的廚師若煮得不好，也可以讓人對第5組食物興趣缺缺）。

亞特大部份的食譜一開始列的是第1組食材。我請他在許多食譜中添加變化，以容納其他組的材料，讓大家可以根據個人的口腹之欲、需求、喜好來準備每一餐。唯一的例外是，他有些甜點使用奶油和糖，造成相關食譜屬於數字較大的組別，所以應該用在特殊場合，而且只適合沒有嚴重健康或體重問題的人。

多年來我和許多廚師合作過，覺得亞特真的很傑出。他用的材料比例剛剛好，兼顧美味和營養，食譜內容豐富卻又容易料理。即使是我也有辦法動手做（大部份啦）。

我要不厭其煩的再度強調：最重要的是你整體飲食的情況。我

不會說你絕對不能吃第 5 組的食物（除非你健康問題嚴重）。假如你某天放縱自己吃第 4 組或第 5 組的食物，隔天就多吃點第 1 組或第 2 組食物。

如果你節食，很可能會失敗，只是時間早晚。對於大部份的人，節食——任何程度的節食——是無法持久的。

「節食」這兩個字甚至給人受限、被剝奪、受控制的感覺，我在第 2 章提過這類被人操控、獨裁作風的感受。

相對的，光譜講的是自由和抉擇。我們沒有規定要遵守或打破。沒有任何事物是禁忌。沒有「不可……」或「你最好……」。沒有罪惡感或丟臉的感覺；沒有對或不對。

光譜以關愛為基礎，而不是依賴意志力。它追求的是感覺良好，而不只是避免感覺糟透。它依靠生存的喜悅，而不是死亡的恐懼。追求體重減輕，同時獲得健康。

好了，來看怎麼做吧。

首先，根據最常吃的食物找到你在光譜上的位置。接著，按照你的需求和喜好，決定你要往健康的方向移動多少、移動多快。通常，你愈快往第 1 組那端移動，就會獲得愈多好處、也會愈快感受到好處。

調整的成果不是毫無彈性。

我在後面的章節會說明，如何運用光譜達到特定的目的——減重、降低血壓、降低膽固醇，以及防止甚至逆轉糖尿病、攝護腺癌、乳癌、心臟病的病程。當然，改變飲食的好處不只限於上述疾病；那些疾病只是改變後成果威力強大的範例。

原則上，如果你身體健康、只想保持現狀，你可能不需要或不想做太多改變。如果你要逆轉心臟病，可能必須改變一些。

第 1 組的食物大致上是最健康的。教授作家麥可・波倫（Michael

Pollan）在一篇文章的開頭說：「吃食物，別吃太多，以植物為主。」
我在第 1 章提過，能把複雜的主題濃縮到精髓才是專家，波倫堪稱
典範。

第 1 組的食物主要是蔬果、全穀物、豆類、黃豆製品、脫脂乳
製品、未加工的蛋白、含有 omega-3 脂肪酸的好脂肪。第 3 章說過，
這些食物有豐富的好碳水化合物、好脂肪、好蛋白質以及其他保
健物質。它們含有至少 10 萬種抗癌、抗心臟病、抗老化功效強大的
物質。

第 2 組食物也是以植物為主，可是脂肪（大多為單元飽和脂
肪、多元不飽和脂肪）較多，例如酪梨、種子、堅果。雖然用了油
但用量少，因為油品的熱量密度高。前面說過，芥花油比橄欖油好，
因為芥花油含有一些好的 omega-3 脂肪酸，而且 omega-6 脂肪酸和
omega-3 脂肪酸比例較適當。第 2 組也包括水煮而非浸在糖漿中的罐
頭食物、罐頭蔬菜（如果鈉含量不過高）、低脂（1%）乳製品、去咖
啡因飲料、低鈉醬油等。

第 3 組食物包括一些魚類、海鮮、精緻碳水化合物、濃縮甜味
劑（少量）、飽和脂肪比率較高的油品、omega-6 脂肪酸和 omega-3 脂
肪酸比例較高的油品、減脂（2%）乳製品、不含反式脂肪的瑪其琳、
含有高果糖玉米糖漿的甜味劑、含有較多鈉的食物。

在第 3 組食物中，我比較喜歡 omega-3 脂肪酸較多的魚類和海
鮮，例如鮭魚。鰻魚的 omega-3 脂肪酸多，可是用油漬的話會變高
脂。野生鮭魚的有害物質（汞、戴奧辛、多氯聯苯）通常少於養殖
鮭魚，所以孕婦和哺乳婦女應該避免吃養殖鮭魚（但孕婦和哺乳婦
女應該每天服用 omega-3 脂肪酸補充劑，使寶寶更聰明、健康）。稍
後的表格列出各種魚的 omega-3 脂肪酸含量以供參考。

記住，你不一定要吃魚才能攝取 omega-3 脂肪酸。大部份的魚

油膠囊每天吃 3 公克，就有 1 公克左右的 DHA 和 EPA，已足敷大多數人需要。如果你吃的魚油膠囊已把污染物去除，你可以享受 omega-3 脂肪酸的益處，但不會吃進毒素。此外，現在已有素食來源的 omega-3 脂肪酸產品。

第 4 組食物含有更多脂肪、脂肪較多的動物蛋白質，但保健營養素較少。這些食物包括禽肉、含汞較多的魚類、全脂鮮奶和全脂乳製品、瑪其琳、美乃滋、甜甜圈、炒飯、糕餅甜點、派。

第 5 組基本上是最不健康的食物。它們的有益物質最少，壞脂肪（尤其是反式脂肪及飽和脂肪）最多。這類食物包括紅肉、蛋黃、油炸禽肉、炸魚、熱狗、內臟、奶油、鮮奶油、熱帶植物油。

如果要吃紅肉，請選擇飼養和屠宰方法較人道的有機肉品。相關資訊有時候會標示在肉品包裝上，有時候要到肉品商網站查詢。比起放牧的家畜，吃飼料的圈養家畜的總脂肪量、飽和脂肪、膽固醇和熱量較多。另外，這種肉的維他命 E、$\beta$－胡蘿蔔素、維他命 C、omega-3 脂肪酸較少。

我把「壞碳水化合物」放在第 3 組、把「壞脂肪」放在第 5 組，是因為壞碳水化合物如果和升糖指數低、升糖負荷低的好碳水化合物與高纖食物一起吃，壞處可以抵消。相對的，即使和較健康的食物一起吃，飽和脂肪、反式脂肪的壞處抵減較少。空腹時吃太多「壞碳水化合物」，會使它們變成第 5 組食物。

本章所列的食物選擇光譜只是指南。食物的分組會被其他因素改變，例如烹飪方式、份量、同時吃的其他食物。

例如，假如你吃太多，健康食物也會變不健康。加一點橄欖油屬於第 2 組，可是在義大利麵上倒很多橄欖油或拿它沾麵包吃，會使它降到第 3 組甚至第 4 組，因為熱量、飽和脂肪、omega-6 脂肪酸攝取量太多。用芥花油製作的瑪其琳，比用反式脂肪、飽和脂肪含

量較高油品做的瑪其琳健康。每天吃點黑巧克力可降血壓，可是吃太多會讓你吃進許多糖、熱量、飽和脂肪。一小塊奶油可能比一大匙瑪其琳健康。你可能想嘗試其他辦法。

原則上，如果你想減重、降低膽固醇或血壓、逆轉慢性病進程，吃的份量要少於只想保持健康狀態。如果你要吃比較不健康的食物，就搭配比較健康的食物一起吃。後面幾章會有更多的說明。

我一再重申，相關努力的成果不是沒有彈性。我們吃進比較多健康食物，感覺就會更好。況且，多吃健康食物可減少傷害動物、協助減緩全球暖化（請參閱第 3 章）、釋出更多可耕地種植作物以供應需要的人。簡單說，對我們自己和地球而言，這樣的飲食最健康。

我們都需要在光譜上尋找感覺適合自己、符合自己價值觀和健康需求的位置。這個位置可能隨時間變動。光譜的作用在於提供資訊，讓你在資訊充足情況下做明智的抉擇。

但有一點我可以確定：只有你能決定什麼適合你。自己做的抉擇才能持之以恆。

**魚種的 omega-3 脂肪酸含量（每份含 2 公克以上）**

| omega-3 脂肪酸含量高的魚種 | omega-3 脂肪酸平均含量<br>（以 6 盎司為一份） |
|---|---|
| 油漬鯷魚罐頭 | 3.4 公克 |
| 野生鮭魚 | 3.2 公克 |
| 太平洋鯖魚、傑克鯖魚 | 3.2 公克 |
| 黑鱈魚 | 3 公克 |
| 白鮭 | 3 公克 |
| 太平洋沙丁魚 | 2.8 公克 |
| 黑鮪魚 | 2.8 公克 |
| 大西洋緋魚 | 2.4 公克 |
| 大西洋鯖魚 | 2 公克 |
| 虹鱒 | 2 公克 |

資料來源：www.med.umich.edu/umim/clinical/pyramid/fish.htm.

### omega-3 脂肪酸含量中等的魚類和海鮮
### （每份含 2 公克以下）

| 常見魚類 | omega-3<br>脂肪酸平均含量<br>（以6盎司為一份） | 常見海鮮 | omega-3<br>脂肪酸平均含量<br>（以6盎司為一份） |
|---|---|---|---|
| 鹽水漬白鮪魚<br>（長鰭鮪）罐頭 | 1.4 公克 | 淡菜 | 1.4 公克 |
| 大比目魚 | 0.8 公克 | 野生美東牡蠣 | 1 公克 |
| 大西洋鱈 | 0.8 公克 | 養殖美東牡蠣 | 0.8 公克 |
| 海鱸 | 0.4 公克 | 藍蟹或<br>阿拉斯加帝王蟹 | 0.8 公克 |
| 鹽水漬小黃鰭<br>鮪魚罐頭 | 0.4 公克 | 蝦 | 0.6 公克 |
| 黃鰭鮪魚 | 0.4 公克 | 扇貝 | 0.6 公克 |
| 鱈魚 | 0.2 公克 | 蛤蠣 | 0.4 公克 |
| | | 龍蝦 | 0.2 公克 |
| | | 螯蝦 | 0.2 公克 |

資料來源：www.med.umich.edu/umim/clinical/pyramid/fish.htm.

## § 享受年節但不大吃大喝 §

　　美國早期移民第一次慶祝感恩節的時候，擔心食物是否足夠撐過冬天。現在我們的挑戰不一樣了——吃完感恩節大餐，該如何不像隻大火雞塞滿東西而不增加體重？整個年終節慶期間，總讓人覺得是大吃大喝的地雷區。

　　我們不必這樣過節。要享用年節的豐盛佳餚，肚子也不用撐得像艘滿載的「五月花號」，其實不難。

## 過節前準備應付大餐

　　年節期間，吃東西不超過自己預期的份量，幾乎不可能。我對自己的飲食要求甚嚴，可是在年節派對和聚餐時，也會和大家一樣嘴饞，多吃些餅乾或布朗尼。畢竟過年過節就是要吃吃喝喝、快快樂樂。

　　知道自己會在年節期間大快朵頤，可促使你在感恩節前幾星期起，便更注意吃的內容。你知道該怎麼做：減少攝取脂肪、精緻碳水化合物、熱量，並多做運動。

## 年節期間如何享受大餐

- 先吃些東西墊底。如果白天都沒吃，到了晚上聚餐或派對時，會狼吞虎嚥、失去控制。先吃低熱量但有飽足感的零食：蘋果、全穀物貝果、1 小碗濃湯或全穀物麥片。

- 在餐盤上少放 2 成高熱量食物，多放 2 成蔬果。研究顯示，你可能不會感覺有何差異。

- 先吃較健康的食物。它們會讓你有點飽足感，這樣你就不會吃太多不健康食物。

- 選擇會留下痕跡的食物，例如把蝦殼和雞翅骨頭留在餐盤上。研究指出，如果看見自己吃了多少的跡象，你會少吃點。

- 不要同時在餐盤擺 2 或 3 樣以上的菜。眼前有食物的話，我們會多吃。

- 吃慢一點。吃得愈快，吃進去的量就愈大。進食 20 分鐘後，大腦才知道我們吃飽了。夾菜之間喝口水。年節聚餐會吃得比平時正餐久。如果團圓吞棗，你的餐盤會比別人更早清空，導致你再度盛菜。假如經常暫停喝口水，你的進食速度會慢下來，不會吃過頭、讓肚子撐得難過。

- 如果可以選擇，使用較小的餐盤。研究顯示，假如用大型容器而非中型容器盛裝，人們會進吃較多爆米花，即使爆米花放了 5 天、已經不新鮮！餐盤愈小，你裝的菜愈少，也吃得較少。

- 如果是在別人家吃飯，試著自己盛菜，而不是讓親友在你的餐盤上把菜堆成小山。

- 故意遲到一下。等你到達時，較多不健康食物已被人取用。

- 如果是到餐廳吃，請服務生不要先上麵包。麵包如果擺上去，你可能會吃掉。麵包隨時都有得吃，多留點肚子吃你最喜歡的年菜。

- 用蔓越莓醬取代肉汁，因為肉汁通常是高脂高熱量的。蔓越莓醬營養豐富，而且含有很多抗氧化物。

- 假如吃烤馬鈴薯和烤地瓜，不要吃上面加的奶油、起司、培根和酸奶油。可以的話，改用低脂優格或脫脂酸奶油。

- 飲酒要克制。酒精熱量高（每盎司接近 200 大卡），而且會使代謝速率變慢。另外，喝太多酒會影響判斷力，所以你喝愈多，就更可能繼續吃。

- 用餐過程中，不時閉上眼睛品嚐食物的味道。你會少吃點熱量，但體驗更多美味。

- 只吃幾口甜點。反正第一口和最後一口的滋味最好。

- 晚餐後散步。你不用走好幾公里，繞著附近慢走一圈即可。散步不但可以消耗熱量，也有助消除脹氣、避免胃食道逆流。

飲食心理學家布萊恩·汪辛克（Brian Wansink）在《瞎吃》（*Mindless Eating*）寫到，注意影響我們飲食的線索，可使我們察覺吃的情況、做出不同抉擇，而不是光憑意志力控制飲食。

## 食物選擇光譜（代表性食物）

| | 第1組<br>最健康 | 第2組<br>較健康 | 第3組<br>普通 | 第4組<br>較不健康 | 第5組<br>最不健康 |
|---|---|---|---|---|---|
| 水果 | 新鮮水果；可能的話，買在地生產的<br><br>蘋果<br>香蕉<br>莓果類<br>櫻桃<br>蔓越莓<br>黑嘉麗<br>無花果<br>葡萄<br>芭樂<br>奇異果<br>檸檬<br>萊姆<br>荔枝<br>芒果<br>瓜類<br>柳橙<br>木瓜<br>柿子<br>石榴<br>榅桲<br>大黃<br>楊桃<br>柑橘<br>西瓜<br>冬瓜<br>仙桃<br><br>無糖果乾：<br>櫻桃乾<br>蔓越莓乾<br>椰棗乾<br>芒果乾<br>木瓜乾 | 冷凍或罐裝水果（罐頭內裝水或原汁，不加糖）<br><br>酪梨<br>橄欖 | 罐頭水果（保存在糖漿裡）<br><br>加糖的果乾 | | |

| | 第 1 組<br>最健康 | 第 2 組<br>較健康 | 第 3 組<br>普通 | 第 4 組<br>較不健康 | 第 5 組<br>最不健康 |
|---|---|---|---|---|---|
| | 葡萄乾 | | | | |
| 蔬菜 | 新鮮、冷凍或低鈉罐頭；可能的話，購買在地生產的新鮮蔬菜<br><br>朝鮮薊<br>芝麻菜<br>蘆筍<br>竹筍<br>青椒和各色甜椒<br>青江菜<br>綠花椰菜<br>甘藍菜<br>胡蘿蔔<br>白花椰菜<br>西洋芹<br>紅辣椒<br>芹菜<br>玉米<br>胡瓜<br>蒲公英葉<br>毛豆<br>茄子<br>寬葉萵苣<br>茴香<br>蒜頭<br>葡萄葉<br>四季豆<br>綠色葉菜<br>豆薯<br>羽衣甘藍<br>大蔥<br>萵苣 | 罐頭蔬菜，一般鈉含量。 | | | |

| | 第 1 組<br>最健康 | 第 2 組<br>較健康 | 第 3 組<br>普通 | 第 4 組<br>較不健康 | 第 5 組<br>最不健康 |
|---|---|---|---|---|---|
| | 蘑菇<br>芥菜<br>大白菜<br>秋葵<br>洋蔥<br>歐洲蘿蔔<br>小黃瓜<br>馬鈴薯<br>菊苣<br>蔥<br>海帶<br>紅蔥<br>菠菜<br>南瓜<br>日曬番茄乾<br>(非油漬)<br>瑞士甜菜<br>番茄和番茄醬<br>菱角<br>西洋菜<br>地瓜 | | | | |
| 穀物和麥片 | 100%全穀物麵包、貝果、馬芬蛋糕、皮塔餅、100%全穀物低脂餅乾<br><br>莧菜子粉<br>大麥<br>糙米<br>蕎麥<br>布格麥片<br>玉米<br>玉米捲餅(非油炸) | | 天使蛋糕<br>脫脂綜合比斯吉<br>墨西哥捲餅<br>白米米菓<br>白麵粉做的麵包、貝果、皮塔餅、馬芬蛋糕<br>白義大利麵<br>白麵粉 | | 比斯吉<br>蛋糕<br>餅乾<br>牛角麵包<br>甜甜圈<br>炸麵包<br>油炸點心<br>炒麵<br>炒飯<br>炸捲餅<br>麵粉製糕點<br>派 |

| | 第 1 組<br>最健康 | 第 2 組<br>較健康 | 第 3 組<br>普通 | 第 4 組<br>較不健康 | 第 5 組<br>最不健康 |
|---|---|---|---|---|---|
| | 全穀北非小米<br>Faro 麥 | | | | |
| | 高纖全穀麥片<br>(每 100 卡含<br>4 公克以上纖<br>維、5 公克以<br>下糖) | | | | |
| | 玉米粗粉，不<br>加脂肪或奶油 | | | | |
| | 蕎麥粥 | | | | |
| | 小米 | | | | |
| | 燕麥粥 | | | | |
| | 燕麥 | | | | |
| | 全穀義大利麵 | | | | |
| | 義式玉米餅 | | | | |
| | 米糠 | | | | |
| | 藜麥 | | | | |
| | 全穀物米菓 | | | | |
| | 黑麥 | | | | |
| | 蕎麥麵 | | | | |
| | 斯佩爾特小麥 | | | | |
| | 地瓜 | | | | |
| | 無油塔布里<br>沙拉 (Tabouli<br>salad) | | | | |
| | 脫脂捲餅 | | | | |
| | 烏龍麵 | | | | |
| | 小麥 | | | | |
| | 去殼完整麥粒 | | | | |
| | 脫脂小麥捲餅 | | | | |
| | 菰米 | | | | |

| | 第 1 組<br>最健康 | 第 2 組<br>較健康 | 第 3 組<br>普通 | 第 4 組<br>較不健康 | 第 5 組<br>最不健康 |
|---|---|---|---|---|---|
| 豆類 | 新鮮、乾燥、冷凍、罐頭裝（不加鹽）、真空包裝（不加鹽）<br><br>黑豆<br>黑眼豆<br>義大利白腰豆<br>鷹嘴豆<br>蠶豆<br>北美腰豆<br>義大利白豆<br>扁豆<br>皇帝豆<br>綠豆<br>白豆<br>豌豆<br>斑豆<br>腰豆<br>豆芽<br>蠟豆 | 未減鈉含罐頭裝、真空包裝豆類<br><br>烤豆子 | | | 肉絲炒豆 |
| 蛋白質 | 蛋白或液體蛋替代品<br><br>未加油或白芝麻醬的鷹嘴豆泥<br><br>黃豆與黃豆替代品：毛豆、納豆、脫脂素香腸、素熱狗、天貝、豆腐、素肉漢堡排 | 野生阿拉斯加和太平洋鮭魚 | 新鮮鯷魚<br>北極紅點鮭<br>鯛魚<br>鯰魚<br>魚子醬<br>蛤<br>鱈魚<br>蟹<br>小龍蝦<br>比目魚<br>大比目魚<br>鯡魚<br>龍蝦<br>鬼頭刀 | 家禽、肉雞、火雞<br><br>肉雞、火雞的雞翅和雞胸部位肉製品，例如火腿、香腸、熱狗<br><br>火雞肉切片<br>長鰭鮪<br>油漬鯷魚<br>牡蠣<br>汞含量高的魚類：鰭魚、 | 培根<br>碎培根<br>牛肉<br>野牛肉<br>義式肉腸<br>火腿、燻牛肉、烤牛肉切片<br>魔鬼蛋<br>蛋沙拉三明治<br>蛋黃<br>麋鹿<br>炸雞<br>炸魚或炸貝肉 |

|  | 第 1 組<br>最健康 | 第 2 組<br>較健康 | 第 3 組<br>普通 | 第 4 組<br>較不健康 | 第 5 組<br>最不健康 |
|---|---|---|---|---|---|
|  |  |  | 鮟鱇魚<br>淡菜<br>橘刺鯛<br>太平洋比目魚<br>太平洋鰈魚<br>大西洋鱈<br>沙鮻<br>沙丁魚 ( 非油漬 )<br>扇貝<br>鱸魚<br>蝦<br>鯛魚<br>魷魚<br>條紋鱸魚<br>鱒魚<br>吳郭魚<br>鱒魚<br>新鮮鮪魚或清淡罐頭鮪魚 | 鯊魚、旗魚、馬頭魚 | 火腿<br>豬頭肉凍<br>豬肉或牛肉熱狗<br>羊肉<br>內臟<br>豬肉<br>豬肉或牛肉香腸<br>鹿肉 |
| 乳製品或乳製品替代品 | 濃縮燕麥乳<br>濃縮米漿<br>濃縮豆漿<br>脫脂酪乳<br>脫脂茅屋起司<br>脫脂奶油乳酪<br>脫脂乳<br>脫脂酸奶油<br>脫脂優格<br>無糖煉乳<br>椰子水<br>脫脂奶粉 | 低脂 (1%) 乳製品<br>加糖的脫脂和1% 優酪乳<br>脫脂優格<br>脫脂布丁和糖果 ( 每天 2份為限 )<br>帕瑪森起司( 調味用 ) | 減脂 (2%) 無糖煉乳<br>減脂 (2%) 起司<br>減脂 (2%) 乳製品<br>植物性奶精粉(1 大匙 ) | 全脂 (4%) 乳製品<br>全脂羊奶<br>淡椰奶<br>植物性打發的奶油 | 其他全脂起司<br>奶油<br>椰奶<br>含脂量 12-38% 之鮮奶油 |

## 油品與脂肪

| 名稱 | 飽和脂肪 | 單元不飽和脂肪 | 多元不飽和脂肪 | 冒煙溫度(攝氏) | 用途 |
|---|---|---|---|---|---|
| 奶油 | 66% | 30% | 4% | 150 度 | 烹飪、烘焙、醬料、調味 |
| 芥花油 | 6% | 62% | 32% | 238 度 | 煎、烘焙、沙拉醬 |
| 椰子油 | 92% | 6% | 2% | 177 度 | 營業用大量烘焙食品及糖果、已打發的鮮奶油、植物性咖啡奶精、起酥油 |
| 玉米油 | 13% | 25% | 62% | 236 度 | 煎、烘焙、沙拉醬、瑪其琳、起酥油 |
| 棉花籽油 | 24% | 26% | 50% | 216 度 | 瑪其琳、起酥油、沙拉醬、營業用炸油 |
| 雙酸甘油脂 | 3.5% | 37% | 59% | 215 度 | 煎、烘焙、沙拉用油 |
| 印度酥油 | 65% | 32% | 3% | 190 度 | 酥炸、烹飪、快炒、調味 |
| 葡萄籽油 | 12% | 17% | 71% | 204 度 | 烹飪、沙拉醬、瑪其琳 |
| 豬油 | 41% | 47% | 12% | 138 – 201 度 | 烘焙、煎 |
| 瑪其琳（硬） | 70% | 14% | 16% | 150 – 160 度 | 烹飪、烘焙、調味 |
| 瑪其琳（軟） | 20% | 47% | 33% | 150 – 160 度 | 烹飪、烘焙、調味 |
| 特淡橄欖油 | 14% | 73% | 13% | 242 度 | 快炒、炒、煎、烹飪、拌沙拉、瑪其琳 |
| 特級初榨橄欖油 | 14% | 73% | 13% | 207 度 | 烹飪、拌沙拉、瑪其琳 |
| 精製橄欖油 | 14% | 73% | 13% | 225 度 | 快炒、炒、烹飪、沙拉用油、瑪其琳 |
| 初榨橄欖油 | 14% | 73% | 13% | 215 度 | 烹飪、拌沙拉、瑪其琳 |
| 棕櫚油 | 52% | 38% | 10% | 230 度 | 烹飪、調味、起酥油 |
| 花生油 | 18% | 49% | 33% | 231 度 | 煎、烹飪、拌沙拉、瑪其琳 |
| 紅花籽油 | 10% | 13% | 77% | 265 度 | 烹飪、沙拉醬、瑪其琳 |
| 不完全精製芝麻油 | 14% | 43% | 43% | 232 度 | 烹飪、炸 |
| 未精製芝麻油 | 14% | 43% | 43% | 177 度 | 烹飪、炸 |
| 大豆油 | 15% | 24% | 61% | 241 度 | 烹飪、沙拉醬、瑪其琳、起酥油 |
| 葵花油 | 11% | 20% | 69% | 246 度 | 烹飪、沙拉醬、瑪其琳、起酥油 |

# 第 6 章
# 壓力管理光譜

我在哈佛醫學院的麻州綜合醫院（Massachusetts General Hospital）實習時，因為相信壓力在所有疾病中都扮演重要角色，遭到一位主治醫師修理；他在自己的領域是世界級名醫。那是 1981 年的事，並不算很久以前。

此後，嚴謹的科學研究如雨後春筍出現，證明情緒和健康的關聯密切——不管是好是壞。不幸的是，同一期間許多人覺得壓力與日俱增。

我們現在知道，壓力是絕大多數疾病的重要因素，而且有直接和間接影響。壓力導致疾病的機制已逐漸被我們了解。

壓力對身體的每一部位幾乎都有負面效應。它會抑制免疫系統、導致心臟病發作或中風、增加癌症風險、延緩傷口癒合、促進發炎、使體重上升、傷害記憶力、導致憂鬱、惡化糖尿病、使性功能衰退。這些只是犖犖大者。

壓力也會在基因和細胞層面使你老得更快。如果比較美國歷任總統上任和卸任時的照片，可看出慢性壓力使老化加速的威力。

染色體尾端的端粒（DNA 結構）直接影響細胞老化的速度，隨著它們變短、結構變弱，細胞會較快老化、死亡。

簡單說，端粒變短，你的壽命就縮短。

慢性壓力會使細胞加速老化。我的研究同仁伊莉莎·艾波（Elissa Epel）博士和舊金山加大醫學院的伊莉莎白·布萊克本（Elizabeth Blackburn）博士進行開創性研究，觀察照顧慢性病幼兒的母親。他們利用生物化學技術研究這些母親的端粒，以及具有修復受損端粒功能的端粒酶。

他們發現壓力持續愈久、做母親的感受愈大壓力，這些女性的端粒愈短、端粒酶指數愈低。自認壓力最大的女性比起自認壓力小的女性，端粒變短的平均幅度等於老化加速 10 年以上。

我很好奇，如果慢性壓力會減少端粒酶、導致端粒更快老化，那麼改採較健康的生活型態可以防止這種現象嗎？

為了尋找解答，我最近和同仁、布萊克本博士、卡羅博士等人共同研究，想知道本書提到的徹底改變生活型態的計畫，包括壓力管理、支持團體，能否阻止老化加速現象。

我們認為，我們的計畫有效。

我們要求研究對象遵守光譜頂端的飲食和生活型態 3 個月。研究對象在研究開始時和 3 個月後都接受檢查，我們發現他們的端粒酶指數大幅提升。

我們的研究似乎首開生面，顯示徹底改變生活型態可防止、甚至逆轉壓力導致的端粒受損。這樣的研究成果令人振奮，不過，一如所有研究，我們的發現必須以規模更大的隨機控制研究加以驗證。

## 崩潰

很多人覺得，世界似乎愈來愈失控，日子愈來愈難過。我們看到世界某些地區陷入瘋狂和恐怖主義卻無能為力，而政府對民眾的個人需求好像日益反應遲鈍。

中東和平瓦解。全球暖化不可收拾。核子反應爐熔解。股市崩盤。情緒崩潰。

還好，我們雖然無法每次都能扭轉世上發生的事，卻有很多方法因應它們對我們的影響。

壓力不僅來自生活中發生的事，更重要的來源是你的反應方式。如果經常運用一些簡單的壓力管理技巧，你雖然面對同樣的工作、環境、家庭，也可以用更有建設性、更健康的方式回應。

艾波和布萊克本的研究最耐人尋味之處在於，那些母親對壓力的感受比實際客觀環境發生的壓力作用更大。研究人員給婦女一份問卷，要她們以 1－3 分評估每天感受到的壓力、感覺壓力超過自己控制範圍的程度。

自認承受沉重壓力的女性，端粒比感覺壓力較輕的女性明顯縮短、受損。相反的，有些撫養一名癱瘓幼兒仍覺得應付裕如的女性，則有較多的正常端粒。

換句話說，你覺得有壓力，就真的承受到壓力。

最近的一項研究顯示，長期感到寂寞會影響幾個基因的顯現方式，使罹患某些疾病的風險上升。在這研究中，寂寞、壓力的感受也和基因的不良變化密切相關，不管研究對象實際上有多少朋友和認識的人。

研究人員發現感覺最寂寞的人，引發嚴重慢性發炎的特定基因出現變異。第 3 章說過，慢性發炎可能和許多種疾病有關。長期感覺寂寞也導致影響免疫功能的基因改變，減損身體對抗入侵的細菌、病毒的能力。

妥善管理壓力的關鍵之一是，有時候能夠把壓力化解掉。瑜伽、靜坐冥想等技巧可使你從慢性壓力暫時喘口氣，提供你隨時隨地可以躲避的綠洲。壓力如果長期存在又不能紓緩，很可能導致疾病。

即使是不斷跳動的心臟，在收縮周期之間也得休息。

有些人在壓力下反而表現更好，所以壓力不會引發健康問題。研究發現，這種人在需要時可以啟動壓力，但也可以把壓力關閉。

這種人在白天上班期間有適度提升的壓力荷爾蒙，可是荷爾蒙晚間大幅下降，也就是說他們可以把壓力關閉。相對的，長期感到壓力和焦慮的人，荷爾蒙壓力一直處於過高狀態，便容易出現各式各樣疾病。

壓力管理技巧可以協助你關閉壓力。這些技巧不是讓你擺脫紅塵俗事，而是讓你更全面、有效的因應。假如覺得壓力減少，你可以思考得更清楚、更有創意，因而更容易找到建設性的解決方式。無計可施的感覺若減輕，你會覺得自己更有能力。

有壓力反而更好的人，傾向於把壓力視為機會。打個比方，對於剛學衝浪的人，一個小浪也會帶來壓力、把他們打倒。熟能生巧後，他們開始尋找更大的浪，因為樂趣更大。

科學家現在開始發現哪些基因變異會增加壓力和憂鬱的傾向，或許有助於解釋（至少在某種程度上）壓力經驗為何會導致某些人憂鬱，對其他人卻無影響。

例如，《科學》雜誌刊登的一項研究發現，5-HTT 基因某一個區域有變異的人，比較有可能被診斷出憂鬱症，甚至以後自殺。這個基因幫助管控血清素，而血清素是憂鬱症藥物百憂解（Prozac）影響的神經傳導物質之一。

研究人員在相關研究中發現，有這項基因變異、但在正常雙親家庭環境中長大的猴子，並無異常現象；具有同樣變異而沒有雙親陪伴，且在充滿壓力、挫折環境長大的猴子，則會出現問題。因此，雖然所有接受研究的猴子都有憂鬱基因傾向，在充滿關懷的溫暖環境中長大，可保護猴子免於出現憂鬱的徵候。

　　上述研究再添一個極佳範例，顯示基因會影響罹患某些疾病的傾向，可是我們如果願意在飲食和生活型態上做較大的改變——也就是往光譜健康頂端移動，通常可以使局面改觀。正如第 4 章末段說過的，後天因素可以戰勝先天條件，可是如果基因使你有憂鬱症之類疾病的傾向，你可能必須更大步走向光譜健康那端。

　　對生活擁有更大的主導權，有助於降低壓力的傷害。社會階級是預測健康和疾病的強力指標，原因之一是，經濟能力較好的人大致對生活較有自主權。例如，交響樂團的團員通常比室內樂四重奏的成員覺得壓力大，因為在交響樂團裡要完全受指揮的控制，而規模較小的四重奏中的成員，擁有較大自主權。

　　雖然有權勢、有財富、有自主權很好，現實中我們不見得如此。不過，壓力管理技巧的好處是可以協助我們領悟，我們擁有的力量和自主權，超過原先想像。不管我們擁有多少權勢，外在事件不見得都在我們掌控範圍內。美國總統即便算是全世界最有權勢的人，也無法讓國會事事聽他的，更遑論控制全球其他地區的事件和領袖。

　　還好，經常靜坐冥想和運用其他壓力管理技巧，使我們更有能力和自主權決定如何因應外在事件。正如某位病患學習靜坐冥想和瑜伽之後告訴我：「情況沒有改變，可是我變了。」

　　我在第 2 章說過，我在合理範圍內盡量給兒子盧卡斯自主權和選擇權。我會問他今天想做什麼？中午想吃什麼？想看什麼電影？他因此覺得自己擁有能力、壓力較小，也習慣自己做決定。此外，如果我真的定規則，他也比較會遵守，因為他知道規則不是我專斷決定的，而且，我通常會解釋清楚原因。

　　很多醫生，即使是對營養和運動功效有興趣的醫生，都認為壓力管理技巧的重要性並不如其他因素。他們認為營養確實重要，而且人每天必須吃東西，唯一差別在於吃什麼，所以大家注重營養。

大部份的人知道、體會運動的重要，而且運動後感覺有效，好像你真的做了什麼事。

不過，壓力管理技巧並非大多數人的日常行為；在你養成習慣之前，你可能要設法提醒自己採取壓力管理技巧。另一方面，在未受訓練的旁觀者眼中，閉上眼睛靜坐冥想的你，似乎沒在做什麼。

然而事實上，正如許多研究證實的，壓力管理技巧助益甚大。例如，靜坐是要凝聚內在能量。能量集中後威力變大。如果你更能集中精神，表現就愈好，不論是在教室、職場還是運動場。不管做什麼，你可以用較高的效率、較小的壓力來完成。

一如營養和運動，你在壓力管理技巧方面有光譜般寬廣的選擇，而且成果不是毫無彈性。你運用這些技巧的時間愈久、頻率愈高，獲得的好處愈大。

你需要做多少壓力管理技巧，取決於你想達到的目標。

我們的研究顯示，要逆轉心臟病，每天花 1 小時以上從事壓力管理技巧的人，冠狀動脈疾病病情獲得的改善最大。我們採用的技巧包括以瑜伽為基礎的伸展運動、吐納技巧、靜坐、意象導引、參與支持團體。

可是，如果你只是要保持健康或減重 2 - 3 公斤，你不需要花這麼多時間在壓力管理技巧。即使每天只做幾分鐘也有好處。

根據病患主動提供的有限資料，我們的研究意外發現，壓力管理技巧運用頻率、時間與冠狀動脈阻塞病情改善有直接而密切的關聯，不論是 1 年後還是 5 年後。和前面說過的一樣，病患改變愈多，獲得的改善愈大。壓力管理技巧帶來的冠狀動脈阻塞改善程度，似乎和飲食方面的改變沒有關係。

在我的經驗中，持之以恆比時間重要──壓力管理技巧運用得久一點當然比較好，但每天即使只靜坐 1 分鐘，也會有明顯差異。

有時候真的忙不過來、時間有限，我很想省略靜坐。當然，我最忙碌的時候通常是我最需要靜坐的時候。就像記者兼作家希尼·哈里斯（Sydney Harris）寫的：「無暇休息時，正需要偷閒。」

因此，我和自己玩個小把戲。我自問：「真的只有 1 分鐘可以靜坐嗎？」如果不是，我就必須向自己承認生活嚴重失衡，乾脆直接靜坐 1 分鐘還比較省事。

對我而言，萬事起頭難。一旦克服惰性開始靜坐，很可能實際靜坐超過 1 分鐘。

即使只靜坐 1 分鐘也有價值。你曾聽過收音機播放某首歌之後，在那天稍後哼那首歌嗎？靜坐也是這樣，你在那一天會不自覺的繼續靜坐。

總結而言，如果你有嚴重疾病，試著每天至少花 1 小時運用壓力管理技巧。假如時間有限，就盡量做久一點，因為愈久愈好。假如你只是要保持健康，你有更寬廣的選擇。我在其他章節提出各種問題的適當壓力管理技巧時間。我和安在第 7 章更詳細的解說壓力管理技巧。另外，在 www.ornish.com 和 www.OrnishSpectrum.com 網站上，也有其他參考資訊。


## 如何提升壓力管理效率？

注意呼吸。呼吸是心靈和肉體之間的聯結，會反映也會影響你的壓力程度。換句話說，心理影響生理，生理也影響心理。

放鬆的時候，呼吸通常較慢、較深。感到壓力的時候，呼吸變得較快、較淺，因此可讓你知道自己感受到壓力。

當你察覺壓力大的時候，提醒自己慢慢深呼吸幾次，這樣幾乎可以立即降低壓力。你放鬆的時候，呼吸又徐又深，強迫自己慢慢

深呼吸，可導致你覺得放鬆。

呼吸除了連結心靈與肉體，也是交感神經系統和副交感神經系統（神經系統的陰與陽）之間的橋樑。情緒緊繃時，交感神經系統會受到刺激；危險情況解除後，副交感神經系統啟動。

情緒緊張會引發「作戰或逃走」反應，此時你的身體出現一連串生理變化，為戰鬥或逃走作準備。你的瞳孔會放大，以便看得更清楚；你的肌肉會收縮，以便強化「肉身盔甲」應付戰鬥；你的心跳速率和血壓上升，以便供應更多能量；你的動脈收縮、血液凝結加速，以便受傷時更快停止流血。

如果壓力持續存在，就像現代生活經常那樣，原本應該保護我們的機制會引發疾病，甚至導致早死。

例如，肌肉長時間收縮的話，久而久之會導致下背痛和肌肉功能失調。慢性壓力會導致心臟動脈收縮、血液凝塊過快，引起心臟病發作或中風。

副交感神經系統的作用則相反。覺得緊張時深呼吸，有助於打斷壓力效應循環，讓交感神經和副交感神經系統恢復平衡，使你冷靜下來。即使你不能控制局面，你可以調整呼吸，改變自己對外在狀況的反應。

靜坐。靜坐是集中精神的作法，基本上有兩種方式。

## 1. 集中心思在平靜的事物上

你可以集中心思想任何事物：一個聲音、一個字、一段祈禱、一首歌、一個景象，或自己的呼吸。

有趣的是，不同的文化會針對發音相近的字冥想——以 ah 或 oh 開頭、以 m 或 n 結尾的字，就像父母哄寶寶時哼的。不論是 Om、

Shalom、Salaam、Amen 還是 Ameen，通常都可翻譯為「平靜」，因為它們可以幫助你感到平靜。

選擇一個讓你覺得自在的字、聲音或景象。"One" 這個字也可以，如果你喜歡比較通俗的字，雖然這個字實際上比其他字更充滿靈性。

靜坐時，以舒服的姿勢坐在椅子上，或背部打直坐在地上。閉上眼睛，吸一口氣，然後大聲說 ah 或 oh 開頭、m 或 n 結尾的字，盡量延長最後的鼻音。氣不夠時換氣，再說那個字一次，如此週而復始。

如果分心，把心收回來即可，不必批評或責怪自己。每個人都會分心，即使是達賴喇嘛，雖然他分心的次數可能比你我少。

以這種方式集中心思，幾個好處會開始出現：

● 你更能專注於用心做的事。如果注意力集中，你可以表現得更好，不論是在學業、工作還是體育競賽上。在這些方面，靜坐增加你的競爭力。

● 你做某件事時更能自得其樂。有些人錯誤的認為靜坐是禁欲者的行為，但是它其實可以促進感官。當你把注意力放在食物、性愛、音樂、藝術、按摩上，你會得到更深的體會，而且可從較少的量獲得同樣的喜悅。第 2 章說過，如果專心吃東西，不用吃那麼多也能滿足。在譚崔瑜伽（密宗瑜伽）裡，性愛是一種全心全意的修行模式，可以持續好幾個小時。注意聽音樂也可以是一種靜坐形式，讓你和音樂合而為一。

● 你的心靈平靜下來，覺得更祥和。當你的心靈平靜下來，你

會開始感到內心一片祥和、幸福。你知道這樣的祥和隨時隨地唾手可得，而不是靜坐時才能獲得。靜坐並未帶來平靜，它只是幫助你停止原先的煩惱，至少暫時如此。

● 你可以更得心應手的運用智慧。你曾經半夜醒來，發現先前一直煩心的問題突然迎刃而解嗎？所有修身養性的書都說，我們內心都有一個非常清楚但音量很低的聲音。這個聲音很容易被日常生活的嘈雜和忙碌淹沒。對於很多人來說，唯有在萬籟俱寂中醒來，他們的心靈才平靜到可以聽見內在聲音。這個聲音有時會說：「注意聽，我有重要的事要告訴你。」
靜坐可以協助你更容易運用智慧。不管1分鐘還是1小時，靜坐結束後，你的心靈更平靜、祥和，可以更清楚的聽見內在微弱的聲音。我自問：「有什麼是我必須聽，卻沒用心聽的？」接著等待和聆聽。長期下來，我學會信任和辨認內心的聲音。你也辦得到。若我們多練習平心靜氣傾聽內心的聲音，可以學會在壓力狀態、也就是最需要它的時候聽到它。
如果我們注意內在的智慧，通常可以在問題剛出現、比較容易解決的時期，察覺異狀。就像脫口秀天后歐普拉・溫芙蕾（Oprah Winfrey）說的：「聆聽內心的耳語，在它變成尖叫之前。」

● 你可以直接體驗超脫狀態。在某個層面，我們都是獨立個體，彼此分開。你是你，我是我。在靜坐層面，如果夠深入，我們會感受到自己是每個人、物的一部份。如果能保持「雙重視野」──我們異中存同，且知道隱藏的共通點──我們不必受這麼多痛苦、壓力，反而能更完整的享受生命、獲致成

就，也可以在齊備而不是欠缺的環境中生活，感受到彼此的緊密關係，而不是隔閡和孤立。

## 2. 正念靜坐

我們做的每件事都可以變成某種形式的靜坐，如果我們全心全意去做。

正念靜坐的主要領導者卡巴金（Jon Kabat-Zinn）博士這樣形容：

> 正念講的是完整的活在當下，觀照自己、我們的感覺、其他人和周遭環境，而不加以評判。正念靜坐就是時時刻刻察覺。它講求心靈的完全清明，涉及參與生命的每個時刻，但不強求或批判。
>
> 正念就是回歸你自己，過你自己的生活，一如你在唯一必須活的時刻：當下。

傑克‧康菲爾德（Jack Kornfield）是另一位正念靜坐的知名導師，他說：

> 正念是人與生俱來的能力，讓我們可以特意全心地注意所在位置、我們的實際經驗，並從中學習。
>
> 我們每天大多時間都處於自動模式。很多人有這樣的經驗——開車到某處、靠路邊停好車之後，突然發現：「哇，我幾乎不知道自己在開車。我怎麼到這裡的？」如果我們注意，每天都值得感恩，因為它可以容納我們的喜悅和悲傷、我們的痛苦和損失，全部都以平和的方式包容……

以下是卡巴金博士的正念培養要點，不論是靜坐新手或想要提升者皆適用：

．．．．．．．．．．．．．．．．．．．．．．．．．．．．．．．．．．．．

1. 真正的靜坐是你如何度過此生。

2. 為了活得完整，你必須心到。

3. 用心察覺每個時刻有助於心到，否則你可能錯過很多時刻。

4. 要做到上面這點，你特意關注現在這個時刻出現的內心意念和外在行為，而且不加以評判。

5. 這需要你寬以待己，而你值得。

6. 記住，不論是好是壞、快樂與否，當下是我們唯一生存的時刻，即使面臨痛與苦。當下因此是學習、成長、眼觀發生的事、尋找某種程度平衡的唯一時刻，也是感受、表達愛和感恩，以及採取必要行動照顧自己（也就是具體呈現內在的力量、美、智慧）的唯一時刻。

7. 所以說，適度的愛當下很重要。

8. 我們學習靜修，但察覺自己每一時刻的內在和外在變化，做到愛惜當下。重要的是在那裡而不是做什麼。

9. 正式或非正式的靜坐是奠定、深化、加速這個過程的特定方法，所以每天撥出時間進行規律的正式靜坐很有用。或許你可以每天提早 15 分鐘或 20 分鐘起床，為自己找到時間。

10. 我們只能盡力察覺自己的每一時刻。

11. 我們不是要創造特別的感受或經驗，只是要體會原本就很特別的這個時刻，因為你此時活著而且清醒。

12. 這很難做到，但值得努力。

13. 這需要經常練習。

14. 需要很多的練習。

15. 可是你有很多時刻，而且可以把每個時刻當成新的開始。

16. 所以即使錯過某些時刻，我們還是可以開啟新的時刻。

17. 我們拿出非常多的自我同情心做這些事。

18. 記住，你的想法和意見不代表你，你喜歡和不喜歡的人事物也不代表你。它們比較像你內心的天氣狀態，而且你察覺得到——好比天上的飛雲——所以你不必受它們拘束。

19. 用這種方式和自己做朋友，是一生難得的冒險，可以給你許多力量。

20. 試試看幾個星期，你會上癮。

. . . . . . . . . . . . . . . . . . . . . . . . . . . . . . . . . . . . . . . . . . . . . . . . . . .

查詢更多資訊和資源，請上 www.jonkabat-zinn 網站。

**做瑜伽**。溫和的哈達瑜伽伸展，可放鬆長期緊繃的肌肉群，提升身心的柔軟度。一如心理影響生理，生理也會影響心理。如果你的身體放鬆，心裡會覺得壓力減輕。（更多關於瑜伽和靜坐的說明，請參閱《逆轉心臟病計畫》（*Dr. Dean Ornish's Program for Reversing Heart Disease*）以及 www.OrnishSpectrum.com 網站）。

**減少接觸（身心）刺激物**。汽水、「機能」飲料、咖啡、茶、許多藥物中的咖啡因可能引發壓力，因為它縮短你的引信，使你對壓力的反應變大。換句話說，它的效果和靜坐相反。

咖啡因和其他刺激物並未給你能量，而是讓你向自己借用能量。一開始你或許覺得精力充沛，稍後卻覺得很疲倦。有一個辦法可以

趕走疲勞感——更多咖啡因，如此形成惡性循環。

如果你覺得自己並未咖啡因成癮，試著停止喝有咖啡因的飲料。你會出現戒斷症候群，覺得頭痛、疲勞、暴躁、渙散，感覺不好受。

你可以慢慢減少咖啡因攝取量。另外，可以重新體會沒有每天24小時持續受到電視、收音機、iPod 刺激的生活滋味。保持消息靈通固然重要，也要讓自己從天災人禍新聞的轟炸中喘口氣。

**運動**。除了第 8 章提到的強身益處，運動也是釋放累積一天的壓力感覺的好方法。一天只要走 20－30 分鐘，就能讓你感覺更好、氣色更好。把運動融入生活之中：車子停遠一點走到目的地、不坐電梯改走樓梯、性生活頻繁一點。第 8 章有更多說明。

**提升社會支持**。憂鬱的時候，你很容易覺得自己是唯一有這種感覺的人，因為它不是大部份人會談論的話題。

你並不是唯一有這種感覺的人。美國最常開立的處方藥是抗憂鬱症藥物，去年這類藥物的處方超過 1 億 2 千萬份。1988–1994 年和1999－2000 年期間，美國成年人的抗憂鬱症藥物使用量幾乎三級跳。根據美國疾病管制中心（CDC）統計，1995－2002 年的抗憂鬱症藥物用量增加近 5 成。

這意味有很多憂鬱的人。感覺寂寞、憂鬱、孤獨（美國無聲流行病）的人，生病、早死的機率比人際關係良好、有團體歸屬感的人高了好幾倍。

打電話給朋友、養寵物、當義工，或者看醫生、找神職人員或輔導人員談談。和你的配偶或心上人做愛也可以。或是上教堂、和家人共進晚餐。

**學習寬恕、助人、同情、服務。**長期懷抱敵意和恨意是傷害最大的壓力形式。當你真的生某人的氣，你讓自己恨的人害你感到壓力不堪負荷，甚至生病。這可不是明智之舉。

你寬恕別人，並不意味他們的言行獲得原諒，而是讓你從自身的壓力和折磨解脫。不論對國家還是個人而言都是如此。否則，國家之間、世代之間冤冤相報的暴力會持續、變本加厲，而且是打著和平的幌子進行。

寬恕需要力量和勇氣；害怕被別人看扁的人卻經常鼓吹報復和暴力。我們會記得和尊敬勇於採取非暴力手段的人，他們的生命啟發我們而歷久不衰：像甘地（Mahatma Gandhi）、金恩博士（Martin Luther King, Jr.）等巨人。幫助他人、發揮同情心也有減輕壓力、轉變我們生命的強大效力。

和許多人一樣，我受到曼德拉（Nelson Mandela）很大的激勵。如果他能原諒害他在監牢度過一萬多個壯年日子的人，我也可以拋開個人小小的恩怨。我有幸在幾年前在瑞士的達沃斯論壇和他見面，為他溫文儒雅中散發的強大力量折服。他送我一本自傳《漫漫自由路》（*Long Walk to Freedom*），成為我的珍藏。他在裡面寫說：

> 在那段漫長而孤獨的歲月，我追求同胞獲得自由的渴望，演變成追求所有人獲得自由的渴望，不論白人或黑人。我非常清楚，壓迫者一定要像被壓迫者那樣獲得解放。奪走他人自由的人是仇恨的囚犯，被關在偏見和心胸狹隘的牢籠。如果我奪走其他人的自由，就不會真正的自由自在，正如我的自由被人剝奪時無法自由自在。被壓迫者和壓迫者的人性同時都被奪走了。

走出監獄的時候，我的使命是要解放被壓迫者和壓迫者。有
些人認為，我的目標已經達成，但我知道實情並非如此。事
實上，我們還未解脫；我們只是達到可以自由行動的自由，
獲得不受壓迫的權利。我們尚未走完旅程的最後一步，而是
剛踏出更漫長、更艱辛道路的第一步。因為自由不僅是擺脫
枷鎖，而是要以尊重他人自由、提升他人自由的方式生活。
我們投身自由的真正考驗才剛開始。

前美國總統柯林頓 2002 年在奈及利亞國會演說時，呼應了這種
感觸。他說：

有些事情你一定要原諒、放下。這是我從好友曼德拉身上學
到的。我曾問他，「你走在出監獄的最後一段路上時，沒有
再度怨恨壓迫者嗎？離開監獄的時候。」他回答：「確實有那
麼一下子。想想看，他們把我關了 27 年。我不能看著孩子長
大，我充滿恨意，也感到害怕。我太久沒有享受過自由了。」
他接下來笑著說：「但如果我走出監獄大門的時候還恨他們，
我仍是他們的囚犯。」還說：「我想要自由，所以放下。」

運用壓力管理技巧的好處之一是可以減少憤怒。在我們的研究
中，參與者自我衡量的長期憤怒和敵意出現驚人的減幅。另外，最
近的研究也顯示，瑜伽可以明顯降低憤怒、憂鬱和焦慮。

神經科學過去十年中最振奮人心的新成就是發現所謂的「鏡像
神經元」。我們做某個動作或者看別人做某個動作時，大腦的鏡像神
經元會活化。

例如，當一隻猴子進行某個動作時，大腦特定部位的神經元會

啟動。可是即使猴子只是看其他猴子做同樣動作，旁觀的猴子大腦相同部位的神經元也會活化，宛如牠自己在做同樣的事。

這可能是觀想和意象引導運作的機制之一。假如你閉上眼睛，想像一件有壓力的事，你的身體反應方式好像真的會有壓力出現，譬如動脈收縮、血壓上升、血液凝結加速、肌肉緊繃、呼吸速率加快等。但如果你閉上眼睛想像讓人舒緩的事，舒緩效果也可能真的會出現。這不是天方夜譚，而是生理層面的現象。

上述現象有助於解釋同情和寬恕為何影響很大，不論是對受者或施者而言。這種情形有助於修正我們只能在照顧自己（自私）和關心別人（無私）之間二選一的錯誤想法。我們採取充滿愛、同情、利他情操的行為時，不但幫助了其他人，也對自己有利。

鏡像神經元也有助於從生理層面解釋「感同身受」或丹高曼（Dan Goleman）說的「情緒感染」，也就是人容易受他人的感覺影響，尤其是對方的感覺強烈表現出來時。

我們的情緒和其他人的情緒共鳴，不管是好的情緒還是壞的。如果我和好友在一起，我的怒氣不但會升高自己的血壓，也會使他的血壓上升。同樣的，我的關懷會使妻子的血壓下降，就像我自己的血壓。

所以我們最「自私」的作法，或許是以關懷、寬恕、利他、同情、愛心對待他人，因為這樣做可以使我們免於痛苦、疾病和早死。幫助別人的同時，我們也幫了自己。

簡單說，我們與生俱來要互相協助。互助使人類生存了數十萬年，如果我們忘了彼此協助，會無端遭受折磨。

這並不是新的觀念。英文「健康」的字源是「完整」，瑜伽的梵文本意是「整合」。科學只不過幫我們記錄古老傳統的智慧。

團體歸屬感、同情、寬恕、利他、服務是每個宗教、信仰傳統

幾乎都有的一部份，許多民間組織也有這些理念；德國哲學家萊布尼茲（Gottfried Wilhelm Leibniz）稱之為「永恆哲學」。阿道斯‧赫胥黎（Aldous Huxley）在《永恆哲學》（*The Perennial Philosophy*）中說，這些都是所有宗教共通、傳承不朽的基本價值，如果你能參透那些經常造成宗教隔閡的儀式和規範的話。

祈禱和靜坐可以使我們直接體驗生命的交錯關係；在某方面而言，我們是彼此獨立、隔絕的，但在另一方面，我們是群體的一部份。利他主義對施者和受者都有益處，因為打開心胸施給他人，有助於消弭分開你我的隔離感。

不論從全球角度還是個人層面而言，這種作法可以協助我們生存。達賴喇嘛在諾貝爾和平獎頒獎典禮上說：「如果了解到我們基本上都是同樣的人，知道我們都追求幸福、避免苦難，將有助於我們培養兄弟姐妹般的情誼——對其他人抱持溫暖的關愛和同情。我們的世界正逐漸縮小，如果要生存，必須有這樣的認知。因為我們如果自私的追求只對自己有利的目標，枉顧其他人的需求，最後不但會傷害別人，也會傷害自己。」

所有隔閡都是人為的。現在這個時代，戰爭和恐怖主義通常以宗教和種族差異為名進行，世界日益分裂、迫切需要關愛和同情，重新發現互愛和同情的智慧，或許可提高我們個人和全人類生存的機會。

本章提到的壓力管理技巧和智慧之語，都是所有文化和所有宗教的一部份，雖然表現形式可能不同。不論是猶太教、佛教還是伊斯蘭教，古代的宗教人士不只把這些崇高行為當作壓力管理技巧，也把它們當成轉型、超脫的有用工具，讓我們停止打擾內心原有的平靜狀態後，直接體會快樂、和平的真諦。

壓力管理技巧並未帶來和平、快樂；它們只是協助我們體會、

重新發現原本就存在的內心平靜，只要我們停止干擾。正如宣導整體瑜伽的沙吉難陀大師（Swami Satchudananda）常說的：「我不是印度教教徒，而是無為教（Un-do）教徒。」

這和我們在通俗文化中收到的訊息截然不同，尤其是廣告的訊息：我們應該得到更多、買更多東西、做更多事，靠外在行為獲得快樂和內在平靜。如果我們擁有更多財產、獲得更多成就，並取得更多金錢、權力、美貌等等，以後就會感到平和、快樂。

諷刺的是，如果我們內在修練得更好，也就是領悟內心被自己干擾之前，原就是平靜的狀態，反而可在這世上獲得更大的成就，卻不會在過程中感到壓力沉重和生病。

你認為別人有你需要的東西，才會受別人影響。你愈能體會內心的平靜，需要的東西就愈少，保有的自主權則愈大。

有時候，最成功、最有權勢的人最不快樂。我們很難告訴自己說，如果可以從擁有 20 億美元變成擁有 30 億美元，以後就會快樂。以前大家存在成功會帶來快樂的迷思，現在比較知道了。

這樣的領悟可以成為真正轉變的開端。任何形式的苦痛也可以，如果我們可以把苦痛視為讓生命昇華的強力觸媒。我不是說要自找苦吃，但人生不如意乃十常八九。如果我們運用苦痛轉變生命，這些苦痛就有了意義，就像第 2 章說的。

如果你內心祥和，周遭的人會感應到——或許鏡像神經元發揮了作用。你會成為其他人仿效的模範。如果你用仁愛面對仇恨，用希望迎接恐懼，你自己和身邊的人都會提升層次。一如甘地寫的：「希望世界怎麼改變，就從自身做起。」

將近七百年前生活在波斯的哈菲茲（Hafiz），是我最喜愛的詩人，他有一首詩形容寬恕的力量：

　〈寬恕即金錢〉

寬恕，
是你我需要的金錢。
其他金銀真正買到的，
不過是怪東西。
萬物皆有音律。
萬物內在皆有主的基因。
從沉迷感官、鴉片、黃金者
汲取教訓——
看哪，
他們在漩渦中
無法躍起或長笑。
柔和光線用於
夜戰，
星月不免悲傷。
寬恕是你我打造
獵鷹之翼所需的財富，
重返
神聖自由的
真正境界。

# 第7章
# 靜坐指引

　　這些靜坐指引是協助你重新發現內在平和、喜悅和療癒能力的有用方式。記住，相關指引並非把平和、喜悅和療癒能力帶給你，而是幫你把身心平靜下來，讓你感受原本就存在的狀態。

　　這些指引由安·歐尼斯撰寫，她是非營利預防醫學研究所的副總裁，主管壓力管理訓練相關的活動。她是我的妻子，我們一起工作已經十年，我雖有私心，仍要說句公道話：她是傑出的瑜伽和靜坐老師。

　　靜坐指引的部份內容可以在 www.webmd.com 網站的視訊免費觀賞。

　　另外，你可以請別人唸給你聽，讓你可以閉著眼睛練習。你也可以把朗讀內容錄下來，這樣就可以隨時聽。選擇你最喜歡的部份去做，而且順序隨意。做法如下：

## 調整呼吸

　　吐納是靜坐最理想、最自然的修習目標，因為它是我們最方便、最有力的工具；察覺自己的呼吸，可當作生理和心理之間、意識和非意識之間的橋樑，可使擴大整體自覺範圍的目標進一步提升；換句話說，「呼吸之間，即心理與生理」。我們的呼吸速率和脈搏及心律密切相關。藉由練習緩慢而有規律的呼吸，我們可以更良好的

管控穩定心律、平靜的內心、放鬆的身體。提高呼吸的察覺程度，我們可以運用思想、感覺、行為來擴大、涵蓋不同時刻的調整過程。

## 穩定身心

以身體的中樞為主軸，練習穩定。一開始，採取舒服的坐姿，身體上下保持一直線——雙耳對準肩膀，肩膀對準臀部，這樣應可支撐伸長而有舒展空間的脊椎——感覺完全自在。雙臂往兩側伸，接著邊吸飽氣邊手臂上舉、轉動手掌在頭頂合十。開始吐氣，雙掌沿身體中心下降，在心口暫停。雙掌略為出力互推，把氣吐淨。雙掌停在心口、完全吐氣的時候，你可以感受到全身的重量釋放在身體和地面的穩定接觸面。

【要訣】

- 吸氣、雙臂上舉；吐氣、手臂下降；動作結尾暫停休息，把氣吐淨。
- 吸氣時，全神貫注；吐氣時，完全以地面為依靠。
- 吸氣時，開放心胸；吐氣時，沉浸在自身的穩定狀態中。

重複 3 次。

## 提升能量

給自己一股振奮的能量吧！首先，身體上下成一直線舒服的坐著，脊椎挺直，讓身體活起來。這個動作是要用鼻孔快速呼吸，嘴巴同時保持自然閉合。呼氣和吐氣秒數應該一樣，但在舒適範圍內盡量縮短，使橫隔膜快速移動。這叫做風箱式呼吸法。你可以先觀察此呼吸法的樣子和聲音，以後做起來比較容易。（練習風箱式呼吸

法 20 秒）。接著恢復自然呼吸方式，你會感到活力飽滿、神清氣爽，可以重新開始一天的忙碌。

# 放下

減輕日常壓力的負荷吧！採舒服坐姿，身體上下成一直線，脊椎挺直。雙臂在身體兩側自然下垂，掌心打開向前。吸氣，用手掌把壓力和緊張愈握愈緊，肩膀向上提時憋氣。接著，一邊吐氣，一邊放下肩膀、放鬆及張開拳頭，慢慢把壓力釋放掉。最後，手掌向外甩，感覺緊張情緒紓緩、消散。

【要訣】

- 吸氣，把所有壓力緊握在手心並壓縮，接著在用力吐氣的同時，放鬆、打開拳頭並把壓力甩掉。
- 吸氣，聳肩，接著在用力吐氣的同時，轉動肩膀把壓力甩掉，感覺自己比較放鬆、輕盈，所有壓力都拋開。

重複 2 次。

# 平靜感官

讓我們在心裡盡情享受五官的豐富感覺。雙掌先輕輕快速摩擦到微熱，然後一掌貼著心臟，一掌貼著腹部，這樣可感受全身在呼吸。接下來把注意力轉到呼吸品質：感覺空氣柔順的從喉嚨往下走到肺臟、腹部；體會呼吸像潮汐自然起伏的韻律；仔細聽呼吸一波波沖刷海岸（身體）的聲音。感受自己是供養生命的呼吸的一部份。在吵雜擾攘的環境中練習這個動作，特別有助於把噪音隔絕於耳外，使你迅速恢復內心的安寧與平靜。全心注意呼吸的運行，暫時沐浴

在感官的愉悅中——讓全身充滿氣，體會提高的感官敏銳度，以及活著的喜悅。

## 左右平衡

讓我們以古老的均衡鼻孔呼吸技巧調整身心。我們的鼻孔透過兩道不同神經電流各別運作，而且和大腦的左右半球相關。如果左腦和右腦平衡，我們就會覺得更均衡。

【程序】

1. 用兩個鼻孔吐氣，確保鼻孔未阻塞。
2. 用右拇指壓住右鼻孔，靠左鼻孔吸氣（數到 4）。
3. 用右中指壓住左鼻孔，從右鼻孔吐氣（數到 4）。
4. 繼續按壓左鼻孔，靠右鼻孔吸氣（數到 4）。
5. 壓住右鼻孔，從左鼻孔吐氣（數到 4）。
6. 繼續按壓右鼻孔，靠左鼻孔吸氣（數到 4）。重複 3 次。每次吸氣後換鼻孔，也就是：吐氣、吸氣、換鼻孔、吐氣、吸氣、換鼻孔，過程以右鼻孔吐氣結束。

最後，當你恢復正常輕鬆呼吸模式，注意體內遼闊的感覺，而天生的內在對稱、均衡已調整回來。

## 積極迎接一天的到來

以生命主人之姿開始每一天，因為除了你，誰能主宰你的生命？全心投入注意力，你可以清楚展現當天的願景，每天都如此。邱吉爾（Winston Churchill）說過：「你邊活著邊創造自己的宇宙。」想像當天的過程，從早晨、午餐到整個下午以及晚上。相信自己可以透

過心靈的眼睛把當天走過一遍，好像實際上已經發生，而且在細胞層面去感覺：感覺健康、活力、有自信，感受你用來度過今天所用到的所有條件；然後親身展開這一天。

花片刻塑造你當天的感受調性和願景。你的強勢想法會開始展現落實，而環境和周遭人士會呼應、配合，因為他們感受到你灌注的強力信念。不過要記得，生命有時會投曲球，所以順其自然的同時，隨時準備找回你的焦點、你要的目標和感受。當你從內心調整好意念和感覺，你比較能夠真的落實想法——一切都自然的由裡而外發展。

## 重新看待挫折

每當你因挫折而感到精疲力盡，提醒自己：只要懷抱著轉化能力強大的感恩態度，你永遠都能再度獲得平靜。如果你能感恩，恐懼就會消失，而且感覺自己擁有很多，或者像某人說的：「感恩可以重新包裝過去，為現在帶來平和，為明天創造願景。」當身邊的事務似乎失控時，暫停下來自省；就像輪軸，如果回到中心點，你會找到平靜。暫停下來喘口氣。

用一個手掌貼住心臟，進行一連串深呼吸的時候，集中意念在心口。允許自己敞開心胸，接納生命中所有值得感恩的事。找出三件你所感謝、讓你獲得啟發、指引、支持的事。試著感恩，可以讓你通往內心更深處；由這兒，愛自然綻放，靈感自然流露，創造力湧現，同情心向外散發。

撥出 1 分鐘想想感恩的事，可以幫助你從新的角度看自己所處的環境，而環境會變得值得感激、充滿機會。從方寸之間，我們可以更新、調整、恢復讓我們走下去的平靜、活力。所以記住，當挫

折和失望出現時，採取感恩的態度。感恩是存在你內心和圍繞著你的無窮活泉。

## 尋找天堂

有時候，外面的世界有如叢林。還好，我們擁有內在的專屬避難所，而且唾手可得。首先，找到一個你覺得最舒適、有支撐但又放鬆的姿勢。花一點時間讓全身鬆弛下來。接著，把感官轉移到自身，注意力集中在呼吸的自然流動，感覺氣緩慢、飽滿又規律的自然運行。

想像心中有一個美麗、安全、肅靜、特別的地方，保留完全寂靜的境界。當你找到這個天堂，以單純的好奇心完全占有它，在這自然取得的避難處，享受清新、開放的「藍天心情」。想像自己的心扉，就像是在條件適合時，完全綻放的珍貴花朵，慢慢的打開花苞。讓一道純淨、充滿愛的光線照耀你，使全身每個細胞亮起來，你因而由裡到外散發光芒。沐浴在自身的光芒後，你可以帶著容光煥發、與活力泉源緊密相連的感覺回到現實，因為你知道自己隨時可以進入專屬的避難所。

## 以狂喜的心態進食

讓我們珍惜用五個感官進食的狂喜。咬下食物之前先暫停片刻，想像自己沒嚐過、甚至沒看過食物。以好奇心仔細觀察即將要吃的東西。摸摸看，感覺一下：它的觸感、氣味、外觀如何？舔一下，體會它在舌尖上的感覺和味道。接著把它放入口中，以所有感官包圍它，可是還不要咀嚼。讓它在舌上滾動，體會它在舌頭不同部位的觸感和味道。接下來才開始慢慢嚼，全心體會牙齒咬它的感覺，一直嚼到沒

有固體可嚼，只剩液體的味道時再吞下。保持這種好奇和狂喜的心態，繼續細嚼慢嚥；先觀察食物的外型、顏色、在手上的觸感，再體會它在口中和喉嚨中的氣味、質感、味道，最後用它滋養全身。

## 發掘內在

　　障礙就是助力。提醒自己，生命道路上的「絆腳石」經常也是「墊腳石」。人生過程中雖然難免有壓力和苦痛，但如何因應人生道路上的「坑洞」，我們擁有選擇權。雖然換過工作、換過戀愛對象、甚至搬過家，我們在某個時候還是會再度出現不滿的感覺。為什麼？共同的原因通常是——自己；知道這個現象，其實可以讓人想開一點。讓我們試試專門用來達成這種領悟的練習。一切從回歸自身做起。採取舒服的坐姿，脊椎挺直，但身體整體保持輕鬆且有良好支撐。以純淨的好奇心看待身體。在練習的全程中，讓呼吸緩慢、飽滿、自然、規律的運行。在心中騰出一個完全寂靜的地方。

　　一開始，你會感覺到無法避免各種雜念、情緒出現，且持續來來去去。不管它們多強烈，順其自然，好像你只是客觀的旁觀者。你可以把它們記下來，如果這樣有助於你清理思緒。過濾後，讓它們沉澱，然後再全部拋開。現在，進入自己內心，可是不要做任何評判，然後讓自己最睿智、博愛的部份浮現、擴大。最後，在你的心靈恢復平靜後，你真正的自我會像鏡子中的影像反映出來。請這個真我告訴你，你可以在生命中採取什麼改變，達到可長可久、有意義的目標。暫停片刻自問：「我忽略了什麼應該了解的事項？」此時你需要坦誠、耐心、信任。當你清除心中盲點後，你得到的回報是：一個負荷較輕、能力較大的你。你想要多頻繁運用這個資源都可以；你的內在本質隨時都可取用，而且無所不知、無所不能。

## 逐漸深度放鬆

　　這個動作的目的是要放鬆身體、促進療癒。在深度而漸進放鬆身體的過程中要支撐身體，你可以平躺，也可以坐著。眼睛要張開或閉著也都隨意。

　　不管姿勢如何，以自己覺得舒適的方式安頓好。你可以在膝蓋或脖子底下放枕頭，讓自己更舒服。

　　如果想讓鐘擺盪到另一邊，你要先把它拉到一邊再放開。身體也是一樣──要完全放鬆肌肉，先讓它們緊繃會有幫助。

- 一開始，輕輕收緊右腿肌肉，同時吸氣；然後邊放鬆肌肉邊吐氣。左腿重複這樣做。接著邊吸氣邊輕輕收緊右臂，然後邊放鬆邊吐氣。左臂重複同一動作。
- 邊吸氣邊收緊臀部肌肉，然後邊吐氣邊放鬆。
- 吸氣讓腹部膨脹。接著用嘴巴吐氣，讓腹部完全放鬆。
- 兩臂放在身旁放鬆，吸氣，聳肩，然後邊吐氣邊放鬆。吸氣，接著把兩肩往胸部靠攏。吐氣，放鬆。吸氣，把兩肩往腳部拉。接著邊吐氣、邊放鬆。
- 慢慢把頭左右轉動，讓頸部放鬆。吸氣，輕輕把臉部肌肉縮在一起，包括上下顎、嘴部、眼部、額頭肌肉。眼皮半閉、眨眼以放鬆眼睛周圍小肌肉，上下顎完全放鬆到微張的程度。
- 吐氣，放鬆。
- 運用意志力走一遍全身，讓全身各處進一步放鬆。這時不是要嘗試放鬆身體，而是允許身體放鬆。
- 允許兩腳掌、雙腿、髖關節放鬆。

- 允許雙掌、兩臂、雙肩放鬆。

- 允許臀部、腹部、胸部、心臟、喉部放鬆。

- 允許脊椎、背部和頸部所有肌肉放鬆。

- 允許臉部和頭部所有肌肉放鬆。

- 現在把注意力集中在呼吸。不嘗試改變呼吸模式，在身心開始靜下來的過程中，觀察或感覺空氣進出身體的輕柔氣流（大約 1 分鐘）。

- 觀察內心的動態。只要注意有什麼想法或感覺浮現，讓它們隨意來去，不嘗試加以評判、壓抑或控制。給自己幾分鐘的寂靜，完全享受深度放鬆的體驗。

- 接著，要求內在智慧、自身的導師讓你認識它。它的聲音清楚但微弱。默默感謝它提供給你的指引。向它請教，你是否疏漏了任何應該注意的事項。這位內在的導師可能透過語言、意象、符號或其他方式和你溝通。仔細聆聽。

- 每次換氣時，允許呼吸逐漸加深。想像自己在吸進氧氣的同時，也吸進光和療癒的能量，可讓你的身心恢復活力、充電。讓這股能量從你頭部進入，然後行經背部、脊椎、身體正面，再到雙臂、兩掌和雙腿、兩腳掌。

- 幾分鐘後，慢慢動手指、腳趾，以及兩個手掌、兩隻腳掌。接著輕輕轉動雙臂和雙腿。

- 準備好之後，慢慢翻到側面、屈膝、坐起來（如果原本非坐姿），感覺精神煥發、恢復活力。

- 靜靜聆聽內心說的任何話，保持感應到的任何感受，把整個身體當作容納你存在的聖殿，當作維持你生存、清醒、消息靈通的神鏡。繼續注意你的呼吸，感受它和從頭到腳移動的能量匯流，讓身體的整體經驗活躍起來。

# 第 8 章
# 運動光譜

你不必閱讀本章也知道運動有益。或許你已經知道，經常適度運動是促進健康和幸福最好的辦法之一。

可是你大概不知道，新的研究顯示，運動也可對基因產生好的影響、有助於逆轉細胞老化過程、讓你擁有更多能量，還能讓你更聰明，甚至讓你長出許多新的腦細胞（稱為神經增生）而使腦部變大。

真的。

## 基因不代表命運

我要再度凸顯本書的主題：基因不代表命運。你每天在飲食和生活型態上的選擇，會直接影響基因的表現程度 —— 加強或減弱。基因多老，你就多老，可是運動、飲食、生活型態的選擇，可以調整你的基因表現方式，影響程度遠超過以往所知，而且奏效速度比以往所知更快。

例如，芬蘭最近發表研究報告說，增加溫和到激烈的體能活動量，會改變兩個和第二型糖尿病相關的基因，並降低罹患這種疾病的風險，不管體重或飲食有無改變。

# 能量效率

許多人上了年紀之後覺得體力變差，原因之一是他們的粒線體運作效率隨著年齡下降。粒線體是身體的「能量發電機」。

最近有項研究比較年輕男女和較年長男女肌肉切片的粒線體。研究人員發現粒線體功能會隨年齡大幅減退，涉及的基因超過 300 個。

研究人員接著讓較年長者進行 6 個月的運動計畫，運用常見的重量訓練器材，每星期安排 2 天做 1 小時的肌力訓練（strength training，或稱阻力訓練）。訓練時做 3 組 10 次的腿部推蹬、胸部推舉、腿部伸展、腿部彎曲、肩部推舉、直臂下拉、坐姿划船、踮腳、腹部前屈、背部伸展，以及 10 次的手臂彎曲和手臂伸展。

6 個月後，研究對象的基因出現重大轉變。這項研究的共同作者、加州巴克研究所（Buck Institute）基因體中心主任賽門‧梅洛夫（Simon Melov）博士表示：「年長研究對象的基因指紋，逆轉到較年輕族群的程度 —— 雖然沒有完全逆轉到年輕人的地步，但足以使他們的基因特徵比較像年輕人，而不是像老人。」

換句話說，伴隨年紀漸增而來的粒線體受損和肌肉退化，光靠 6 個月的肌力訓練就能至少部份扭轉。這樣的結果實在驚人。

如果這些年長研究對象的粒線體被改善 —— 記住，粒線體是細胞內的「發電廠」—— 你或許認為他們會覺得精力較充沛。事實的確如此。

在客觀評估上，他們的肌力提升 5 成。這項研究的主要作者馬克‧塔諾波斯基（Mark Tarnopolsky）博士說：「有些研究對象表示，他們接受訓練之前很難抱起孫子。訓練後，要抱孫子不成問題。」其他研究對象表示，要提沉重的購物袋或爬樓梯輕鬆多了。

# 腦部變大

　　新的研究顯示，經常運動可使大腦長出新的神經元，讓人看了同樣振奮。直到 9 年前，大家都還認為人生下來有特定數目的神經元（腦細胞），隨著年紀變大神經元會減少，我們頂多只能減緩腦細胞折損的速率。

　　還好，這種看法是錯誤的。加州沙克生物學研究所（Salk Institute for Biological Studies）的研究人員指出，年長者在幾乎任何年齡都會持續長出新的神經元。他們最近發現，每星期只要走路 3 個小時，3 個月後增加的神經元就足以讓年長者腦部真的變大。

　　最棒的是，腦部成長最多的地方是海馬迴，也就是和記憶、認知能力關係最大的區域。只要走路 3 個月，他們的腦容量就和年輕 3 歲的人差不多。此外，新增的神經元似乎會找到既有的完整神經網絡，取代受損或失去功能的神經元。

　　這份研究報告中，作者的結論是：「研究結果顯示，心血管健康和老化者腦組織的剩餘量相關。此外也顯示，有氧的健康狀態維持、提升了年長者中央神經系統的健全和認知功能的角色，具有強力的生物學基礎。」報告的資深作者亞瑟‧克拉瑪（Arthur Kramer）博士說：「這不只事關延緩老化過程，而是逆轉老化的大事。」

　　營養也會影響神經元，而影響有好有壞。糖份、飽和脂肪比例高的食物，會妨礙神經增生，有的食物則可促進神經增生，包括巧克力（適量）、茶、黑莓；它們含有可改善記憶的表兒茶素（epicatechin）。少量飲酒會促進神經增生，但喝太多則有反效果。長期情緒壓力會減少神經增生，壓力管理技巧則能促進增生。尼古丁、鴉片類藥物、古柯鹼會減少神經增生，但《臨床調查期刊》（*Journal of Clinical Investigation*）1995 年刊登的研究顯示,（大麻含有的）大麻素（cannabinoids）有益神經增生,至少在老鼠實驗中如此。

　　還有,經常適度運動（加上較健康的飲食和壓力管理技巧）可減少全身（包括腦部）發炎現象,也可降低會影響清楚思考能力的小中風的風險。此外,運動者身上的有益神經傳導物質較多,包括多巴胺、血清素、正腎上腺素。上述物質有助減少憂鬱、提升情緒、讓你更能集中精神。

## 運動使人更聰明

　　其他研究顯示,經常運動的老人和不愛動的老人比起來,記憶力較好、從某一用腦工作轉到另一用腦工作的表現較好,也較能專心、集中精神。

　　也就是說,運動可使老年人頭腦更靈光。

　　運動也可使年輕族群更聰明。愛運動的小孩較少注意力缺乏症的問題,且學習速度較快。研究已經顯示,學校的體育課不但使學生更健康,也能使學業成績進步。

　　加州教育局對超過 35 萬名 5 年級學生進行研究,發現體適能和 SAT 測驗（編按:申請美國大學的重要測驗）分數正相關。體適能最好的學生,SAT 分數的百分位數在 71,體適能最差者的 SAT 分數百分位數則在 36,兩者差距約一倍。加州教育局研究 32 萬 2 千名 7 年級學生,發現差距更大——體適能最佳學生 SAT 分數的百分位數是 66,體適能最差者的 SAT 分數百分位數只有 28。

　　這樣的結果和《小兒科期刊》（*The Journal of Pediatrics*）最近刊登的研究不謀而合。珍妮佛・米勒（Jennifer Miller）醫生和同仁的報告說,因為病態肥胖兒童的荷爾蒙和代謝異常,這些兒童的認知能力

遠遜於沒有肥胖病史的兒童，出現行為問題的比率則較高。

有了加州教育局和米勒醫生的研究，加上運動直接有助於腦部擴大的研究，大家或許會認為體育課是每個兒童的重要課程之一。

錯。

我驚訝的發現，美國只有伊利諾一個州規定學校要上體育課。太可惜了。

我向肯尼斯·古柏（Kenneth Cooper）博士請教原因；他是預防醫學的先驅者，首先提出「有氧運動」一詞。他回答：「多年前我們還在唸書的時代，有九成學生都要上體育課。現在，情況相反，只有一成學校有體育課。我們為何不能改變這個現象？美國要扭轉這個趨勢，最重要的辦法是讓學校恢復體育課，規定所有學生都要上。」

我也洽詢美國運動醫學學院（American College of Sports Medicine）副總吉姆·懷海德（Jim Whitehead），他今年擔任全國推廣體能活動聯盟（National Coalition for Promoting Physical Activity）理事長。我問他：「我們為什麼不通過法律，規定每個學校都要上體育課？運動已證實可預防對兒童極為不利的疾病，還有什麼可以獲得更大的民意支持？」

## 有動無胖

懷海德解釋，美國《有教無類法案》（No Child Left Behind Act）無意間造成提供體育課的學校大幅減少。學校會根據標準化測驗的成績獲得獎懲，所以許多學校取消體育課，以增設可幫助學生拿到好成績的相關課程。他說：「是否在獎勵學校的評估項目中，並無學生體適能這個項目，所以造成全國學校系統刪除體育課的趨勢愈形

惡化。」

　　大部份人即使不知道最近的研究結果，也曉得運動有益身體。那麼，為何只有 1/4 的美國人做到美國衛生署長建議的基本運動量？為何將近 4 成的美國成人不做體能活動？

　　原因大家或許都猜得到。現在的小孩打電動，而不是運動或玩捉迷藏。以前的小孩隨時可安全的在外面玩耍，現在的孩子不行。就成人而言，現代科技提供的便利取代了許多要用體力的動作。遙控器、遙控電動門、電動高爾夫球車等很方便，惟獨對健康沒好處。

　　此外，很多人要長時間通勤，工作時間也比以前的人長。如果每天單趟通勤要花 1 小時，一天就去掉 2 小時，一星期就少了 10 小時，可運動的時間因而減少。

　　另一方面，太多美國人觀念錯誤，認為運動量要達到保健效果，一定要很辛苦：要痛苦才有收穫；要曬黑；要上健身房汗流浹背；要跑馬拉松。

　　運動應該是充滿樂趣，而不是痛苦。如果你不覺得它是享受，你就不會做，至少無法長期維持。如果你覺得有趣，就能持之以恆。一點樂趣就能讓你持續做下去。

　　健美和健康是兩回事。第 4 章說過，你運動愈多，身材愈好、減重愈多，可是如果你只想保持健康、降低疾病和早死的風險，每天走路 20－30 分鐘可能就夠。而且不用走很快或 1 次走完 20－30 分鐘。

　　假如要參加奧運，你必須達到最大有氧運動程度。可是如果只是要減重、改善睡眠品質、感覺快樂一點、強化性功能、改善便秘、降低膽固醇和血壓，或降低糖尿病、關節炎、心臟病、各種癌症，每天快走 30 分鐘就足夠；從事任何你喜歡的體能活動也可以，例如騎自行車、跳舞、游泳、做園藝等。

## 經常從事體能活動的益處

- 控制體重。運動可提高代謝速率，所以你會燃燒較多卡路里。經常運動的話，即使在靜止狀態，燃燒的卡路里也較多。
- 讓你覺得更快樂、心情變好、降低憂鬱症風險。
- 讓你的敵意、憤怒感降低。
- 讓你覺得更有韌性、更能應付生活中的壓力。
- 讓你更有自信、覺得更有自尊、整體感覺幸福。
- 工作或出遊時更有體力。
- 關節更健康，所以你能在較不痛苦情況下更自在的行動。
- 讓你睡得更好。
- 讓你血壓降低，甚至可能不必吃降血壓藥物。
- 降低總膽固醇、降低壞膽固醇、降低三酸甘油脂、提高好膽固醇。降低服藥的必要性。
- 增加力氣。
- 增加柔軟度。
- 增加耐力。
- 強化心臟機能。每次搏動能輸送更多血液，提供更多氧氣給細胞。
- 提高肌肉效能、肌肉運作更好。
- 降低血糖，減少糖尿病風險。
- 減少心臟病發作、減少血栓形成與降低心臟病發作的風險。
- 降低中風風險。大部份中風肇因自腦部血栓。
- 提高骨質密度，因此骨質疏鬆和骨折機率降低。
- 改善平衡能力，所以跌倒和骨折風險降低。
- 減少體脂肪、增加瘦肉組織量。

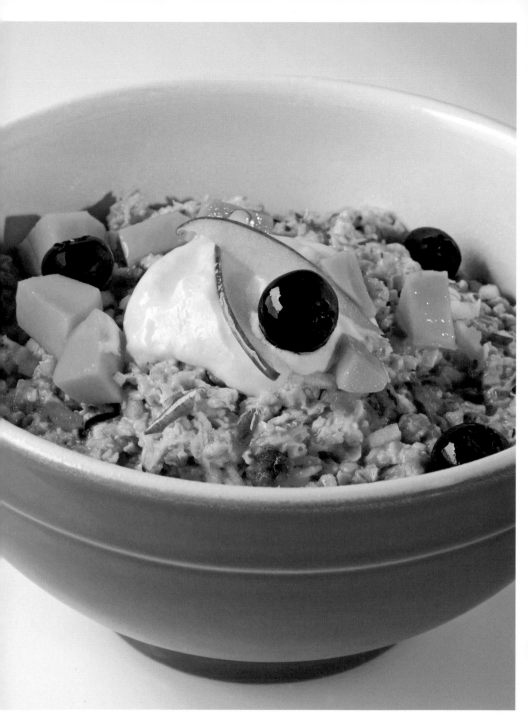

芒果、藍莓什錦麥片

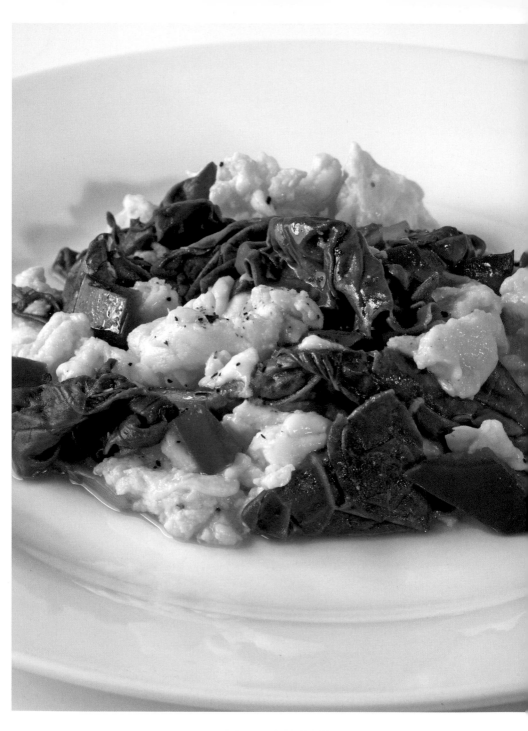

三合一早餐炒蛋

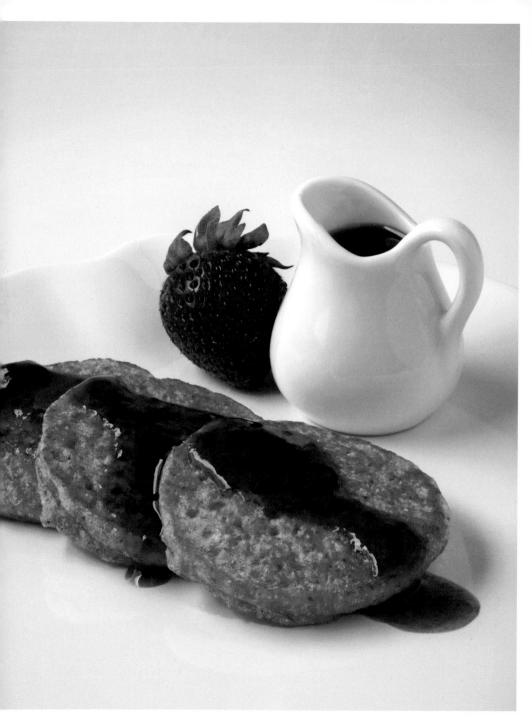

多穀物煎餅佐草莓糖漿

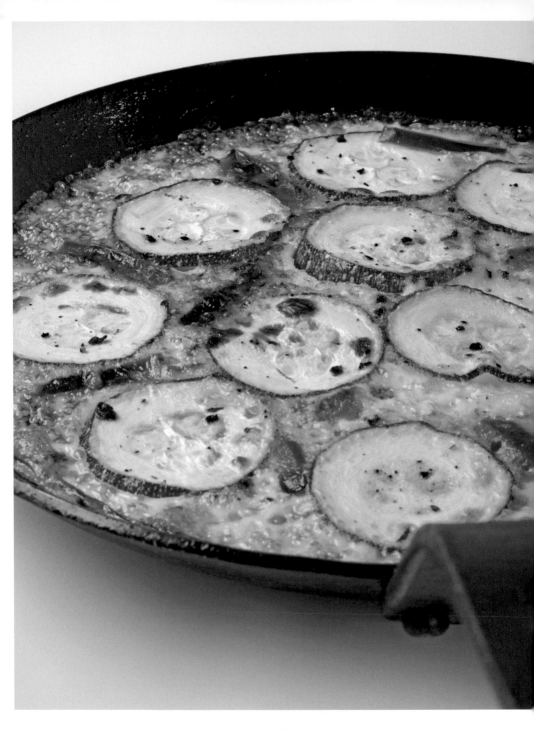

櫛瓜烘蛋

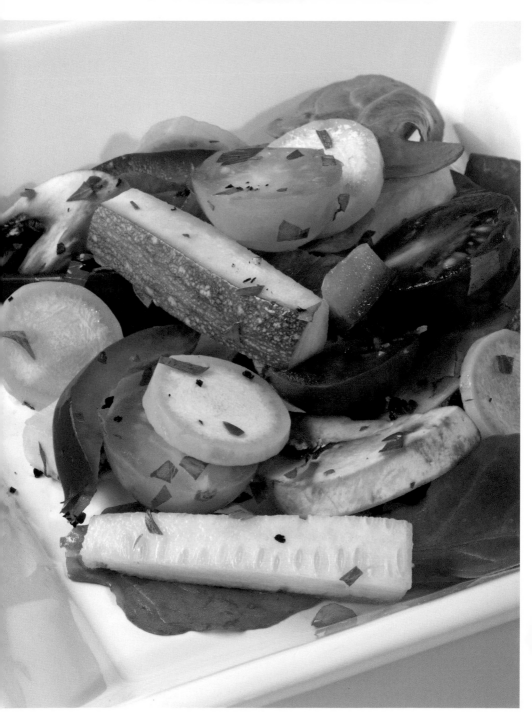

醃漬蔬菜沙拉

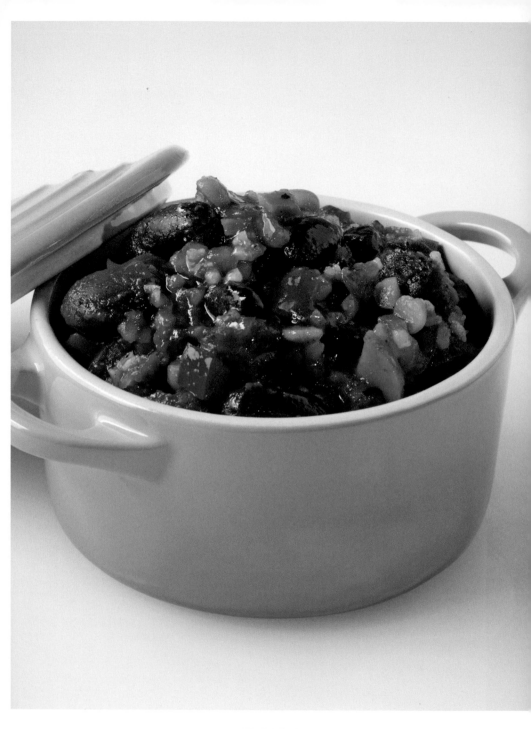

蔬食辣豆

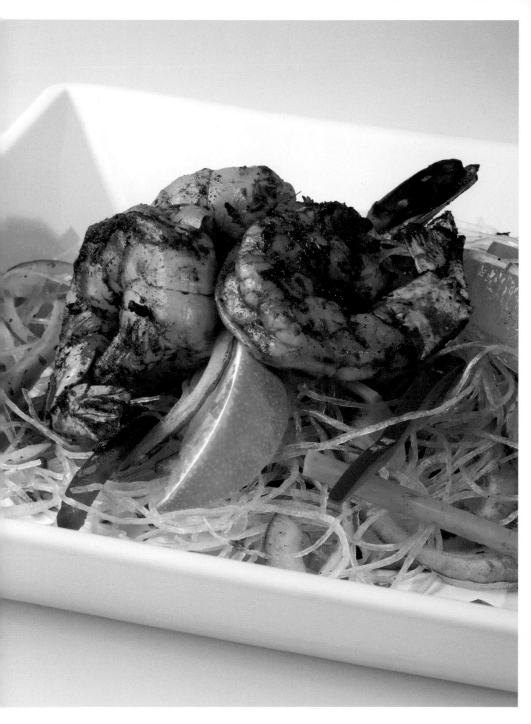

涼拌米粉佐烤蝦

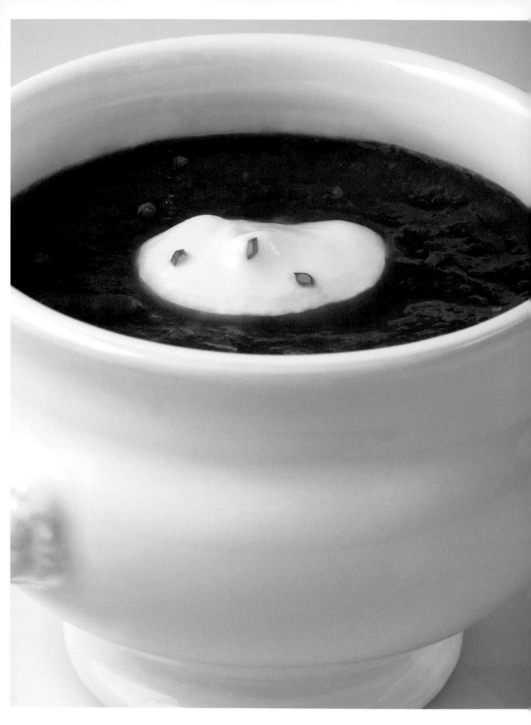

烤番茄湯

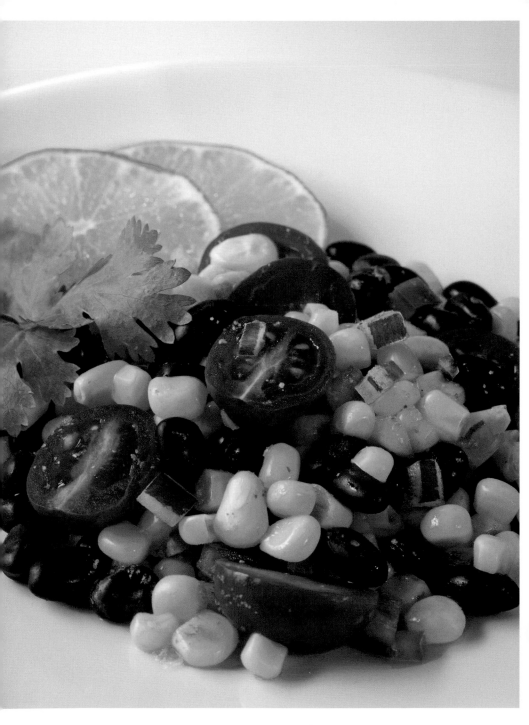

玉米黑豆番茄沙拉

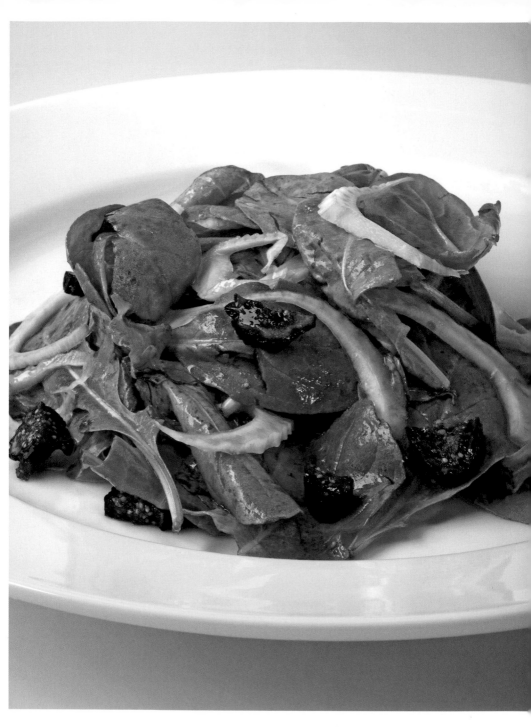

茴香芝麻菜沙拉佐無花果油醋

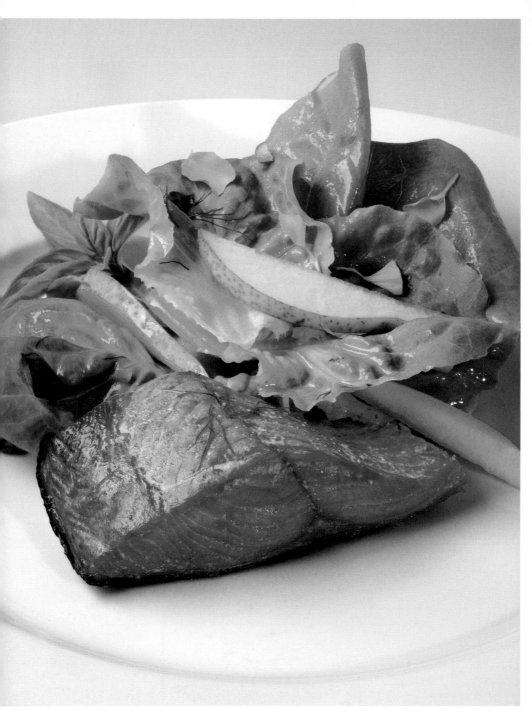

西洋梨、奶油萵苣拌香草佐鮭魚

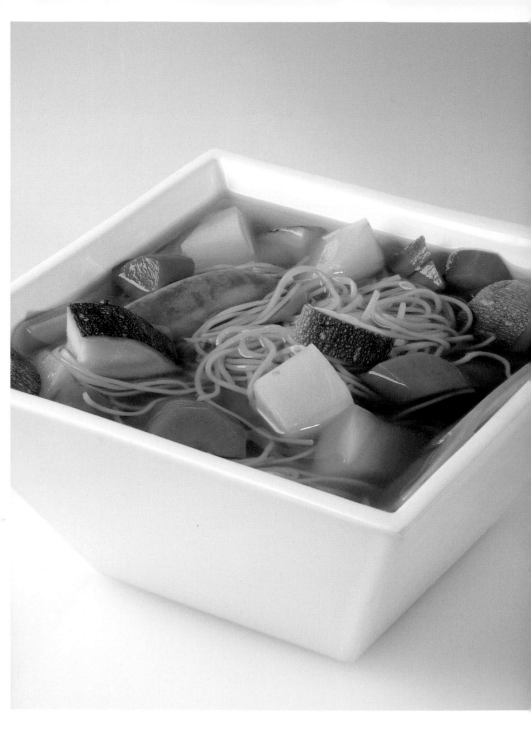

咖哩蔬菜火鍋

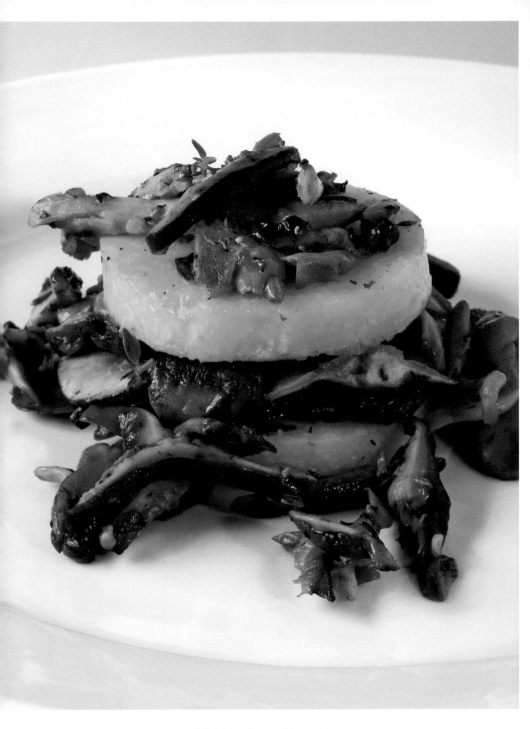

香煎野蘑菇義式玉米餅

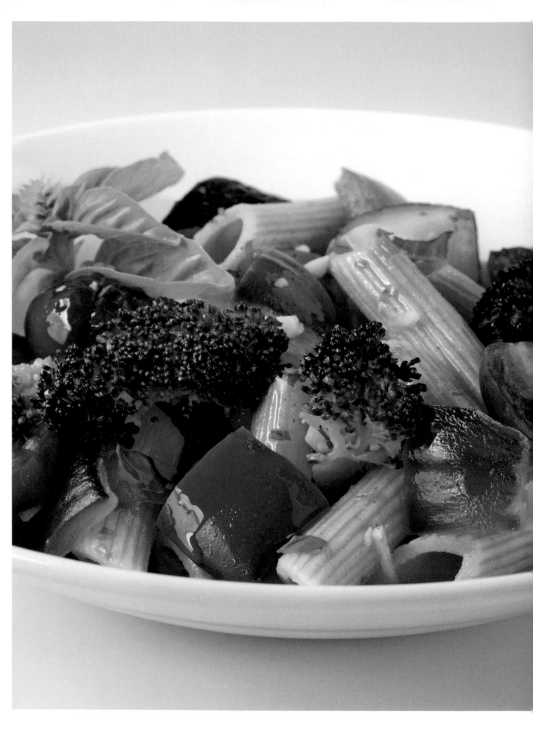

全麥筆管麵配烤蔬菜

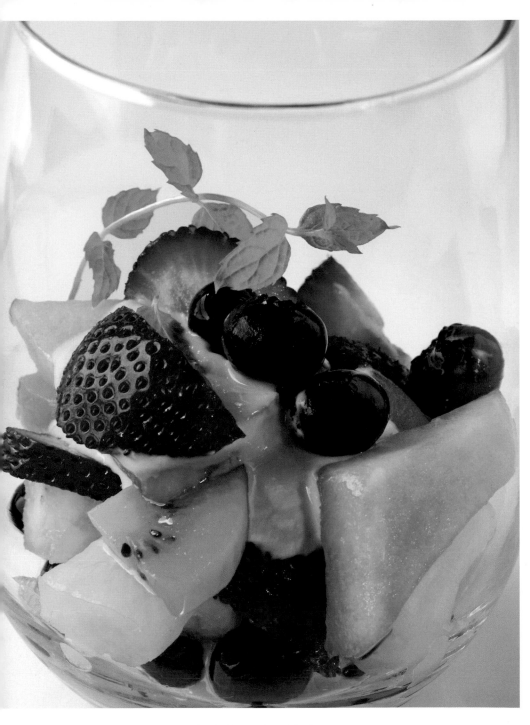

脫脂優格水果總匯

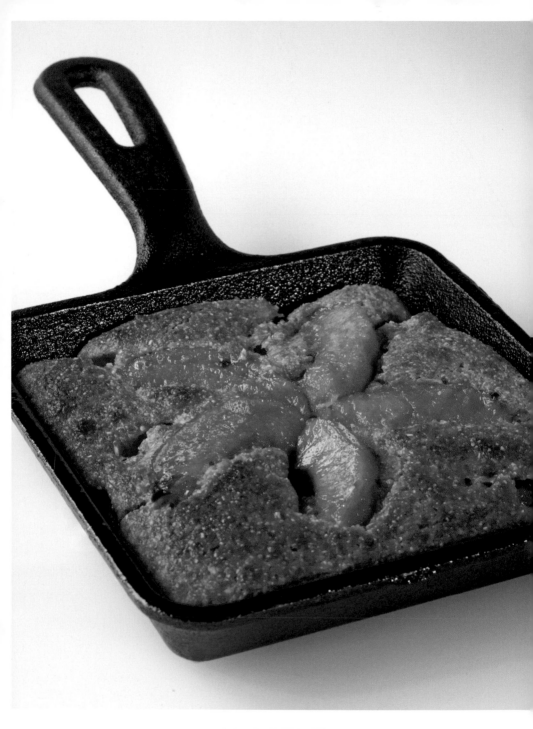

杏仁水蜜桃蛋糕

## 輕鬆做運動

運動並不複雜。我在本章列出許多運動的資訊，可以濃縮為：做你喜歡的項目，樂在其中，而且經常做。如此而已。

要獲得經常運動的健康效益，你不一定要成為健身房會員、僱用私人教練或以 10 公里慢跑為生活規劃的中心。在成千上萬女性參與、持續進行的「女性健康研究」（Women's Health Study）中，每星期以中快速度走路 60－90 分鐘──平均每天只要 15 分鐘──即可使心臟病發作和中風機率降低 5 成。

如果你要的不只是健康的好處呢？如果你想改善體適能呢？《美國醫學會期刊》最近刊登的研究顯示，和上述時間一樣的運動──每星期 60－90 分鐘，就可以使體適能非常差的人，包括過重、原本不運動、血壓逼近高血壓的人，在短期間內改善體適能。

在開始運動計畫之後，之所以會有超過 5 成的人半途而廢（大多在 6 個月內），肇因於運動就是要累得半死的錯誤觀念。如果我認為每天必須在踏步機上踩幾個小時，我也會放棄。

還沒到公司或賣場就停車，多走一段路呢？這樣你每天就有 10 分鐘的運動。喜歡跳舞、瑜伽、游泳、騎自行車、做園藝嗎？這些都算運動。和心愛的人做愛也算，而且「床上運動」還能增添濃情蜜意。如果你把喜歡的體能活動融入日常生活，不用吃苦也能獲得運動的身心益處。

每當大家問我做什麼運動時，我回答：我經常用橢圓機（elliptical trainer）和重量訓練器材。我也做瑜伽、打網球、健行，還和妻子安、兒子盧卡斯一起上空手道課程。

想知道更多運動的資訊，請往下看。

# 運動光譜

運動講究三個要素：

● **耐力訓練**，也就是有氧運動、心肺功能強化訓練。
● **肌力訓練**，通常稱為阻力訓練（resistance training）。
● **柔軟度**。

好的運動計畫應該三個要素都涵蓋。考慮如何量身訂做適合自己的運動計畫時，不要忘記它們。

## 耐力／有氧訓練光譜

可增加耐力的運動，對於預防和逆轉大部份慢性病很重要。這類運動可強化心臟、肺臟、肌肉，以及循環、消化、神經、荷爾蒙系統。簡而言之，有氧運動是重複、連續使用手臂、腿部的大肌肉，強度挑戰舒適的上限，但不會筋疲力盡或使你對規律運動反感。

運動生理學家喜歡用 FITT（頻率、強度、時間、類型的英文首字母縮寫）說明有氧運動光譜。

【頻率】　每星期至少 3 次。
【強度】　簡單的經驗法則 —— 運動量大到你仍可邊做邊說話，但無法唱歌。或者照運動生理學家說的，使心率達到你所屬年齡層建議最大值的 4-8 成。
【時間】　每天 30-60 分鐘。不必一次做足，可分為幾段 10 到 15 分鐘，例如午休時間走 15 分鐘。
【類型】　要用到大肌肉的持續活動，像是走路、游泳、騎自行車、跳舞、跑步、打網球。

　　如果你現在並未從事有氧運動，不要操之過急，可以每 2 天繞著附近街道走一圈。幾星期後，改為每天在附近走一圈。過一段時日後，再改為午休和下班後各走一圈。幾星期後，看自己是否能每天 1 次走上 30 分鐘。

　　接下來，重新評估你的目標。你是否覺得更快樂、更有韌性、壓力感減少？減重速度並未引起不適？血壓是否下降？如果答案是肯定的，太好了；只要持續下去即可，或嘗試其他喜歡的運動（交叉訓練）。如果答案是否定的，逐漸增加運動頻率和時間，直到達成目標。只不過，要注意運動強度的增加。一定要先增加運動頻率和時間，再求提高強度，以減少運動過度受傷的風險。

## 肌力╱阻力訓練光譜

　　肌力訓練是要讓你旅行時能輕鬆提起行李，不是要讓肌肉變粗壯。而且，你不必花錢加入健身房會員、購買槓鈴或複雜的重量訓練器材，雖然它們可能很好玩。即使是邊講電話邊重複舉起一罐食物也有其價值。肌力訓練的好處包括：

| | |
|---|---|
| 減少脂肪和體重 | 促進新陳代謝 |
| 減輕關節炎的痛苦 | 增加骨質密度 |
| 降低血壓 | 降低膽固醇 |
| 感覺更快樂、較不憂鬱 | 降低糖尿病風險 |
| 提高自信心 | 改善便秘 |

　　和有氧運動一樣，肌力訓練的根據是「負荷過度原理」：如果你經常強迫肌肉（包括心肌）比平時更賣力運作，它們會適應輕微過度的負荷，久而久之，會變得更強壯、更有效率。

　　確保安全、避免傷害很重要。不要做過頭。根據個人情況、健康需求、特定目標訂做自己的肌力訓練計畫。姿勢正確（亦即腰打直、膝蓋微彎）有助預防受傷。舉起、上推或拉動時吐氣，釋放時吸氣。如果負擔得起，向運動專業人士學幾堂課可幫助你踏出正確的第一步。

　　肌力／阻力訓練光譜要點如下：

【頻率】　每星期 2－5 天。

【強度】　運動量大到可邊做邊說話，但無法唱歌。心率達到建議最大值的 4－8 成，或自認運動量很輕到重（激烈）。

【時間】　做 8-10 種動作，每種動作做 1－3 組。每一組做 10-15 下，每組之間休息 1－3 分鐘。

【類型】　你可以花點錢買自由重量訓練器材或彈力帶。不過，用罐頭食物或裝滿水的塑膠瓶也可達到同樣效果。

　　如果你要增加肌肉量，就減少動作次數、但重量加大。如果要讓肌肉線條勻稱，可增加動作次數、但重量減輕。

　　如果你才剛開始肌力訓練，選一個輕到你可以做完一組 8 次的重量，但最後一次有點吃力。幾星期後，逐漸增加重量和動作次數。重量要慢慢增加，每次只加 2-10％。水瓶很適合。一開始用大水瓶裝點水做，隨著時間過去，水愈裝愈多。

### 增加肌力的漸進光譜

| | | | |
|---|---|---|---|
| 虛弱者或老年人 | 1 組 | 10-15 次 | 2-3 天 / 星期 |
| 健康成人—菜鳥 | 1 組 | 8-12 次 | 2-3 天 / 星期 |
| 新手—訓練<br>3-4 個月後 | 1-3 組 | 8-12 次 | 2-3 天 / 星期 |
| 中等程度 | 1-3 組 | 1-12 次 | 2-3 天 / 星期 |
| 進階程度 | 1-3 組 | 1-6 次 | 4-5 天 / 星期 |

肌力訓練要訣：

- 先做大肌肉，再做小肌肉。例如，先做大腿再做小腿。
- 先做要用到多個關節的動作，再做只用到一個關節的動作。
  例如，先做抬舉過頭，再做手腕屈伸。
- 先做難的動作，再做簡單的動作。
- 每 2 天運動 1 次相同的肌肉群比較好。

## 柔軟度運動光譜

　　你的肌肉和關節僵硬嗎？你認為這是老化的正常現象？老化的確會造成肌肉和關節柔軟度出現某種程度的自然衰退，但美國人肌肉和關節僵硬的主因是，他們忽略了柔軟度運動。大多數美國人認為，「運動」就是增加力氣和耐力。力氣和耐力確實重要，可是柔軟度也一樣，而且通常是運動中被遺忘的一環。柔軟度好，做任何事的能力都可提升。不僅如此，它還能減輕壓力、改善心情和體姿、減少受傷和跌倒的風險。

　　改善柔軟度的最好方式之一是規律做哈達瑜伽。跟你信任的老師學一個適合你特質的動作。

### 柔軟度運動光譜

|  | 一般人 | 老人 / 虛弱者 |
|---|---|---|
| 頻率 | 至少 2-3 次 / 星期 | 至少 2-3 次 / 星期 |
| 強度 | 達到輕微不適程度 | 達到輕微不適但不算疼痛的程度 |
| 時間 / 次數 | 每次 10-30 秒，每個伸展做 3-4 次 | 每次 10-30 秒，每個肌肉群至少做 4 次 |
| 類型 | 主要肌肉群的靜態伸展 | 主要肌肉群的靜態伸展 |

　　**接下來要決定運動量。**在後面的章節中，我會說明預防或逆轉每種慢性病的運動光譜。

　　**為保健和預防疾病而運動。**前面說過，如果你身體健康、想要保持下去，你不必大費周章。每星期只要做 3 天、每天累積 30 分鐘的中等有氧運動即可。你不必 1 次做足 30 分鐘。試著每星期至少做 2 次肌力訓練，另外每星期做 2 - 3 次柔軟度訓練。

　　**為體適能而運動。**運動頻率、強度、時間愈大 / 久，體適能愈好。如果你的運動不只是走路，要持之以恆。當「週末戰士」會增加受傷風險。

　　要持之以恆運動，基本原則如下：

### 1. 選擇你喜歡的活動

　　小時候，玩什麼會讓你樂翻？跳繩？跳跳樂（pogo stick）？現在你喜歡做什麼？如果樂在其中，你比較可能持續做體能活動和運動。

　　你比較喜歡做園藝而不是打壘球？那就蒔花種草。你喜歡溜直排輪而不喜歡在跑步機上跑？那就買雙直排輪好好溜。

## 2. 聽身體說話

　　不要做過頭。前面說過，運動的時候應該還能說話。注意疼痛和痠痛的區別。運動過程中如果感到劇烈或灼熱的疼痛，立刻停止動作並冰敷，甚至可服用非處方的抗發炎藥物（阿斯匹靈、ibuprofen、naproxen）。如果還會痛，就暫停運動。

　　不過，運動的隔天感覺有點痠痛很正常（這其實是好事），尤其是你原本沒有運動習慣的話。痠痛意味你把肌肉運用到它們的舒適程度以上。這代表你會更強壯。

　　假如疼痛持續不退或幾天後惡化，找醫生檢查。

## 3. 有恆心

　　為了健康而運動，持之以恆比運動時間長短或強度更重要。寧可每天運動一點，不要當「週末戰士」或每星期只運動 1 天或 2 天但運動過度。

## 4. 時間保持彈性

　　假如今天沒空運動，明天多運動一點。臨時有事很常見。

　　在車上或辦公室擺一雙健走鞋和運動衫，以便約會臨時取消，意外多出時間時可用。

## 5. 鍛鍊核心

　　身體的核心就在肚臍附近，它是人體重心的中央，是所有大肌肉運動的起始點。強化身體核心有幾個好處：防止下背痛、改正姿

勢、腹部肌肉線條更好看。

## 6. 要增加體能活動，就把它融入生活

- 走路或騎自行車上班、購物而不開車。如果不可行，把車停遠一點（通常車位比較好找，可順便降低找車位的壓力）。
- 不搭電梯而走樓梯，尤其只上下一兩層樓時。
- 在機場若站在電動步道上，不要光站著，可在步道上走。
- 提前一或兩站下車，走到目的地。
- 打高爾夫時用走的，不開電動車。
- 和親友一起運動以增加社會支持，可獲得更大激勵、好處加倍。
- 休假時走路慢慢欣賞風景，而不是開車。

## 7. 買雙好鞋

好的鞋子會讓你走起來更輕鬆。此外，適合的排汗運動服，對調節體溫很重要。

## 8. 溜狗，即使沒養狗也可以

養寵物有許多健康上的好處：更有韌性、更有自尊心、降低血壓，養狗的人更因為溜狗而增加運動量。如果不想養狗，可以和養狗的朋友商量，主動幫他們溜狗，或和他們一起溜狗。

## 9. 和醫生合作

如果你是 45 歲以下男性或 55 歲以下女性，而且沒有慢性病或心血管疾病的重大風險因子（抽菸、肥胖、高血壓、高膽固醇），開始運動計畫之前，不一定要諮詢醫生。不過，請醫生在你整體健康

狀況下評估能否運動有好處，尤其是你已很久沒運動的話。

　　後面的章節說明如何利用運動光譜，量身訂做完全適合你的運動量。

# 第9章
# 運用光譜降低膽固醇

如果你從別人的餐盤拿東西吃，不會吸收膽固醇。這有科學根據。

—— 普立茲得獎作家大衛·貝瑞（Dave Barry）

**見證**

西維吉尼亞州 克拉克斯堡的衛斯里·米勒（Wesley Miller）

\*

一年前，我不認為自己能活到現在。這段期間我經歷很大變化。

2001 年 11 月某天，我在斷斷續續的心絞痛之中醒來，被送進加護病房。心臟科醫生告訴我壞消息，他說：「你的繞道血管已經完全堵住，而其他血管太細、問題太多，不能再做繞道或血管成形術。」醫生不建議我做進一步外科介入治療。

我沒有太多選擇了。1994 年動繞道手術之後，我自認盡力做到可改善冠狀動脈疾病的事項，但此時我覺得自己沒救了。

我的家庭醫師到加護病房看我時說，我診斷出第二型糖尿病，他已把我轉介到一個新的生活型態調整計畫；聯合醫院中心（United Hospital Center）即將實施這個計畫。當我聽到「逆轉心臟病」這個詞，我非常有興趣。那是一段美好、收穫豐富的體驗。我們生活在食物經過部份氧化處理的世界。我開始改變飲食和生活型態後，身體開始出現驚人的好轉。這個計畫的效果比我原先想像的更好。

心絞痛使我走起路來很辛苦，通常需要用拐杖或輪椅。我

有三處腰椎間盤凸出和腰椎滑脫導致下背痛，兩腿兩腳又有神經病變，健康情況原本就不理想。走短短一段路到門口拿信，也會胸痛。

2001 年 11 月，我走路要用拐杖，在沃爾瑪（Wal-Mart）購物要用輪椅，實在沒面子。我不喜歡這樣。我不想接受這種局面。我知道，一定有更好的辦法；感謝主，我找到了。

計畫開始後第 7 個星期，心絞痛消失了。不管靜止狀態還是運動，我都不再胸痛。情況好到我不敢相信，可是如假包換。以前，我走 75 呎（不到 23 公尺）就會胸痛；現在，我走 2 英里（3.2 公里）以上也完全不會胸痛。我現在每天可以在飛輪車（stationary bike）上騎 8－10 英里（12.8－16 公里）而不會胸痛或出現其他疼痛。我覺得自己像勁量電池（Energizer）的兔寶寶。

我不再需要拐杖或輪椅。

參加歐尼斯博士的計畫後：

- 我的總膽固醇從 243mg/dl 降到 110mg/dl。
- 我的三酸甘油脂從 819mg/dl 降到 93mg/dl。
- 我的好膽固醇從 27mg/dl 升到 38mg/dl。
- 我體重減輕 50 磅（22.7 公斤）。要二手衣服的人請找我。
- 我的心臟射血率從 45% 提高到 61%。
- 我的攝護腺特異抗原（PSA）數值從 4.5ng/ml 降到 3.3ng/ml。
- 我不必再吃糖尿病藥物。
- 我吃的其他藥物有 75% 被醫生停用或降低劑量。

我的血液檢查數據很理想，而我真的很努力才有這種成績。但這個計畫最棒的地方是，我可以享受以前認為不可能再度擁

有的生活品質。以往擔心死亡的憂慮，已被生存的感恩取代。我已經永遠改變生活型態。

這個計畫並未給我自律，而是喚醒我重新發現以前認為沒有的自律。上半輩子，我採取聽天由命態度，但這個計畫讓我發現，我必須運用抉擇的權力。我也因此發現必須運用自己的身心靈。

我不是唯一的例子。參與計畫的人既從事個人治療，也從事團體治療。我是我弟弟的守護者。我們彼此把對方視為自己原本應有的樣子，而不是別人說我們如何就如何，或者像以前那樣讓自己受害。

德國詩人歌德說：「善待他人，幫助他們人盡其才。」

計畫的成果讓我很激動，不能等閒視之。我很慶幸自己參與了計畫，它真的救了我一命。

我會不會死？總有一天會，但不是現在。我還有很長的人生要活。對我個人而言，歐尼斯的生活型態調整計畫，讓「發自內心感謝」有了新的涵義。

## 營養光譜

你的身體能以多高（或多低）效率代謝、排掉膳食中的飽和脂肪及膽固醇，部份由基因操控。

假設你決定檢驗自己的膽固醇，因為你知道降低壞膽固醇可以挽救生命，包括你自己的命。你去看醫生、抽血檢查，幾星期後回診看報告。

　　大多數情況下，醫生會說：「你的膽固醇好像太高了。我猜你大概不會大幅改變飲食或生活型態。不用煩惱，我給你開他汀類降膽固醇藥物，這樣就沒問題了。」

　　醫生的診斷並沒錯，可是處方並不完善。可想而知，許多人光只是吃藥，並未改變飲食和生活型態。

　　我們的健保體系（其實是醫療體系）的設計，讓醫生難以提供諮詢，讓病患知道吃藥和手術之外還有什麼替代方案。這樣的制度讓醫生和病患都感到挫折。醫生通常只有 5 分鐘可以幫你看病，而且醫生在學生時期沒受過太多營養方面和徹底改變生活型態的教育。醫生開藥、動手術可申請給付，但飲食和生活型態的諮詢通常拿不到給付。（不過，我和同仁一直向聯邦醫療保險、許多保險公司爭取，希望改變此現象）。

　　你可能會告訴醫生：「我很想先試試看改變飲食和生活型態的效果。」醫生可能回答：「好啊，飲食稍微改變就可以了──少吃點紅肉，多吃點雞肉和魚，一星期只吃 4 個蛋，少吃甜甜圈。」

　　所以你就這樣做。一個月後，你回診再度驗血，膽固醇可能沒降多少。此時醫生會說：「很遺憾，飲食法沒用；現在我必須開立普妥等他汀類藥物給你，要吃一輩子。」

　　事實上，你的飲食療法並未失敗；失敗的只是特定的那種飲食療法。你有光譜般的寬廣選擇。要不要嘗試另類療法當然取決於你自己，可是我認為有必要讓你知道所有選項，好在資訊充分情況下做明智的抉擇。

　　第一優先、通常也是最好的選項是，飲食和生活型態採取漸進但較大幅度的改變。美國心臟協會和全國膽固醇宣導計畫建議的輕微飲食改變，足以讓有些人的膽固醇明顯下降，可是很多人沒辦法降。研究顯示，照上述建議輕微改變飲食後，大多數人的壞膽固醇

只能下降 5%。

　　然而，若飲食和生活型態改變幅度較大的話，通常可使膽固醇大幅降低。我們在《美國醫學會期刊》發表的隨機對照試驗結果發現，生活自由的試驗組男女病患，1 年後的壞膽固醇平均下降了 4 成，而他們完全未服用降膽固醇藥物。這樣的效果比起立普妥等他汀類藥物，無任何服藥的成本和副作用（例如肝臟和肌肉損傷）。不過，他們飲食和生活型態的改變幅度，卻遠大於多數醫生建議的幅度。

　　人類代謝膳食脂肪和膽固醇的效率，存在著基因上的差異。麥克・布朗（Michael Brown）及約瑟夫・哥斯丁（Joseph L. Geldstein）因為發現膽固醇受體，獲得 1985 年的諾貝爾醫學獎。這些位於細胞表面的受體可和膽固醇結合，並把膽固醇從血液中清除。你的膽固醇受體愈多，身體愈能有效代謝（排除）飲食中的飽和脂肪、膽固醇。

　　有的人基因運氣好。他們有很多膽固醇受體，所以排除飲食中脂肪和膽固醇的效率很高，不管怎麼吃，膽固醇都保持低指數，這個現象有時稱為「邱吉爾效應」，因為他雖然愛吃骨髓、喝香檳、抽雪茄，還是活到 90 歲。有些人的膽固醇受體較少，即使只是看看奶油，膽固醇也會上升。大多數人介於兩者之間。

　　好消息是，就算你膽固醇受體不多而屬於代謝效率低或「基因運氣差」的族群，你仍可以大幅降低膽固醇，如果你在飲食和生活型態上採取更大的改變。換句話說，假如你的飽和脂肪、膽固醇攝取量不多，代謝效率不高其實沒什麼關係。

　　基因差異，可為光譜般的漸近選擇提供理論依據。一開始先稍微改變飲食，如果這樣就能達到目標最好。如果目標未能達成，你可以逐漸加大改變幅度，直到目標完成。即使你的基因造成代謝效率不高，持續減少飽和脂肪、膽固醇攝取量，通常可使膽固醇下降

得更多。

　　你不必真的檢驗膽固醇受體的數量；你只要逐漸加大飲食的改變幅度，直到膽固醇降到你規劃的目標。假如稍微改變飲食和生活型態，膽固醇就隨著降低，你的膽固醇受體可能比大部份人多。

　　但你沒有必要知道受體多寡；你唯一需要做的是，一步一步往光譜健康頂端移動，直到身體出現你要的反應。這就是第 4 章所說的，邊做邊調整的範例。

　　他汀類藥物降低膽固醇的效果很好。幾項大規模隨機對照試驗已經證明，他汀類藥物可減少心臟病發作和早死，而且可能兼具減少發炎的好處。有些人半開玩笑說，應該把這些藥加到自來水裡。病患這麼說時，我會開這樣的處方。

　　他汀類藥物雖然有用，我不認為它們是大多數病患的最佳選擇，因為所有藥物都要花錢，而且有副作用（不論已知或未知）。去年，健保為他汀類藥物花費數十億美元；如果病患的飲食和生活型態能有較大幅度改變，大部份的藥費可以省下來，而改變飲食和生活型態就算有副作用，也是好的副作用。

　　當然，是否改變飲食和生活型態，每個人有自由選擇的權力。我本身並不直接要求病患改變，而是向他們說明吃藥在內的各種選項，並說明各種選項的風險、費用、好處和副作用。不管他們怎麼決定，我都支持。

　　大多數醫生認為吃藥很容易做到，改變生活型態即使不是「不可能的任務」，難度也很高。不過，事實證明傳統想法是錯的——《美國醫學會期刊》2002 年刊登的研究指出，由醫生開立他汀類藥物處方的病人，1 年後就有 2/3 未依照指示服藥。

　　原因何在？因為降膽固醇藥物不會讓你感覺好轉。醫生要你吃不會讓你感覺變好的藥物，以防止心臟病發作或中風之類的嚴重情

況，而這些問題想到就令人害怕，所以你不想吃藥。

相對的，徹底改變生活型態的人大多很快就感覺立竿見影，所以改變的理由從怕死轉為活著的喜悅。我在第 2 章說過，這對許多人來說是值得的決定——不只更長命，也感覺更好。

以下簡單說明如何運用有科學根據的營養光譜，來改善你的膽固醇和血脂肪指數。有些內容在前面章節已有較詳細的探討：

- **少吃飽和脂肪**。這種脂肪主要存在於動物產品，例如紅肉、奶油、鮮奶油，以及熱帶植物油脂。肝臟利用飽和脂肪製造壞膽固醇。
- **少吃含有反式脂肪的食物**。大部份油炸食品和加工食品（如糕餅、零食）含有反式脂肪。如果標籤有「氫化」或「部份氫化」字樣，不要買。
- **少吃單一碳水化合物**，例如糖、白麵粉、白糖、高果糖玉米糖漿。它們會大幅增加三酸甘油脂。
- **多吃粗糙、複合式碳水化合物**，像是蔬果、全穀物、豆類、黃豆製品。
- **減重**，因為有助降低膽固醇和血糖。
- **每天吃 3 公克魚油**，它可提供 omega-3 脂肪酸；最好選購已經去除汞、多氯聯苯、戴奧辛等有毒物質的產品。omega-3 脂肪酸除了能使心因性猝死風險減少 8 成，還能大幅降低三酸甘油脂、減少發炎。
- **在飲食中添加水溶性纖維**，它可在腸道中和膽固醇結合，有助於排出膽固醇，因而能降低壞膽固醇。水溶性纖維的食物來源包括燕麥麩、亞麻仁、大麥、洋車前子殼、柑橘、蘋果，以及胡蘿蔔、豌豆等豆子。

● **薑黃素是印度咖哩原料薑黃的有效成份**，第 3 章已有說明。
最新的研究指出，薑黃素可降低膽固醇，因為它會干擾腸道
吸收膽固醇、促進膽固醇轉換為膽酸、促進膽酸排出。薑黃
素具有強力抗氧化和抗發炎功效，可防止壞膽固醇氧化為可
能出現在動脈的較有害型態。

● **紅麴萃取物含有他汀類藥物的相同成份。**有些專家認為，紅
麴萃取物因為裡面有其他物質，所以副作用比他汀類藥物少。
但這個看法尚無定論。由於有潛在副作用，最好在醫生監督
下服用。

● **菸鹼酸屬於維他命 B 群，通常以高劑量來有效降低膽固醇。**
高劑量的菸鹼酸應視為降膽固醇藥物，雖然它不需處方即可
購買。最好在醫生監督下服用，因為有些人服用後會出現臉
部潮紅甚至肝臟中毒。

還有其他另類療法，但效果較有爭議：

● **大蒜。**有些研究顯示，大蒜可降低膽固醇。不過，美國衛生
與公眾服務部（U.S. Department of Health and Human Services）的
健保研究與品質局（Agency for Healthcare Research and Quality）認
為相關研究並無定論。大蒜雖可降低膽固醇，吃太多卻可能
影響人際關係。

● **香膠**（Guggul）是印度北部一種常見帶刺植物的黃色樹脂，其
萃取物含有一種植物固醇。2003 年前發表的幾篇研究指出，
香膠和香膠萃取物可使高膽固醇患者降低膽固醇。不過，比
較近期的嚴謹研究顯示，它們對膽固醇並無幫助。香膠可能
引起胃部不適、皮膚起疹子或其他嚴重副作用。孕婦、哺乳
婦女、兒童應避免服用。

- **貝他穀固醇**（Beta-sitosterol）是一種可阻止身體吸收膽固醇的植物固醇。它是幾乎各種植物都含有的幾種植物固醇之一，在黃豆、米麩、麥芽中特別多。它也被用來治療良性攝護腺肥大。廠商用類似的植物固醇生產名為 Benecol 的瑪其琳，藉由阻止膽固醇的吸收來降低膽固醇。

- **甘蔗原素**（policosanol）是古巴甘蔗蠟的萃取物。古巴一項設計嚴謹的研究中，甘蔗原素使壞膽固醇下降 27％，使好膽固醇上升 17％。不過，德國研究人員最近在《美國醫學會期刊》發表報告說，隨機控制試驗並未發現甘蔗原素比安慰劑更能降低膽固醇。

- **泛硫乙胺**（Pantethine）由泛酸（即維他命 B5）在體內所形成，可轉換為對代謝很重要的輔酶 A。幾項研究顯示，泛硫乙胺可有效降低膽固醇，而且副作用少。

- **巧克力**可減少膽固醇的氧化轉變，因此可防止膽固醇累積在動脈。此外，少量黑巧克力可使身體減少製造白三烯（leukotrienes），而白三烯會促進發炎。不過，吃大量巧克力可能提高膽固醇。

## 運動光譜

一篇刊登在《新英格蘭醫學期刊》的研究指出，改變飲食之餘也運動的人，低密度膽固醇（壞膽固醇）下降幅度大於只改變飲食的人。

研究也指出，運動者體內的壞膽固醇分子氧化程度低於不運動者。壞膽固醇如果氧化，比較可能出現在動脈，而運動有助於阻止此現象。

　　運動可降低壞膽固醇，在另一方面，降低膽固醇能改善正常運動的能力。巴西研究人員發現膽固醇降低的人，16 星期後進行運動壓力測試，異常比率減少 75%；相較之下，膽固醇未降低的人只減少 13%。

　　《新英格蘭醫學期刊》另一篇研究發現，規律運動除了可降低壞膽固醇，同時可以改善 11 種膽固醇（脂蛋白）數值。規律運動可大幅降低微小、濃稠壞膽固醇和壞膽固醇分子的數值，這兩者對動脈傷害特別大；它也可以降低其他有害膽固醇和三酸甘油脂數值。運動還能增加好膽固醇和其他有益膽固醇的數值。

　　上述研究的第二個重大發現是，運動量降低壞膽固醇指數的效果似乎比運動強度更大。運動時間較長（每星期以中等速度跑步 27–29 公里）的人，壞膽固醇降低幅度大於進行高強度運動但時間較短的人。因此，你最好選擇自己喜歡、又能規律進行的運動，例如走路。運動強度較大的人身材較好，可是膽固醇降低幅度不會比較大。上述研究為運動光譜提供更多證據：改變愈多愈好，但即使是中等程度的改變也能獲得好處。

## 壓力管理光譜

　　壓力會使膽固醇上升，不論你飲食如何，而壓力管理技巧有助於降低膽固醇數值。

　　我們在研究中發現，人們的飲食改變幅度愈大，膽固醇數值就下降愈多。我們也發現壓力管理技巧可降低三酸甘油脂、改善總膽固醇和好膽固醇比率。人們愈常運用壓力管理技巧，膽固醇受到的影響愈大。

　　靜坐除了可以降低膽固醇，也能減少膽固醇的氧化。靜坐也有

助於防止氧化後的壞膽固醇累積在動脈。

從練習第 6 章、第 7 章敘述的壓力管理技巧做起，每天至少幾分鐘，並往營養光譜和運動光譜上較健康的方向改變。

## 總結

你可以朝光譜較健康那端移動，藉此降低膽固醇。一開始，先稍微改變飲食：少吃點飽和脂肪、反式脂肪、膳食膽固醇、精緻碳水化合物；多運動一點；每天練習幾分鐘壓力管理技巧；多花點時間和親友、愛侶相處。

如果這樣就能讓膽固醇降得夠多，恭喜你；假如效果不夠，你可以逐漸加大改變幅度，直到達成目標。或者你可以開始吃立普妥之類的降膽固醇藥物。你也可以兩種方法一起試。你向光譜健康那端移動愈多，你需要吃的藥物愈少（如果必須吃藥的話）。

我建議你向醫生諮詢，找到對你最好的選項。如果醫生不願和你討論所有治療選項，考慮換一個願意討論的醫生。畢竟事關你的性命。

接下來的章節，讓我們探討以光譜飲食預防和逆轉其他疾病。

# 第10章
# 運用光譜減重

有個字可以解除生活的所有重擔和痛苦。它叫做「愛」。

—— 古希臘作家索福克里斯（Sophocles）

**見證**

舊金山的蓋瑞・史蓋爾斯（Gary Scales）

＊

1993 年 4 月，我體重 305 磅（138.6 公斤）。那不叫福態，而是臨床上的肥胖。我那時是龐然大物。

當時我不但肉多，每天還要吃降血壓藥。我另外吃藥治療失眠、恐慌和憂鬱。我的一節腰椎有椎間盤凸出，血糖接近糖尿病程度。那時我的生理和心理一團糟，有如活動的定時炸彈。

接下來 1 年內，我減重 100 磅（45.5 公斤）。我的腰圍從 50 吋變成 34 吋，血壓從 150/100 降到 110/70 至 120/80 之間。我的總膽固醇從 275 降到 175，好膽固醇從 35 升到 72，壞膽固醇則從 150 降到 100 左右。

我的體脂肪比率從 35% 降到 18%，脂肪占熱量攝取比率從 40% 降到 15%，變化驚人。事實上，是飲食造就了我的現況。

我的靜止心率從 76 降到 55。我想了一陣子才領悟到，我的心臟在 1 年之間少跳了 1 千 1 百萬次。在未來的 10 年，我的心臟將少跳 1 億 1 千萬次。我的心跳聲原本應該是「砰－砰－砰－砰」，現在變成「砰－謝謝－砰－謝謝－砰……」。

這是怎麼發生的？更重要的是，為何會發生？這個計畫對

我有多重要，對我有何幫助，如何變成我生活的一部份？

　　減重牽涉「如何做」和「為何做」，我覺得值得思索。每當我們面對改變生活型態或改變做事方式的抉擇時，其實都牽涉如何和為何兩個層面。在減重上，大部份人知道「如何做」。很簡單：少吃多動，你就能減重。

　　可是減重也涉及「為什麼」。「如何做」是減重的技術問題，「為什麼」是減重的動力。

　　剛開始減重的時候，大家常問我：「你做了哪些改變？」或者說：「怎麼了？你一定改變了生活型態。」我們討論生活型態的時候，通常只看生理面、看外在。我確實改變了生活型態，也就是吃得不一樣、增加運動量、做了一些看得到的事；不過，真正發生的是我價值觀變了、優先要務變了──才是減重成功的原因，我希望能維持下去。

　　你和我一樣，有機會坐下來檢視自己的作法、自己受到什麼影響，同時看看自己的優先要務是什麼，並擬定落實優先要務的行動計畫。

　　我知道自己有問題，也知道自己必須設法解決。當時我50歲出頭，人生已過了2/3。我關心的不是還能活多久，而是生活品質如何；我不擔心會死，而是擔心失去本來可擁有的生命。

　　回顧我以往嘗試減重的所有歲月，沒有任何方法有效──我參加過每種減肥計畫，也是20年前率先在舊金山加入慧儷輕體（Weight Watchers）計畫的男性之一。

　　過去30年來，我體重增加了100磅（45.4公斤）我試著運用商業手法先把問題分析清楚。我在30年內增加了100磅，等於每年增加 $3\frac{1}{3}$ 磅（1.5公斤）。我自問這代表什麼？

　　問題在每年增重 $3\frac{1}{3}$ 磅，相當於 1 年吃進 1 萬 2 千大卡，如果除以 365，意味我平均每天吃的熱量，比消耗的多了 35 大卡，所以 30 年下來重了 100 磅。

　　早知道這樣，我就不會多吃半片巧克力夾心餅乾，或者我會多運動 10 分鐘；大家都會這樣做。我恍然大悟，為自己的愚蠢生氣，但這正是我逆轉肥胖的關鍵。

　　我告訴自己：「如果我每天少吃 35 大卡，30 年後就可以減重 100 磅。問題是，到時我已經 80 幾歲了。」接著我又告訴自己：「有什麼關係？」我第 1 年可減重 3.5 磅，10 年就可減 35 磅，還不算太差。

　　所以我以此為目標開始努力，因為我知道自己辦得到。後來我又想，如果每天能做出 3 次少吃 50 大卡的決定，加上每天走路 30 分鐘，1 年下來便可減重 35 磅。

　　我決心這樣做 1 年；我知道自己撐得到 1 年。以 50 歲計算，1 年等於我此生迄今的 2%。我真正的意思是；假如平均壽命是 75 歲，我還有 25 年可活，所以未來每 1 年等於有生之年的 4%。而問題實際上變成我是否願意投入 4% 的有生之年，來大幅提升自己擁有 96% 餘命的機會和比率、改善有生之年的長度和品質？答案很明顯。

　　我基本上已經知道「如何做」──飲食和運動。可是「為何做」才是重點，這正是歐尼斯告訴我的──支持團體和壓力紓解。

　　我會吃少許紅肉，也吃一點魚肉和雞肉，主要是吃蔬果和全穀物。我只吃健康食物。我確實也會偶爾放縱。我沒有忘記歐尼斯有關於巧克力冰淇淋的說法：「吃最好的巧克力冰淇淋，好好享受一湯匙，如此而已。」這樣對我來說很可行。我不吃

垃圾食物，可是會吃一兩口冰淇淋；我會吃一兩口蛋糕，可是不會吃整塊；雖然淺嚐即止，卻和全部吃完一樣感到滿足。

我早餐吃水果和優酪乳；午餐吃生菜和發芽小麥麵包；晚餐吃魚肉或雞肉，飯後再吃蔬果。我會吃半片餅乾當甜點。

2月時我在阿根廷待了3個星期，在那裡吃了一些美味牛排。可是我沒有吃完整塊牛排；我在那裡時享用牛排，但我自知回美國時會吃得比較健康。如果我某天享受口腹之欲，接下來幾天會試著吃得健康一點。我盡量不吃起司、動物脂肪、奶油、冰淇淋、油炸食物、甜點。原則上也避免吃精緻碳水化合物，但不會完全不吃；我偶爾會搭配高纖食物一起吃，只不過盡量避免吃。

我和大家不熟，要說出內心的想法、感覺、情緒，和對他人（尤其是陌生人）的態度，在過去和現在都並非易事。但我愈常說出來，就愈了解我對自己和他人的情緒、態度。

幾年前，我看了耶穌會哲學家包約翰（John Powell）寫的一本書，書名叫《為什麼我不敢告訴你我是誰？》（*Why Am I Afraid to Tell You Who I Am?*）。我問自己同樣的問題，發現答案其實很簡單：我不敢告訴你我是誰，是因為若我真的向你坦白，你可能會不喜歡我。那麼接下來我怎麼辦？

因此我戴上面具。我戴著面具面對父母、面對老師，認為別人希望我怎麼做，我就怎麼做。支持團體讓我摘下面具，以真面目示人。

吃東西是我隱藏壓力的一個方式。吃東西是我發洩情緒的管道。我知道這樣不對，但照吃不誤；我想，最主要的原因是我對自己不滿。

我已經大幅減少酒精攝取量，而酒精熱量不容小覷。我現在晚上會喝 2 杯紅酒；以前我晚上至少喝 2 杯雞尾酒、2 杯紅酒。那是我應付壓力的方式之一。

導致我感到壓力的人是我自己。大部份的壓力感來自我對自己的負面看法，兩者互為因果。

現在，我對自己、我整個人感到滿意。當我開始獲得體重略微減輕的小小成就時，我在其他很多方面也獲得自信，這是正面的因果關係。靜坐讓我看得更深入。我不像以前那麼愛批判、也更有耐心，真心欣賞自己和別人。我更同情自己，以更仁厚的態度看待自己，使我也能寬以待人。

我現在把所有事情都看成挑戰、機會和學習的途徑，而不像以前，凡事都當成煩惱。我現在喜歡生活中的緊張；我認為緊張感有好處。我喜歡工作。我喜歡參與各項事務，因為我認為緊張感讓人更有組織、不致變成一團散沙。

現在，我下班後不會大吃會增胖的食物，而是吃 2 根胡蘿蔔或 1 顆蘋果，不再吃 1 大片起司之類的食品。或者我會出門運動 1 小時，取代以前花在飲食的時間。

我最後領悟到，這些轉變可以簡單歸納為 ABC。A 就是接受（Accept）自己，不是接受過去的我或我想成為的人，而是當下的我。B 就是做（Be）自己，拿下面具做真正的自己。C 就是看清（See）自己，認識自己的本質、知道自己在做什麼、自己想達到什麼目標。當我把這些當作我現有成就或嘗試達到成就的「原因」，一切都獲得清楚的解答。

態度就是我們看事情的方式。它是一面濾網。我們各自有不同的態度，看事情的角度也不同，所以情緒就會顯露出來。

我們都知道自己會這樣，不論是壓力、挫折還是自信心不足，而我努力挖掘內心，像剝洋蔥那樣。有時候，我發現有個特點自己並不喜歡，就會像拔草那樣把它拉出來。當它曝光之後，我可以看個清楚並告訴別人，問題就消失了。

　　接著，我真正開始理解「為什麼」我會做正在做的事情。一切都很有道理，而且局面改觀。

　　當我告訴家人我要上瑜伽和靜坐課程時，我認定他們會以為我要變左派的素食神秘主義者。但我發誓他們並未如此。不過，當我領悟到瑜伽和壓力管理不只是拉筋和吐納時，我再度對「為什麼」有了進一步的體認。

　　在更深入觀察後，我了解到的是，我們的生理、心理、情緒、性靈脣齒相依、緊密相連而且交互作用。這種領悟不是一夕之間得來的，而是隨時間過去慢慢體會到的，最後讓我獲益良多。

　　我領悟到，這個我是唯一的我，這是我唯一的身體，負責照顧、維護這身體的人唯有我自己。

　　我接受這個責任，而且全心擁抱我的健康、快樂、幸福和與所作所為直接相關的責任，而我擁有主導權。

　　我熱愛生命。我的目標之一是活到金婚（結婚 50 週年）紀念日，和妻子隨著「如果你是我的唯一」（If You Were the Only Girl in the World）這首歌跳舞。今年夏天，我們要慶祝藍寶石婚（結婚 45 週年）。我們已有 7 個孫子女；我說過我要教他們辨認星星、如何釣虹鱒。

　　一開始，我的目標是減重 100 磅。我成功了，而且未復胖已超過 12 年。我的減重是永久性的。後來，我的目標演變成現在的樣子：我有生之年要充滿活力、清楚知道自己在做什麼。

大家已知道肥胖是嚴重的健康問題，肥胖盛行是真的。

如果你想看更嚇人的資料，可以上美國聯邦疾病管制中心網站（www.cdc.gov/nccdphp/dnpa/obesity/trend/maps/），裡面有肥胖率上升的追蹤資訊。你可以看到 1985 年開始迄今，肥胖流行病在美國各地像癌症一般擴散。情況有如外星人或外國部隊入侵美國，陸續佔領一州又一州，勢力一年年擴大。

接近 2/3 的美國人過重，其中 1/3 已達肥胖程度。更糟的是，《內科醫學年鑑》（*Annals of Internal Medicine*）一項追蹤 4 千人長達 30 年的研究發現，美國有 9 成男性、7 成女性最後會過重。

根據美國衛生與公眾服務部資料，肥胖每年可能造成 30 萬美國人死亡，和抽菸致死人數不相上下。和未過胖者比起來，肥胖者因各種因素早死的風險提高 5 成到 1 倍，這些因素包括心臟病、糖尿病、高血壓、膽囊疾病、睡眠呼吸中止、退化性關節炎、某些癌症。

問題不只限於成人。1970 年以來，美國兒童過重或肥胖比率增加近 3 倍，從 4.2％上升到 15.3％。因此，這一代可能首度出現子女壽命不如父母的現象。前美國衛生署長李察·卡莫納（Richard Carmona）博士說：「展望未來，20 年後的兒童肥胖症……對我們的威脅和現在的恐怖份子威脅一樣大。它是來自內部的威脅。」

事態不必這麼發展。兒童肥胖症幾乎全部可以預防。我們不用等新藥或新科技出現；我們只需要把已經知道的對策付諸實現。

很顯然，人類基因過去 40 年的變化很少，即使真的有變化。如果這段期間飲食和生活型態的變化導致了肥胖的盛行，那是因為我們往光譜不健康的那端移動太多，那麼，往光譜健康頂端移動，將可以預防甚至逆轉肥胖的盛行。

在本書前面提過的研究中，22 個地點共有 869 人遵行我們的計畫，3 個月後，參與的男性平均減重 12 磅（5.5 公斤）、女性平均減

重 9 磅（4.1 公斤）。

　　在更早的隨機控制對照研究中，我們發現研究對象第 1 年平均減重 24 磅（11 公斤），研究開始 5 年後，減重成績仍能維持 5 成以上。研究開始 1 年後的成果發表在《刺胳針》，5 年後追蹤研究的成果發表在《美國醫學會期刊》。

　　要達到、維持理想體重，要兼顧三個光譜：營養光譜、運動光譜、壓力管理光譜。

## 營養光譜

　　我們在研究中發現，脂肪攝取量和體重變化之間存在正相關，精緻碳水化合物攝取量和體重變化之間也一樣。脂肪和精緻碳水化合物兩者都不可輕忽。

　　如果你只是要減輕體重，而不是要逆轉冠心病之類會致命的疾病（假設你其他方面都很健康），你在飲食和生活型態上的彈性將會大很多。我們談的不是要不要採取某種飲食，而是可長期維持的飲食和生活方式。

　　首先，確定自己在第 5 章的營養光譜的位置。要往健康的方向移動多少、移動多快，完全取決於你，可是相關決定和效益成正比。你朝健康的方向移動愈多、愈快，可能減掉的體重愈多、減重速度可能愈快。第 3 章說過，調整方向最好是營養密度高的好碳水化合物、一些好脂肪、植物性蛋白質、海鮮、全穀物，避開壞的碳水化合物、壞脂肪、精緻食物。

　　記住，重要的是飲食和生活型態的整體模式，所以你可以偶爾放縱口腹之欲，只要你大部份時間吃的是光譜較健康那端的食物。

　　就像第 3 章說的，如果改變食物的種類，你可能不用太擔心食

物的攝取量。每公克的脂肪有9卡熱量,每公克的蛋白質和碳水化合物只有4卡。因此,假如你吃的脂肪較少,即使食物總攝取量不變,你吃進去的熱量會較少,因為食物的熱量密度較低。

另外,攝取的熱量來源可能造成天壤之別。最近的一項研究顯示,反式脂肪酸在腹部脂肪的形成扮演要角。

飲食中反式脂肪比率高的猴子 —— 等於吃很多油炸食物的人類——體重增加7.2%;相較之下,吃單元不飽和脂肪(如橄欖油)的猴子只增加1.8%。值得深思的是,這些猴子攝取的總熱量和總脂肪相同,唯一差別在於有一組8%的熱量來自反式脂肪,另一組8%熱量則來自單元不飽和脂肪。

反式脂肪組的猴子,增加的體重都跑到腹部,那裡是儲存脂肪的最危險部位。電腦斷層掃描顯示,這些猴子儲存在腹部的脂肪比單元不飽和脂肪組多3成,雖然兩組每天吃的熱量一樣,而且兩組35%的熱量都來自脂肪。牠們攝取的熱量應該只夠維持體重,不會增加體重。

在動物試驗和人體試驗中,限制熱量的攝取是少數都能延長壽命的介入法之一。減少攝取熱量也能減少DNA受損、降低胰島素。

你可以少吃一點來減少攝取的熱量,可是你很難維持較少的進食量,因為你會覺得餓。

減少熱量攝取的長久之計是少吃脂肪。假設你吃的食物1成是脂肪,即使進食量不變,你吃進去的熱量會減少1/3,因為食物的熱量密度較低。

另一個關鍵是,少吃精緻碳水化合物,例如糖。你大量攝取糖和其他精緻碳水化合物之後仍可能不覺得飽足,因為像第3章說過的,它們的纖維已被去除。

所以說,採取靠近光譜健康頂端的飲食,不但能減輕體重,還

有延年益壽的好處，因為你吃進去的熱量減少了。

## 運動光譜

　　老話一句，如果只是要減輕幾磅而不是嘗試逆轉某項嚴重疾病，你在運動方面也有較大的彈性。這是減輕幾磅的對策，而不是為重病下猛藥。

　　第 8 章說過，運動頻率、強度、時間是減重幅度和速度的主要決定因素。你運動的頻率和強度愈高、時間愈長，就能消耗愈多熱量、減輕愈多體重。要走到運動光譜上的何處，由你自己決定。

　　1 磅（0.454 公斤）體重約等於 3,500 大卡。要減掉 1 磅，你必須減少攝取 3,500 大卡熱量。你可以吃低脂、高纖飲食——多吃蔬果、全穀物，少吃肉類、全脂乳製品、油炸品、垃圾食物——減少一些熱量的攝取。

　　可是要控制體重，規律運動也很重要。規律運動不但可燃燒熱量，也能提高基礎代謝率，也就是靜止狀態下消耗的熱量。因此，規律運動有益減重，即使你不在運動狀態。

　　假如你原本未運動，一開始每星期累積做 2.5 小時的有氧運動和阻力訓練，大概等於每天運動 20 分鐘多。幾個月後，如果未達減重目標或減重速度不理想，請拉長運動時間——每天有氧運動和阻力訓練的時間合計增至 30－60 分鐘。要減重且不復胖，這種程度的運動似乎最有效。

　　有氧運動有益減重，肌力訓練也有幫助。肌力訓練可以燃燒熱量，而且可以增加力氣，讓你日常活動更輕鬆。如果你覺得行有餘力，做某件事的時候會比較有樂趣。如果你樂在其中，就比較可能持續做下去。

　　記住：每件事都算運動。不管是走路、爬樓梯還是把採買物品搬下車，每個體能活動都是有益控制體重的運動。

　　以下是美國運動醫學學院估計消耗 300 大卡熱量所需的運動時間，頗具參考價值。

### 消耗 300 大卡所需的連續活動時間

| | 體重（公斤） | | | | | | | | | | | | | |
|---|---|---|---|---|---|---|---|---|---|---|---|---|---|---|
| | 55 | 59 | 64 | 68 | 73 | 77 | 82 | 86 | 91 | 95 | 100 | 105 | 109 | 114 |
| **體能運動** | | | | | | | | | | | | | | |
| ・騎單車 | | | | | | | | | | | | | | |
| 　健身飛輪車 | 66 | 61 | 57 | 53 | 50 | 47 | 44 | 42 | 40 | 38 | 36 | 35 | 33 | 32 |
| 　戶外 ( 休閒 ) | 83 | 76 | 71 | 66 | 62 | 58 | 55 | 52 | 50 | 47 | 45 | 43 | 41 | 40 |
| ・走路 ( 平地 ) | | | | | | | | | | | | | | |
| 　時速 4 公里 | 110 | 102 | 94 | 88 | 83 | 78 | 73 | 70 | 66 | 63 | 60 | 58 | 55 | 53 |
| 　時速 5 公里 | 94 | 87 | 88 | 76 | 71 | 67 | 63 | 60 | 57 | 54 | 52 | 49 | 47 | 45 |
| 　時速 6 公里 | 83 | 76 | 71 | 66 | 62 | 58 | 55 | 52 | 50 | 47 | 45 | 43 | 41 | 40 |
| ・水中有氧運動 | 83 | 76 | 71 | 66 | 62 | 58 | 55 | 52 | 50 | 47 | 45 | 43 | 41 | 40 |
| ・泳池來回游 | 41 | 38 | 35 | 33 | 31 | 29 | 28 | 26 | 25 | 24 | 23 | 22 | 21 | 20 |
| ・瑜伽 | 83 | 76 | 71 | 66 | 62 | 58 | 55 | 52 | 50 | 47 | 45 | 43 | 41 | 40 |
| ・阻力訓練 | 55 | 51 | 47 | 44 | 41 | 39 | 37 | 35 | 33 | 31 | 30 | 29 | 28 | 26 |
| **跳舞** | | | | | | | | | | | | | | |
| ・有氧舞蹈 | 55 | 51 | 47 | 44 | 41 | 39 | 37 | 35 | 33 | 31 | 30 | 29 | 28 | 26 |
| ・低衝擊有氧舞蹈 | 66 | 61 | 57 | 53 | 50 | 47 | 44 | 42 | 40 | 38 | 36 | 35 | 33 | 32 |
| ・交際舞 ( 快 ) | 60 | 56 | 52 | 48 | 45 | 42 | 40 | 38 | 36 | 34 | 33 | 31 | 30 | 29 |
| ・交際舞 ( 慢 ) | 110 | 102 | 94 | 88 | 83 | 78 | 73 | 70 | 66 | 63 | 60 | 58 | 55 | 53 |
| **日常活動** | | | | | | | | | | | | | | |
| ・打高爾夫球 ( 走路 ) | 73 | 68 | 63 | 59 | 55 | 52 | 49 | 46 | 44 | 42 | 40 | 38 | 37 | 35 |
| ・耙草坪落葉 | 83 | 76 | 71 | 66 | 62 | 58 | 55 | 52 | 50 | 47 | 45 | 43 | 41 | 40 |
| ・割草 | | | | | | | | | | | | | | |
| 　手推割草機 | 73 | 68 | 63 | 59 | 55 | 52 | 49 | 46 | 44 | 42 | 40 | 38 | 37 | 35 |
| 　坐式割草機 | 132 | 122 | 113 | 106 | 99 | 93 | 88 | 84 | 79 | 76 | 72 | 69 | 66 | 63 |
| ・吸地／掃地 | 132 | 122 | 113 | 106 | 99 | 93 | 88 | 84 | 79 | 76 | 72 | 69 | 66 | 63 |

　　這個表格讓我喜歡的地方在於，它讓我們知道做有趣的事情可以燃燒多少熱量。要消耗同樣多熱量，我個人寧可打 49 分鐘高爾夫球（用走的，不開電動車），而不願在健身飛輪車上踩 47 分鐘。（注意，做相同活動，較重的人會比較輕的人消耗較多熱量）。第 8 章說過，如果以自己喜歡的方式去做，你比較可能會運動。如果你樂在其中，就能持之以恆。

　　想辦法把運動融入日常生活。例如，走樓梯而不搭電梯。或是把車停得遠一點（這樣也有助降低找車位的心理壓力，因為遠一點的地方通常比較好找停車位；我曾經發現自己因為健身房附近沒有停車位而發火，事後覺得好笑）。

　　如果你要做比中等程度更激烈的運動，要規律的做。當「週末戰士」—— 也就是平日當沙發馬鈴薯，週末卻打全場籃球或賣力鏟雪，反而容易出事。這樣的作法會增加肌肉骨骼傷害和心因性猝死的風險，而規律運動可以降低這些風險。

　　不要忘記柔軟度運動，尤其是哈達瑜伽。伸展運動和肌力訓練兼顧，可降低受傷風險。

　　設定實際可行的減重目標。不要被八卦報紙的「30 天減重 30磅」廣告誤導。體重管理專家建議，減重速率最好是 1 個月減 2 磅（0.9 公斤）—— 等於 1 個月減 7,500 大卡，或每星期減 1,875 大卡。腳踏實地，不要期望每星期減重 2 磅以上。

　　如果減重速率不如理想，看看衣服的合身情況。衣服是否感覺變寬？腰帶可以進一格嗎？即使體重未減輕，運動也可以使身材變得更健美 —— 把脂肪變肌肉。研究結果已經顯示，保持體重的同時消除啤酒肚，可降低心臟病風險。

## 壓力管理光譜

第 3 章說過，減重沒有秘訣：消耗更多熱量並（或）減少攝取熱量。一切在於能量的均衡。當燃燒的熱量比攝取的多，就可以減重。

關鍵在於吃進的熱量、消耗的熱量。關鍵在於能量均衡情況，在於吃什麼、做什麼。

不過，你的感受也攸關體重。眾所周知，飲食、運動對體重有一定影響，但大家聽到壓力在導致體重增加方面也舉足輕重時，常感到大吃一驚，而壓力管理技巧可幫助我們減重並避免復胖。

慢性精神壓力也會導致體重增加，主因有兩個：

● 許多人以過度吃喝來應付壓力，且常吃高脂、高鹽、高糖食物。

● 慢性精神壓力會刺激大腦分泌，導致體重增加（尤其是腹部）的荷爾蒙，而堆積在腹部的脂肪的傷害最大。

基於先前提過的幾項原因，慢性精神壓力會造成體重增加，所以壓力管理技巧可強力協助我們減重並防止復胖。假如你想減重並防止復胖，心理社會、情緒、精神層面的問題也要處理，因為它們的重要性並不亞於營養和運動。

我們對 869 名病患進行的研究發現，練習壓力管理技巧的時間長短和減輕的重量直接相關。每天要花多少時間在壓力管理技巧上，完全取決於你自己；做的時間愈長，你減輕的重量可能愈多，而且會減在適切的部位。

一旦你減掉自己想要的體重，你可以測試看看光譜哪個位置能幫你防止復胖。更多說明請參閱第 7 章。

除了能量均衡，精神壓力在體重上升扮演重要角色。首先，就

像上面說的，許多人因為壓力沉重而過度吃喝，而且傾向於吃高脂、高鹽、高糖食物。

其次，慢性壓力使身體分泌各種荷爾蒙，包括大腦中的下視丘、腦下垂體以及其他器官（如腎上腺、甲狀腺）；它們進而促使身體分泌某些荷爾蒙，像是糖皮質激素（glucocorticoids）、胰島素，造成體重增加、脂肪組織累積，尤其是在有害健康又不美觀的腹部。

慢性壓力也會刺激身體分泌促進發炎的荷爾蒙，例如細胞激素（cytokine）。肥胖本身會導致慢性發炎，而慢性發炎會使肥胖更嚴重，形成惡性循環。

第 6 章說過，受到壓力時，大腦會透過交感神經系統把訊息傳給身體，以準備戰鬥或逃走。短期而言，這種變化有好處，甚至能保住性命。但這種機制在長期壓力下不斷啟動反而有害，甚至會致命。

《自然：醫學》月刊（Nature : Medicine）刊登過一篇研究，探討壓力對實驗鼠體重增加的效應。研究人員表示，慢性精神壓力會活化神經胜肽 Y（neuropeptide Y）。神經胜肽 Y 可在體脂肪內找到，這種荷爾蒙會促進食欲，尤其是碳水化合物含量高的食物。它也會使身體把熱量轉換成腹部脂肪，有雙重壞處。

有意思的是，純粹只有慢性壓力的話，身體在 2 星期內不會增重太多；純粹吃高脂、高糖食物 2 星期也不會。然而，倘若 2 個條件並存，傷害會特別大，只要 2 星期就會使腹部脂肪的累積明顯增加。

而若是時間拉長到 3 個月，高脂、高糖飲食會導致肥胖，不過，相同飲食提供給承受慢性壓力的實驗鼠，會使增加的體重三級跳。這種情況也會引發代謝症候群（高膽固醇、高血壓、可能導致糖尿病的葡萄糖耐受不良，以及發炎現象）。

　　研究人員抑制神經胜肽 Y 的作用後，雖然「對實驗鼠的食物攝取量影響不大」，也就是牠們還是吃很多，壓力導致的腹部脂肪卻減少 5 成。

　　換句話說，實驗鼠吃一樣多的食物、運動量並未增加，可是抑制神經胜肽 Y 的作用後，腹部脂肪可減少一半。結果實在驚人。

　　那麼人類呢？

　　最近有一項研究發現，壓力促使糖皮質激素等導致腹部脂肪累積的荷爾蒙分泌效應，會因高脂飲食變本加厲，至少在老鼠身上如此。所以說，光譜上的所有因素交互作用後，好壞的效應可能更形擴大。例如，當你覺得壓力大時，可能會吃高脂、高糖食物來紓緩壓力，可是高脂、高糖飲食會使你的腹部脂肪增加得比在其他情況下還要快。

　　一項將近 7,000 名男性、3,500 名女性參與的 19 年大型研究發現，工作壓力和整體肥胖（BMI 指數大於 30）、中央型肥胖（最危險的肥胖模式，指男性腰圍超過 40 吋、女性腰圍超過 35 吋）存在劑量關係，其他因素則大致無關緊要。

　　簡而言之，人們感覺壓力愈大，腹部脂肪累積愈多。瑞典一項慢性壓力的研究也有相同發現。研究另外發現，焦慮、憂鬱會增加肥胖的風險。焦慮、憂鬱的人，體內胰島素和血糖指數較高。

　　神經胜肽 Y 可能也是其他慢性病的共同幫兇，包括冠心病、糖尿病視網膜病變（眼球血管病變，可能導致失明）。它也會促進血管增生。血管增生是體重增加和癌症的因素之一，或許可解釋肥胖和罹患癌症風險上升的關連。

　　壓力會導致你的身體分泌神經胜肽 Y，部份則取決於你的基因。這個現象在北歐血統的人身上特別明顯，因此他們很容易出現動脈粥狀硬化、肥胖、糖尿病視網膜病變。如果你有北歐血統而且想要

減重，必須向光譜健康那端移動更多。

可以想見，研究人員已經申請專利，並和藥廠商議授權生產抑制神經胜肽 Y 的藥物。不過，距離抑制神經胜肽 Y 藥物的人體試驗完成和藥物上市，可能還要等上好幾年的時間。在此之前，壓力管理技巧可在減重、防止復胖方面，提供很大的協助。

一如神經胜肽 Y 研究人員在研究報告中說的，「我們的發現提供證據，顯示壓力不只是『心理作用』，它也會啟動血管增生和脂肪重組，影響體重和代謝。」

因此，請每天抽空練習你喜歡的壓力管理技巧，就像第 7 章介紹的。另外，特意選擇加強感情、親密關係和社會支持，在嘗試減重時特別重要。請一名親友加入減重的行列，你們彼此的支持會使減重過程更輕鬆、更有樂趣。

# 第 11 章
# 運用光譜降血壓

要得到高血壓？小題大做是個辦法。

—— 專欄作家厄爾·威爾遜（Earl Wilson）

**見證**

舊金山的布萊斯·威廉斯（Bryce Williams）

\*

對我而言，長時間採取一連串小幅改變是有用的。

我成年後大部份時間的血壓接近高血壓邊緣（約130/88）；多年來，我把血壓偏高解釋為「白袍高血壓」，也就是醫生或護士量血壓時，我因緊張而導致血壓竄升。對高血壓的憂慮和壓力正是導致我血壓高的禍首。

我曾告訴自己，如果血壓超過 140/90 界線，就要處理。事實上，我幾年前的血壓從警戒值上升到非常高的指數，一度飆到 156/110，從未低於 150/94。

我基於本能猜測，自己的高血壓和壓力有關。當時我擔任一家新創企業的財務長，公司岌岌可危。此外，我的長子即將出生，必須換一間比較大（當然也比較貴）的房子才夠住。我知道，我可以選擇光譜保健法（節食、運動、壓力紓解等），願意的話，也可吃藥控制（但我不想吃藥）。

醫生從未問過我的飲食和生活型態如何，而是制式的告訴我，「高血壓是無聲殺手」，然後說要開降血壓藥給我。如此而已。

　　我的第一選擇是運動，因為我喜歡運動，而且可能做得好。由於我已從事夠多有氧運動，而且空閒時間有限無法增加運動頻率和時間，所以我把重點擺在增加間歇性鍛鍊，並調整重量訓練為主的肌力訓練，進行更多功能性、多重肌肉運動（伏地挺身、引體向上、臂屈伸等）。

　　幾個月下來，我減輕了 5 磅（2.3 公斤）。我的血壓偶爾會降到警戒值，但降幅總是飄忽不定──現在降到警戒值，不久又過高。我沒有增加運動量的時間和動力，所以必須找其他方法。

　　接下來，我嘗試適度調整幾項飲食內容；我的飲食原本就以低脂、素食為主，總熱量大約 2 成來自脂肪。我的飲食缺點包括愛喝 Dr. Pepper（在德州養成的習慣──攝取很多咖啡因以及糖）、鈉攝取量過高（我愛吃鹹的東西，而不愛甜食）、貪圖方便而吃太多加工食品。我決定告別心愛的 Dr. Pepper 和其他含咖啡因飲料的咖啡因和熱量。

　　結果，我又減輕了幾磅，可是血壓沒有太大改變。限制鹽攝取量並非我很想做的事，所以我最後決定開始每星期上 1 次瑜伽課。

　　以每星期 1 次的瑜伽課替代部份運動後，我第 1 個星期的血壓就降到正常區間，落在 116/74 到 120/80 之間，而且在沒吃藥的情況下保持至今。由於我的高血壓元凶是壓力，瑜伽的壓力管理技巧對我很有效，我並不意外。

　　如果瑜伽沒有奏效，我不知道自己下一步要如何走？──可能會限制鹽攝取量或吃藥。但我很高興暫時不必做這些抉擇。

如果有高血壓，你心臟病發作、中風或腎臟出問題的風險較高。醫界傳統上認為，正常血壓應低於 120/80，但近年的研究顯示，理想的血壓應該是 90/60 左右。大多數情況下，血壓持續高於 140/90，醫生才會開藥治療。

有高血壓的美國成人超過 5 千萬人，另有 2,300 萬人接近高血壓（130/85 到 139/89 之間），兩者加起來約佔美國成年人口的 1/3。此外，60 歲以上的美國人口中，超過 5 成有高血壓。

## 營養光譜

第 3 章說過，吃太多鹽會使血壓上升，減少食鹽攝取量可降低血壓。而改變食鹽攝取量能使血壓下降多少，取決於某些因素：你目前的食鹽攝取量、你的腎臟功能、你的基因和種族背景、你居住地區的氣候，以及諸多已知和未知的因素。

換句話說，你無法明確預測自己需要或想要減少多少食鹽攝取量。這就是光譜很有助益的原因──你可以找到適合自己的份量。

不管你目前的食鹽攝取量是多少，試著少吃一點。大概 1 星期之後，再量一次血壓，如果血壓已降到正常區間，恭喜你；如果沒有降到正常，你可以進一步減少攝取量，或增加其他飲食和生活型態的改變，也可以吃藥。

逐漸調整食鹽攝取量的另一個好處是，你的味蕾會開始適應。雖然鹹味是四大味覺（鹹、酸、苦、甜）之一，如果你慢慢減少食鹽量，雖然你起初會覺得食物應該多加點鹽，一兩星期後你可能覺得還好。這個時候你如果在外用餐、吃以前常吃的東西，很可能會覺得太鹹。你會發現自己開始喜歡比較清淡食物的味道，而鹽量減少可以讓你比較清楚的體會食物的天然風味。

　　膳食中的鹽會提高血壓，膳食中的鉀則可降低血壓。素食者血壓低於肉食者或雜食者，鉀可能是原因之一，因為蔬果天然鉀含量高。研究已經顯示，纖維、蔬果攝取量和收縮壓、舒張壓呈反比關係，也就是說你吃愈多纖維、蔬果，血壓愈低。

　　我和哈佛醫學院的法蘭克・薩克斯（Frank Sacks）博士多年前進行素食族群的研究，成果發表在《美國醫學會期刊》。我們發現和年齡、風險因子相同的非素食者比起來，素食者的血壓較低。基督復臨安息日會（Seventh-Day Adventists）和其他素食者組織的後續研究也有同樣的發現。

　　薩克斯博士認為，大部份美國人無法堅持嚴格的素食飲食，所以他和同仁提出 DASH 飲食法（從飲食途徑防治高血壓）。這種飲食允許你吃一點禽肉和魚肉，但主要是吃蔬果（大約每天 10 份）、低脂乳製品（每天 2 份），而且少吃精緻碳水化合物。

　　薩克斯博士提出 DASH 研究結果的時候說：「這項研究堪稱破天荒，數據讓我們驚訝不已。」研究人員表示，參與試驗者的血壓大幅下降，有些原本高血壓的人光憑減少食鹽攝取量就不用再吃藥，如果他們同時採用低脂飲食，血壓降得更多。

**收縮壓因飲食下降的幅度**

|  | 低脂飲食 | 低鹽飲食 | 低脂加低鹽飲食 |
|---|---|---|---|
| 高血壓患者 | 3mm | 8.3mm | 11.5mm |
| 血壓正常者 | 5mm | 6.7mm | 7.1mm |

　　這項研究也發現，蔬果比例高、肉類和糖比例低的飲食不但可降低血壓，也可以降低同半胱胺酸（會促進發炎的物質）。其他研究已證實這項發現。

　　飲食中的礦物質可能在調節血壓方面扮演要角。在光譜飲食中提供很多蔬果名單，它們含有豐富的鉀、鈣、鎂，都是具有降血壓功效的礦物質。

## 運動光譜

　　在前面提過的 869 名冠心病患者研究中，患者的收縮壓在短短 3 個月內就明顯降低（男性平均下降 12 分，女性平均下降 9 分）。有鑑於他們的血壓已經控制在正常水準──男性從平均 132/78 降到 120/71，女性從平均 131/76 降到 122/71──這種改善值得大書特書。

　　對大部份人而言，這樣的降幅代表終身必須吃降血壓藥和完全不用吃藥的差別。（當然，要改變任何用藥模式之前，應該先詢問醫護人員）。

　　規律運動的人比較不會出現高血壓。規律從事體能活動可以降低血壓；不論有氧運動或肌力訓練都能降血壓，而且效果大致和體重是否減輕無關。研究已經顯示，每星期找 3、4 天走路，每次走半小時以上，可使高血壓患者的血壓大幅下降。

　　一項結合普里特金（Pritikin）飲食和生活型態調整計畫（類似光譜計畫）的研究發現，改變飲食並配合運動，83％的高血壓患者 3 個星期後就能安全的停用降血壓藥物。其他結合營養和生活型態的干預法也有類似降血壓效果。

　　進行一節運動，可使血壓降低 5-7mm/Hg，而且效果可持續長達 22 小時。不過，如果回到沙發馬鈴薯的生活型態，只要 1-2 星期，運動降血壓的功效就會消失，所以要維持血壓不飆高，規律運動很重要。

有氧運動降血壓的效果比肌力訓練大，但肌力訓練還是有助降
血壓。柔軟度訓練也有幫助，尤其是含有靜坐的瑜伽。

希望降血壓者的運動光譜，和普通人的運動光譜近似。以下是
量身規劃運動達到最大效益的方式：

- 每天運動，或至少每 2 天運動 1 次。
- 如果你是從零開始，一開始每天運動 20 分鐘，幾個月內逐漸
  拉長到每天 60 分鐘。
- 避免高強度阻力訓練，而且進行阻力訓練時切忌憋氣。
- 循環式重量訓練對避免血壓波動特別有效。
- 進行最大強度的體能活動之前，務必熱身──至少 5 分鐘的
  低度有氧活動。運動後，緩和活動時間要長。至少緩慢活動
  10 分鐘，以免血壓劇烈變化。
- 每星期進行 5-7 天的柔軟度運動，以減輕壓力。

## 貼心提醒

- 如果血壓超過 150/90，展開運動計畫前應該先和醫生諮詢。
  你可能要先靠藥物控制血壓，再慢慢逐漸停藥。
- 服用某些降血壓藥物，包括貝他阻斷劑、利尿劑、鈣離子阻
  斷劑、阿爾法阻斷劑、血管擴張劑，運動可能導致副作用，
  例如血糖偏低、體溫過高、血壓過低。一定要喝很多水、在
  適當氣溫下運動、穿適當衣服以加強調節體溫能力。運動計
  畫剛展開時，請醫生測量血糖和血鉀濃度，而且運動後要慢
  慢緩和下來。

假如你的血壓非常高，不要運動，而是嘗試溫和的瑜伽、靜坐
等壓力管理技巧。運動過程中血壓飆太高的話，立刻停止，並慢慢

做緩和活動。

## 壓力管理光譜

運動除了生理上的益處，也有助緩和壓力對血壓的影響。例如，杜克大學醫學中心（Duke University Medical Center）的研究人員發現，規律運動和減重可大幅降低血壓。研究報告的主要作者說：「我們獲得的結果顯示，運動和減重有助血壓保持在較低數值，即使研究對象處於壓力狀態下。」

許多研究指出，慢性精神壓力會助長高血壓。另外，長期抱持憤怒、敵意以及憂鬱、絕望，對血壓的影響特別大。

有一項研究指出，停經婦女對心理壓力下（如被要求做心算）的反應較大，收縮壓和舒張壓上升幅度都大於男性及尚未停經的婦女。因此，雌激素（estrogen）或許有助於緩和壓力的負面效應。

除了休息狀態的血壓，你面對壓力時的血壓反應程度，也可當作預測不良後果的指標。

藥物和其他壓力管理技巧可在短短幾星期內大幅降低你的休息血壓。此外，這兩種途徑可使你的血壓對壓力反應程度降低。

一名病患在學習靜坐之後告訴我：「我以前的引信較短，很容易爆炸。現在，我的引信變長了。煩心事不再讓我這麼火大。即使情況沒變，我已經改變反應方式，所以我可以做更多事，也比較自在。」

靜坐可以加長你的引信，咖啡因卻經常使引信變短。研究人員以考試的醫學院學生做試驗，讓一半學生喝偷偷添加咖啡因的葡萄柚汁，另一半學生喝正常葡萄柚汁。學生都不知道誰喝到加料的果汁。

平均而言，喝到含有咖啡因果汁的學生，血壓讀數比另一組高 5 到 15 分。這樣的差異對很多人來說，意味著下半輩子是否要吃降血壓藥物。咖啡因也使試驗組的慢性壓力荷爾蒙提高，如腎上腺皮質素（cortisol）。原本就有高血壓或有高血壓家族病史的學生，喝了咖啡因果汁後的血壓上升幅度最大。

研究人員在結論中說：「基於壓力和咖啡因的累積效應，高血壓風險高的人最好避免固定喝含有咖啡因的飲料，尤其是在工作繁重、壓力因子跟著上升的時候。」

以美國黑人男性和女性為對象的隨機對照試驗顯示，每天進行 2 次 20 分鐘的靜坐，可使收縮壓和舒張壓大幅降低，至少 1 年內可以如此；高血壓用藥也可減少。

靜坐不只有一些短期的好處，長期而言也有幫助。《美國心臟學期刊》刊登的一篇研究追蹤 200 多名以靜坐治療高血壓的男性和女性，追蹤期平均達 7.6 年。他們因各種原因早死的機率下降了 23％，因心血管疾病早死的機率下降 30％，因癌症早死的機率下降多達 49％。

飲食和壓力可能交互作用，造成血壓升高。最近有一項研究安排 30 名健康男性在晚上開始禁食，然後第 2 天分組吃高脂早餐或低脂早餐。兩組早餐的熱量都是 800 卡左右，但高脂組吃 42 公克脂肪，低脂組只吃 1 公克。低脂組的早餐添加了鈉，以抵消兩組的鈉攝取量差異。

2 小時後，研究人員讓研究對象進行幾項會引起壓力的任務，測量他們的心血管反應，包括血壓、心率、血流阻力。他們的任務在設計上會引起心理和／或生理壓力，例如針對敏感話題發表演說、把手泡在冰水裡。

研究結果顯示，不論進行哪種任務，高脂早餐組的血壓反應都

比低脂早餐組大。研究人員表示，還不清楚單單一餐為何使身體
對壓力的反應變大，但結果使我們對高脂飲食助長心臟病多了一
項認識。

　　營養、運動、壓力管理降低血壓的機制正逐漸為人所知。1998
年的諾貝爾醫學獎頒給路易斯‧伊格納羅（Louis Ignarro）博士，他發
現一氧化氮的重要作用。（不要把一氧化氮誤為一氧化二氮，也就是
笑氣）。

　　一氧化氮可使動脈放鬆；技術上而言，它減少了血管平滑肌的
緊繃度，使血液不致凝結太快。如果動脈放鬆，你的血壓可以降低，
更多血液可流到你想要的部位。威而鋼（Viagra）、樂威壯（Levitra）
等藥物可使性器官製造更多一氧化氮，所以增加身體的一氧化氮製
造量，有許多的好處。

　　光譜飲食會增加身體的一氧化氮製造量。例如，一項研究發現，
採取普里特金飲食和運動計畫 3 個星期的人，收縮壓、舒張壓大幅
下降，身體的一氧化氮製造量增加，血糖降低。同時，氧化壓力指
標讀數也下降。

　　另外，研究顯示，靜坐和其他壓力管理技巧可增加一氧化氮製
造量，並減少氧化壓力。

　　我們的身體把左旋精胺酸（L-arginine，一種胺基酸）轉化成一氧
化氮。黃豆蛋白質和植物性蛋白質的左旋精胺酸含量比動物性蛋白
質多；採取光譜飲食何以助益良多，或許可以由此得到一部份解釋。

　　《美國醫學會期刊》最近刊出的一項隨機對照試驗發現，每天
吃一小塊黑巧克力（6 公克）、連續吃 18 個星期後，可明顯降低收縮
壓（約 3mm/Hg）和舒張壓（約 2mm/Hg）。

　　原因何在？因為黑巧克力（不是白巧克力或牛奶巧克力）含有
大量有益健康的黃酮醇。黃酮醇使動脈製造更多一氧化氮麩胺基硫

（S-nitrosoglutathione），後者會轉化為一氧化氮。前面說過，一氧化氮會放鬆動脈、降低血壓。

　　《美國醫學會期刊》更早之前刊登的研究發現，喝一杯富含黃酮醇的可可會使一氧化氮製造量增加、改善血流順暢度。另一篇報告說核磁共振造影（MRI）顯示，巧克力可增加腦部血流量。

　　當然，巧克力通常脂肪和糖含量也很高，所以吃少量巧克力就好。我在第3章說明過，以冥想靜坐方式吃一小塊濃郁的黑巧克力，也能讓人無比享受。

　　伍迪・艾倫（Woody Allen）1973年的電影「傻瓜大鬧科學城」（Sleeper）有個情節是，21世紀的醫生想不透以前的人怎麼不敢吃巧克力糖漿之類的食物。片中的醫生說：「這些食物過去被認為不健康，和我們現在所知的相反。」

　　這個時代快來了……

# 第12章
# 運用光譜預防、逆轉第二型糖尿病

**見證**

賓州莫內森的傑夫・奧利佛（Jeff Oliver）

＊

當時的對話，我至今仍記憶猶新。

我和幾個朋友相聚，聽到他們抱怨小布希總統改革社會安全系統的計畫。

他們接二連三砲轟，等到他們 62 歲可提前（減額）請領的時候，社安基金已經沒什麼錢，甚至可能破產。

其中一個朋友問我有何想法。

我眼也沒眨直接回答：「我才不在乎改不改革，因為到時我早就掛了。」

另一個朋友不以為然，喝道：「別胡說。」

我坦誠以對：「我有嘻皮笑臉嗎？」

那是一月份的事，離現在只有幾個月。

不過，那時我的想法確實如此，而且心理早有準備。

一個 46 歲的男人為何會認為自己無法再活 16 年？對我而言，這是務實的想法。

我的體重超過 370 磅（168 公斤），而且有高血壓，糖尿病病情無法控制。對了，我說過我也吃抗焦慮藥物嗎？

我的體力有如樹獺，而且更沒活力。

我原本想：「管它（社安系統）要怎麼改？」

接著，我的生命改變了。

　　我的保險公司高標公司一月間寄資料給我，裡面介紹全美知名的「歐尼斯博士的逆轉心臟病計畫」。莫諾加赫拉谷（Monogahela Valley）醫院提供這個計畫。

　　我沒有心臟問題（就我的健康情況而言，這實在讓人訝異），可是我有第二型糖尿病，所以符合參加資格。

　　我心想：「我還能更慘嗎？」所以就報名了。

　　剛加入歐尼斯博士的光譜計畫時，我必須克服怯場心態。

　　工作人員告訴我，雖然加入計畫的病人通常體重能減輕，但計畫的主要理念不是節食，而是飲食方式。

　　我聽了心想：「好無趣。」

　　而且，計畫中的壓力管理那部份的內容還包括做瑜伽。

　　我記得計畫開始第一天，我和其他加入者一起上課。我們看幻燈片介紹，別人看到的是計畫的詳細資訊，而我在螢幕上看到的卻是「快閃人」三個大字。

　　可是我沒逃走。我很高興自己沒有臨陣脫逃。

　　早上課程之後，是 45 分鐘的午餐時間，吃的是醫院廚師準備的光譜健康餐。這頓午餐的用意不但是要改變我們的飲食習慣，也是要我們見識計畫中其實有很多美味的食物。

　　我的新飲食主要是全穀物、蔬菜、豆類、水果。

　　接下來是 45 分鐘的團體治療，我們在醫院的個案工作人員參與下，討論自己的感覺和日常生活。

　　再下來是壓力管理的瑜伽，由醫院的壓力管理專家指導深呼吸、靜坐、伸展技巧，目的是要改善每個人的整體健康。

　　實際上，我們獲得的資訊是：能完全運用團體治療、瑜伽以及運動、飲食原則的人，可從光譜計畫中得到最大效益。

　　我們每星期要記錄那星期當中吃的每樣東西，以及那星期做了多少運動和瑜伽。

　　一開始，我嚴格遵守計畫的飲食原則——不吃肉，包括雞肉和魚肉；不吃油脂和油炸物；不碰咖啡因。我的運動量符合要求，甚至超過。我只喝脫脂鮮奶，而且不購買脂肪超過3公克或膽固醇多的食物。

　　我現在的飲食原則比較寬鬆，可是過去一年半吃過油炸物的次數，可以用一隻手就數完。我現在偶爾吃魚肉、雞肉以及其他低脂肉類。大部份日子，我早上會喝杯咖啡。

　　還有，我做瑜伽。

　　實施計畫12星期後，我體重一口氣減輕47磅（21.4公斤）。

　　換個方式說，我胸圍縮小5吋，大腿瘦了2吋半，肱二頭肌縮小1吋半。

　　此外，我發現自己更有能量。我每天至少走2英里（3.2公里），有時候甚至走4英里（6.4公里）。

　　目前為止，我已減重65磅（29.5公斤），希望體重繼續減輕。不過，我應該說明，我的減重幅度是特例而不是常態。一般人實施計畫12星期後，平均減重12－25磅（5.5－11.4公斤）。

　　不要忘記，這個計畫的重點不是減重，而是透過改變生活型態通往健康的道路。

　　參加計畫之前，我平均每天攝取3,800卡熱量，其中4成以上來自脂肪，而攝取的脂肪有1/3是飽和脂肪。我平均每天也至少吃進500毫克（0.5公克）的膽固醇。

　　12個星期後，我的飲食紀錄顯示，我每天攝取1,956大卡，

其中脂肪比率不到 1 成，而且幾乎沒有飽和脂肪或膽固醇。

另外讓我感到驚訝的是，雖然沒吃藥，我的膽固醇從以前吃藥時的 144mg/dl 降到 129mg/dl，三酸甘油脂也從 203mg/dl 降到 129mg/dl。

我的睡眠時間不必像以前那麼長；有些同事說，覺得我的脾氣變好。我不再需要吃抗焦慮和憂鬱症藥物。

我有一次運動時量的血壓高達 220/108，可是最近一次運動時量的讀數竟然低到 112/50，雖然我吃的降血壓藥已減量一半。

最好的消息莫過於糖尿病方面的改善。加入計畫前，我的血糖高達 318。參與計畫後，家庭醫生把我的糖尿病用藥調整過 4 次，從每天 13 顆降到 2 顆不同的藥丸，我有幾次甚至血糖過低。我的目標是有朝一日完全不用吃藥。

當然，我在光譜計畫期間付出很大努力。天底下沒有不勞而獲的好事。

不過，我必須說明，如果沒有工作人員的持續支持和關心，我不可能從這個計畫獲得良好成果。每一位全心投入的工作人員對我和其他參與計畫的患者有多重要，真的一言難盡。我能說的最大讚美是，我真的很愛他們，我的生命能改觀，他們的功勞和我自己的一樣大。

畢竟，一句鼓勵的話、拍拍背打氣，甚至偶爾踢屁股教訓一下，產生的效果，價值無法衡量。

想起來有點詭異，但 6 個月前，我毫不期待自己能活到請領社安福利金的年齡，而我現在等不及要抱孫子。

當然，我現在還沒做好含飴弄孫的準備。那是另一回事。

　　和肥胖症的流行一樣，糖尿病已變成流行病，而罪魁禍首正是肥胖。它在美國和世界許多地區是成長率最快的疾病。糖尿病患者的預期壽命比未患病者短。有 1/10 的美國成年人罹患糖尿病，另有近 2/10 的成年人有前期糖尿病症狀、血糖高得異常。美國患者半數以上是女性。和男性患者一樣，女性糖尿病患者的預期壽命比未患病的女性短，而且因糖尿病失明的風險比男性大。

　　從 1950–1993 年，糖尿病盛行率提高 6 倍，而且繼續上升。在這段期間，我們的基因顯然未變化，可是飲食和生活型態改變很多。

　　例如，住在墨西哥鄉村、維持傳統生活型態和飲食習慣（動物脂肪攝取量低、非精緻碳水化合物攝取量高）的皮瑪族印地安人，罹患糖尿病、肥胖的比率遠低於住在美國而採取西方飲食、體能活動量較少的皮瑪族印地安人。他們的基因大同小異，可是糖尿病比率卻有天壤之別。

　　追蹤 9 萬名護士長達 16 年的「哈佛護士健康研究」發現，91％的糖尿病病例要歸咎於生活型態，例如不健康飲食、缺乏運動。

　　我們的胰臟分泌胰島素（一種荷爾蒙），胰島素和細胞表面的受體結合，讓葡萄糖進入細胞並轉換成能量。

　　第一型糖尿病出自胰臟製造的胰島素不足，原因通常是製造胰島素的胰島細胞遭到抗體攻擊。以前稱為「少年型糖尿病」的第一型糖尿病，在所有糖尿病病例中只佔 1 成。

　　9 成的糖尿病是第二型，以前稱為「成人型糖尿病」。這類患者的胰臟分泌的胰島素其實比正常人較多而不是較少。

　　為什麼會這樣？第 3 章說過，如果你吃很多升糖指數高的精緻碳水化合物（壞碳水化合物），這些食物很快就被身體吸收，導致血糖迅速上升。這會刺激胰臟分泌更多胰島素，以便讓血糖降到正常區間。

　　長期下來，胰島素突然大量增加的情況一再出現，會使細胞受體對胰島素效應的敏感度降低，就像「狼來了」喊太多次就沒人相信。這種情形稱為胰島素阻抗，常引發第二型糖尿病。胰島素太多會使體重增加，而肥胖會導致胰島素阻抗，形成惡性循環。

　　另外，過度攝取動物脂肪和壞碳水化合物、缺乏運動、精神壓力，也在糖尿病的形成過程中扮演一定的角色。稍後再做說明。

　　糖尿病的後果很嚴重，包括：眼部受損導致失明、腎臟受損導致腎衰竭、神經受損導致性無能、心臟動脈受損導致冠心病、手腳動脈受損以致必須截肢。

　　因此，美國每年 6,450 億美元的聯邦健保支出中，高達 12％花在糖尿病醫療，比非糖尿病患者的支出多了 800 億美元左右。

　　更糟的是，由於兒童肥胖症盛行，糖尿病影響的兒童和青年人數與日俱增；這正是第二型糖尿病不再稱為成人型糖尿病的原因。

　　過去 10 年來，美國 30 幾歲年齡層的糖尿病病例，增加多達 7 成！出生前就暴露於母體糖尿病的兒童，在兒童期和青春期出現肥胖，以及成年後出現第二型糖尿病的機率較大。

　　好消息是，不論成人還是兒童，只要願意朝光譜的健康頂端，調整飲食和生活型態，糖尿病通常可以預防，甚至逆轉。

　　要預防第二型糖尿病，請往飲食、運動、壓力管理光譜的健康頂端移動。如果要逆轉糖尿病，你的移動幅度必須加大。

　　《新英格蘭醫學期刊》刊登過「糖尿病預防計畫研究小組」（Diabetes Prevention Program Research Group）的歷史性研究；這個小組研究 3,234 名有前期糖尿病症狀的男性和女性，觀察生活型態的調整能否阻止糖尿病。

　　答案是肯定的。

　　上述患者隨機分為三組：第一組服用常用糖尿病藥物滅糖敏

（metformin）；第二組稍微改變飲食和生活型態（3 成熱量來自脂肪、紅肉攝取量減少、運動、減重）；第三組大幅改變飲食和生活型態（脂肪和熱量攝取量較少、至少減重 7％、每星期至少運動 2.5 小時）。

第一組的每日熱量攝取量減少 300 卡，第二組減少 250 大卡，第三組減少 450 大卡。第一組和第二組的膳食脂肪攝取量減少不到 1％，第三組則減少多達 6.6％。第一組的體重平均減輕 4.6 磅（2.1 公斤），第二組只減 0.25 磅（0.1 公斤），第三組減少多達 12.3 磅（5.6 公斤）。

3 年後，大幅改變飲食和生活型態的第三組，罹患糖尿病機率比稍微改變飲食和生活型態的第二組下降 58％，相較之下，吃藥的第一組只下降 31％。

研究人員的結論是：要防止糖尿病，積極改變生活型態的介入效果大幅超越滅糖敏。

另一項大型隨機控制試驗──「芬蘭糖尿病預防研究」（Finnish Diabetes Prevention Study）顯示，徹底改變生活型態，可幫助有前期糖尿病症狀者預防糖尿病。在這項研究中，患者隨機分為接受例行照護的控制組，以及攝取更多全穀物、纖維、蔬果、低脂乳製品、低脂肉類和減重、運動的試驗組。5 年後，試驗組罹患糖尿病的機率降低 58％，和美國「糖尿病預防計畫」的研究結果相同。

最近一項超過 5 千人參與的研究發現，病患減重、運動，可大幅降低糖尿病、高血壓的風險，服用降膽固醇藥物的必要也下降。

在我們的「多重地點生活型態示範計畫」（Multicenter Lifestyle Demonstration Project）中，實施逆轉心臟病計畫（光譜健康頂端）的心臟病和糖尿病患者，體重、體脂肪、壞膽固醇明顯下降，運動能力和生活品質則大幅改善。我們發現 2 成患者可停用或大幅調降糖

尿病藥物劑量。我們也發現跡象顯示，男性患者實施我們的生活型態計畫 3 個月後，血糖降低。有意思的是，這些男性患者也有 C-反應蛋白（C-reactive protein）降低的跡象，顯示他們發炎情況獲得了改善。

「糖尿病預防計畫研究小組」的研究，是光譜飲食發揮作用的最佳典範。稍微改變生活型態足以讓一些人預防糖尿病，但大部份的人沒辦法。不過，飲食和生活型態改變幅度較大的人，獲得的成效大於服藥者，而且不用付出終生服藥的成本和副作用。

所以，如果你想預防糖尿病，請從檢查血糖值做起，不論空腹血糖測試或口服葡萄糖耐受測驗都可以。假如檢驗結果正常，你的飲食和生活型態可能還過得去。如果血糖數值有點高，你可以先往光譜健康的方向移動一些，1–2 個月後再檢驗一次。假如微幅的飲食和生活型態改變可使血糖下降，恭喜你；如果不是這樣，你可以往光譜健康的那端再移動多些。

假如你有糖尿病，你一開始可能就要往光譜健康那半邊移動多一些。過段時間再檢驗一次，如有必要，請擴大調整的幅度。

## 營養光譜

攝取精緻碳水化合物（壞碳水化合物）會增加糖尿病風險，但研究顯示，攝取非精緻、完整的碳水化合物（好碳水化合物）其實可降低糖尿病風險。

例如，研究 4 萬多位醫生的「哈佛醫師健康研究」（Harvard Physicians' Health Study）發現，蔬果、全穀物、魚肉、雞肉攝取量較多者的糖尿病風險下降，而精緻穀物、糖果、加工肉品和紅肉、高脂乳製品攝取量較多者的糖尿病風險上升。升糖負荷較大的食物也會

增加糖尿病風險。

　　一項針對加拿大原住民進行的研究也有類似發現。飲食中精緻碳水化合物、脂肪比率較高但纖維比率較低的加國原住民，罹患糖尿病比率較高。

　　在前面提過的「哈佛護士健康研究」中，攝取反式脂肪酸會增加糖尿病風險，攝取 omega-3 脂肪酸或魚肉則可降低糖尿病風險。

　　有一項研究比較美國糖尿病協會（ADA）建議的飲食和全素飲食，結果為光譜飲食的功效提供了另一個佐證。全素飲食組吃蔬果、全穀物、豆類、黃豆製品，只有 1 成熱量來自脂肪，精緻碳水化合物比率低，而且食物份量和熱量不設限；ADA 飲食組則被要求每天的熱量攝取量比原先減少 500－1,000 卡。

　　22 個星期後，全素組的血糖下降幅度是 ADA 組的 2－3 倍。此外，全素組平均減重 14 磅（6.4 公斤），因為他們的飲食中脂肪很少、纖維多，所以熱量密度低；相較之下，ADA 組減輕不到 7 磅（3.2 公斤）。素食組的壞膽固醇下降 21.2%，ADA 組只降 10.7%。

## 重量級的證據

　　上述各項研究的共通點是，減重對預防或逆轉糖尿病有可觀助益。前面說明過，肥胖會促進慢性發炎，進而誘發胰島素阻抗和冠心病等慢性疾病。精緻碳水化合物、高升糖負荷食物比率高的飲食會增加發炎現象，而蔬果中含有的保健成份可減少發炎。

　　改變飲食也可改善胰島素敏感度。非精緻碳水化合物比率高的飲食和地中海飲食，都在研究中證實可增加胰島素敏感度。

　　我在第 3 章解釋過，慢性發炎除了和糖尿病有關聯，也和諸多慢性疾病有關係。瑞典卡洛琳絲卡研究所（Karolinska Institute）最近的研究顯示，有前期糖尿病症狀和糖尿病的患者，以後出現阿茲海

默症和其他失智症的風險比其他人提高 7 成。

　　還好，嚴密控制血糖的糖尿病患者可大幅降低失智風險。卡洛琳絲卡研究所和斯德哥爾摩老人醫學研究中心（Stockholm Gerontology Research Center）合作研究 1,173 名 75 歲以上老人，獲得上述結論。不過，較高風險只出現在沒有 apo E4 脂蛋白基因的老人身上；apo E4 脂蛋白基因和某些阿茲海默症有關。其他研究顯示，和同年齡的同性健康者比起來，第二型糖尿病患者罹患阿茲海默症的風險提高 1 倍。

　　在另一項研究中，美國奧克蘭凱薩醫療集團（Kaiser Permanente）研究人員追蹤 2 萬 2 千多名第二型糖尿病病患 8 年。研究開始時，全部病患都沒有失智症。研究人員在這 8 年期間發現，病患的血糖數值和失智風險有直接關聯。

　　研究人員檢測患者的醣化血紅素（hemoglobin）A1C，它可以反映最近 3 個月的平均血糖數值，正常值低於 7。數值介於 10-12 的人失智風險提高 13%，數值介於 12-15 的人風險提高 24%。如果數值高於 15，失智風險提高多達 83%！

　　發炎現象在阿茲海默症中扮演某個角色，可能是辛香料薑黃降低阿茲海默症風險的原因之一，我在第 3 章已經說明過；薑黃具有強力抗發炎功效。有些研究發現，腦部有太多胰島素的話，會促使澱粉樣蛋白累積在腦部，導致阿茲海默症。

## 運動光譜

　　運動在預防或逆轉第二型糖尿病、代謝症候群方面，有很重要的功用。

　　研究人員在一項新研究中發現，中度到激烈運動可影響兩個和胰島素分泌相關基因的表現方式，所以能降低第二型糖尿病的風險。

少數病患的基因有罕見的變異，造成運動無法降低糖尿病風險。因此，在不久的未來，基因檢驗或許可用來更精確的衡量你必須站在光譜何處，以量身訂做完全適合你的運動模式。

每星期運動不到 1 小時的男性，出現代謝症候群的機率比每星期運動 3 小時以上的男性多 6 成。

在北美的 HERITAGE 研究（健康、風險因子、運動訓練、遺傳研究）中，經過 20 星期的耐力訓練後，有 3 成研究對象擺脫代謝症候群。「有氧運動中心追蹤研究」（Aerobics Center Longitudinal Study）顯示，有氧體適能對於有代謝症候群的人，能提供心臟病和早死方面的強力保護。

只要做一節運動，就能讓血糖下降 40mg/dl。各項研究（包括我們自己的研究）顯示，中度運動可讓血糖下降 1－2 成。我要再次提醒持之以恆很重要，因為運動降血糖的效果大約在 72 小時後消失。

大致而言，運動量愈多對付糖尿病的效果愈好。如果你是要逆轉糖尿病而不只是預防它，你要多運動一點。假如你正在服用糖尿病藥物，改變運動量（或飲食、壓力管理技巧）之前，先和醫生討論，因為這些措施可能降低服藥的必要；如不調整用藥，你可能出現血糖過低現象。

有糖尿病視網膜病變的人，必須避免無氧運動，也要避免要用到最大力氣、會產生震動、要突然用力或憋氣的活動。

有糖尿病腎臟病變的人應該從事溫和或中度運動，避免激烈運動。這類病患通常體溫調節機能較差，應避免在過冷、過熱氣溫下活動，而且運動前、運動中應該多喝水。

從事阻力訓練時，應採取低或中等負荷的原則。重量要輕，可是動作次數增加。

其他安全上的注意事項：

- 如果你有糖尿病，開始執行飲食和運動光譜計畫的時候，要密切監控血糖。你可能很快就會看到血糖大幅下降的效果。美國糖尿病協會網站有血糖監控和運動方面的詳細資訊，網址：www.diabetes.org/weightloss-and-exercise/exercise/getting-started.jsp。

- 注意足部護理。糖尿病會影響足部循環，要防止足部起水泡：鞋子要合腳，不要過度摩擦。選用好的襪子保持雙足乾燥。定期檢查足部，如果出現水泡或傷口，立刻看醫生。

- 穿適當的運動服裝，運動前、中、後喝水。

## 壓力管理光譜

我們在前面說過的 869 名病患研究中發現，進行壓力管理技巧的時間和血糖數值（以醣化血紅素 A1C 為準）有密切關係。換句話說，壓力管理技巧有益逆轉糖尿病。其他研究已證實這項發現。

例如，杜克大學醫學中心的研究報告說，把壓力管理技巧融入例行照護的第二型糖尿病患者，可大幅降低平均血糖數值。研究報告主要作者、杜克大學心理學家李察・蘇維特（Richard Surwit）說：「效果幾乎和某些糖尿病藥物的療效一樣。」

從另一角度看，壓力管理技巧的功效對某些病患而言，可能代表終身吃糖尿病藥物和完全不必吃藥的差別。蘇維特認為，BMI、飲食或運動的改變無法解釋壓力管理技巧的功效，因為控制組和試驗組的上述變數，在一年的研究期間內都相同。他說：「壓力管理可大幅加強病患控制糖尿病的能力。」

研究人員在另一項研究中，觀察舊金山加大醫學院的 506 名糖尿病患者，發現憂鬱、壓力大的患者，醣化血紅素 A1C 較高、運動

量較低、飽和脂肪及熱量攝取量較大。這和我第 2 章說過的不謀而合——解決行為背後的根本因素很重要。此外，壓力荷爾蒙長期居高不下，可能導致血糖上升。

還有一項研究發現，原本沒有糖尿病的女性，如果感覺憂鬱、生活中有很多導致壓力的事務，或經常覺得極度憤怒、緊張、壓力大，15 年後出現糖尿病、代謝症候群的機率較大；有些人機率提高 1 倍多。

因此，如果你沒有糖尿病的證據，但有明顯家族病史，請開始往光譜健康的頂端移動一些。每天至少進行幾分鐘的壓力管理技巧，並配合前面提過的飲食和運動調整。

假如你已有前期糖尿病症狀，請在營養光譜上調整更多一點，加長每天運用壓力管理技巧的時間；3 個月後再度驗血（項目包括醣化血紅素 A1C、空腹血糖，或許再加葡萄糖耐受測試）。如果前期糖尿病症狀消失、檢查數值在正常區間，你可能已到達光譜上的適當位置。如果檢查結果不理想，再多調整一點，3 個月後再度做檢查。

如果你已診斷出第二型糖尿病，你可以先在營養光譜上改變到健康那端、你覺得自在的位置，同時增加運動量、每天進行更久的壓力管理技巧。3 個月後再度接受檢查，如果數值正常，值得慶幸。如果數值還不夠正常，請往光譜健康的頂端移動更多、運動量再增加、壓力管理技巧的時間進一步加長。醫生在必要情況下可能建議你吃藥，可是如果你在飲食和生活型態上改變得夠多，將可以完全避免服藥。

# 第13章
# 運用光譜預防、逆轉心血管疾病

**見證**

賓州伊里市的潔若婷・韋特（Geraldine Waiter）

＊

我採行歐尼斯博士的光譜計畫已有一年。以前，我無法獨力完成任何事。我臥病在床、事事要人幫忙，連走路都需要協助，在家睡的是醫療床。

即使在室內走動，我也要用拐杖或助行器。

但加入計畫之後，多年來我首次感到有活力。我現在想做什麼幾乎都沒問題，感覺真好。

我把拐杖和助行器收到倉庫，不想再拿出來了。這簡直是奇蹟。

參加計畫前，我心臟的射血率只有10％，現在提高到45％。我推薦每個人採用這個計畫，因為它救了我一命。

我從1993年開始重病。我的心臟很差，動過開心手術，頸動脈也做過兩次手術，可是還是無法獨力生活。我有時要靠朋友夏琳餵，因為我沒有力氣坐起來自己吃東西。

1993年中風後，我的身體每況愈下，此後每年都因心絞痛住院。我做過心導管支架置放術和血管成形術，可是都沒用。1997年我再度住院，在2月14日接受頸動脈手術，2月20日再做四重繞道手術。隔年心臟病發作，因為兩條繞道血管失效。這樣的情況每年上演。

我沒有辦法站著把碗洗完。我覺得自己是廢物。我認為沒

有人幫得了我，而我無法獨自作任何事；如果我不能獨立生活，活著還有什麼意義？我不想依賴別人過生活。

我讀到一篇關於歐尼斯光譜計畫的文章，就打電話詢問醫生。醫生回答：「對，這個計畫對你有好處。」我加入調整生活型態的計畫時，心裡想：「老天爺，終於有希望了。有人可以幫我。」開始參與計畫後，我真的覺得身體很好。這是我長久以來感覺最好的時刻。

我的生活徹底改變：飲食習慣變了，參加支持團體、說出感受，做運動和壓力管理。要不是這個計畫，我早就死了。

一開始進行壓力管理的時候，我無法坐在地上。現在，我可以坐在地上和其他人一起做。能利用時間靜坐冥想、化解所有壓力，實在是件美妙的事。

計畫剛開始的時候，我不懂什麼叫團體支持。我以為我們要談飲食之類的事，沒想過是要談論自己。起初我的話不多，現在則滔滔不絕。

我上星期四參加團體聚會，因為生活上剛好碰到一些小問題而哭了起來。但從團體中得到其他成員的支持，對我意義非凡。我回到家時，覺得光是可以向別人敞開心胸，心情就輕鬆許多。而別人需要支持的時候，我們也能隨時幫忙。他們隨時可以向我們求助；就算無法解答，我們仍可以傾聽。

我大半輩子把很多事情藏在心裡。我不想把自己的問題告訴任何人，不想告訴別人我的病情有多嚴重。我不想告訴別人，是因為不希望任何人為我難過。我從不說出自己的煩惱。可是能和別人交流、告訴他們我的感受，讓我的生命改觀了。我以前不知道打開心扉的感覺這麼好。

我學會了說「不」。團體中其他人也學會了。我有兩個女兒，老是為她們而忙不停。她們要你幫忙做某件事，你就隨叫隨到。我必須學會向她們說「不」，因為我必須找時間照顧好自己，否則我將無法幫助任何人，反而要別人照顧我。把自己照顧好之後，我會更有能力幫助她們。

我從未想過自己能做運動，因為我以前連走路都有困難。現在，我每星期運動 2 次，每次 1 小時。另外，我每天踩健身飛輪車半小時。我的雙腿現在動個不停，不動就腳癢。

我真希望這個計畫 1997 年之前就存在，這樣我或許就不必接受開心手術等治療。要不是這個計畫，我早已不在人世，因為這個計畫徹底改變了我的生命。

永遠不要低估生命的力量。不管躺在醫院病床還是自家床上，你必須踏出活得完整的第一步。我覺得自己是重生的人，有很多理由能活下去。1993 年以來，我首度可以做到原本不敢奢望再做到的事。我建議大家試試看這個計畫，因為它真的有效。我很高興自己還能活著。

第 1 章說過，只要改變飲食和生活型態，即使是嚴重的冠心病，光譜計畫也可以逆轉進程，完全不用吃藥或手術。雖然心臟病在美國和世界許多地區奪走的性命仍超過其他死因的總和，如果能落實光譜計畫，至少 9-9 成 5 的人幾乎可完全避免死於心臟病。

暫停一下，花 1 秒鐘想想看上面這句話的意思。全世界大部份地區的頭號死因，光憑改變飲食和生活型態就幾乎可以完全避免。

光譜的基本原則之一是，要逆轉某項疾病，你在飲食和生活型態上的改變通常要比預防疾病更大。有幾個因子在心臟病的風險方

面扮演重要角色，你有愈多因子，就必須往光譜的健康那端移動愈多，才能預防心臟病。這些因子包括：

- **基因**。如果你的父母、兄弟姐妹有心臟病，尤其是很年輕就得到的話，你的風險較高。但這只代表傾向，不是註定的命運。
- **血壓**。收縮壓或舒張壓過高，血流對動脈血管壁的衝擊力量太大，可能導致動脈內壁慢性受損。長期下來，隨著你的身體嘗試修補受損部位，動脈可能日益阻塞。情況有點像在傷口上貼 OK 繃，貼了一層又一層。
- **血糖**。上一章說過，即使只有前期糖尿病症狀，心臟病風險也會大幅提高，而降低血糖可使風險明顯減少。
- **活動量**。一如第 8 章說的，每天走路 20–30 分鐘的中度運動，而且不用走很快或 1 次走這麼久，就能使你死於心臟病的風險，比不活動的人降低 5 成以上。
- **壓力**。精神壓力會以幾種方式增加冠心病風險。首先，像我在第 2 章說的，很多人因為壓力而抽菸、過度飲食或喝酒過量、工作過勞、濫用藥物；他們用這些方法應付壓力、撐過一天。另外，壓力促使血管收縮、使血液凝結較快，這樣的機制可能引發心臟病發作或中風。壓力還會使動脈粥狀硬化情況加速。

  本章稍後會提到研究已經顯示，將基因、飲食條件相同的猴子分成兩組，其中一組處於充滿壓力的環境，受到壓力那組的猴子動脈粥狀硬化程度提高 5 成，雖然牠們的基因、飲食與另一組沒兩樣。
- **長期抱持憤怒、敵意和憂鬱**。以往認為 A 型性格（行動快、同時進行一項以上的工作、不喜歡排隊等）是心臟病的風險因子。還好（尤其對我這種 A 型性格的人），A 型性格特徵實

際上只有少數有害：長期抱持憤怒和敵意。

- **體重**。體重過重會增加冠心病和其他許多疾病的風險。
- **抽菸**。菸抽得愈多，心臟病發作風險愈高，但抽菸沒有所謂安全標準。每天抽 1 包以上香菸的人，心臟病發作風險是不抽菸者的 2 倍多。抽菸又服用避孕藥的女性，心臟病發作、中風、出現周邊血管病變的風險提高好幾倍。所以，抽菸不像本書探討的其他層面，並沒有光譜般的選擇範圍。戒菸的好處很大——戒菸 3 年後，心臟病發作風險就可降低到和從未抽菸的人一樣。心臟病發作或開心手術後戒菸，可使死亡機率降低至少 1/3。
- **慢性發炎**。抽血檢查就能知道你的 C- 反應蛋白數值，亦即慢性發炎指標。前面說過，慢性發炎會增加冠心病和許多疾病的風險。
- **膽固醇**。各種膽固醇當中，低密度膽固醇是最容易預測冠心病風險的因子。低密度膽固醇（壞膽固醇）指數愈高，風險愈大。

第 1 章說過，我和非營利組織預防醫學研究所的同仁，過去 30 年來在一系列光譜計畫中證明，即便是嚴重的冠心病也能靠徹底改變生活型態逆轉病程。

我們發現，人們改變飲食和生活型態的幅度愈大，身體改善愈多，可是若要逆轉心臟病，調整幅度必須比大部份醫生建議的更大。我們的發現已由其他研究人員重複試驗證實。

例如，德國研究人員發現，將脂肪攝取量限制在熱量的 2 成，並配合運動，可讓近 4 成病患的心臟病逆轉。我們的研究發現，有 8 成 2 的病患可以逆轉，但他們的飲食調整幅度較大，而且採取壓力

管理技巧。德國的研究再度驗證本書的主題之一：你的飲食和生活型態改變愈大，身體可能改善愈多。

德州大學醫學院（University of Texas Medical School）史蒂芬諾·史鈞格拉（Stefano Sdringola）博士和同事的研究，為光譜計畫提供另一強力佐證。他們也發現人們如果愈努力控制風險因子，愈能改善心臟血流量、改善繞道手術和血管成形術的成效，並降低心臟病發作和心臟病致死機率。他們發現，輕微的改變不足以讓大部份人逆轉心臟病。

簡單說，如果你想預防冠心病，先確定各項風險因子的情況。

如果你膽固醇太高，請參閱第9章。先從小幅改變飲食和生活型態做起。如果壞膽固醇能降到100mg/dl以下（有心臟病的人最好降到70mg/dl以下），這樣的改變或許已經足夠。如果不行，請逐漸往光譜的健康頂端移動，直到目標達成。假如你不希望飲食或生活型態改變那麼多，你可以考慮吃藥。你在飲食和生活型態上調整愈多，需要吃的藥可能愈少。

改變飲食後，如果發現三酸甘油脂開始上升，可能是因為你吃太多精緻碳水化合物（壞碳水化合物）。逐漸減少攝取糖、白麵粉、白米、酒精、高果糖玉米糖漿以及其他精緻碳水化合物。另外，運動、吃魚油或其他omega-3脂肪酸可降低三酸甘油脂。

如果你血壓過高，請看第11章，逐漸往光譜的健康頂端調整，直到血壓降到你想要的數值。

如果你血糖過高，請看第12章，逐漸往光譜的健康頂端調整，直到血糖降到正常區間。

假如你體重過重，請看第10章，逐漸往光譜的健康頂端調整，直到體重降到你想要的程度。

假如你需要多運動，請參閱第8章的原則。

　　如果你感到壓力沉重，請做一些第 7 章介紹的壓力管理技巧。即使每天只做幾分鐘，對你的感覺也會有莫大幫助。在我們的研究中，實施壓力管理技巧的人也能明顯降低長期憤怒和敵意、憂鬱，所以一舉數得。

　　假如你有好幾個風險因子，請洽詢醫生做檢查，以確定有無心臟病早期症狀。有些比較先進的篩檢方式，例如超快速電腦斷層掃描（又稱心臟掃描），可以檢查你的冠狀動脈是否有明顯鈣化現象。

　　64 切面電腦斷層掃描可提供比較精確的結果，但輻射劑量較高。這種掃描可清楚看到冠狀動脈的硬化斑塊。我相信，隨著時間過去，及早診斷心臟病的新科技將日漸普及、更準確，但價格更低。

　　醫界較常使用跑步機測試等其他方法，可是要診斷早期心臟病，這些方法不夠靈敏、精確。冠狀動脈攝影等侵入性檢查法通常只用在冠狀動脈疾病可能性很高、正考慮做繞道手術或血管成形術的病患。

　　診斷出早期心臟病可以救你一命。第一個原因是，大約有 3 成的人是在猝死後，才被發現患有心臟病；這顯然不是理想的診斷方法。如果及早發現心臟病，你可以設法補救。

　　第二個原因是，發現有心臟病的消息，可以激勵你做些改變。知道自己有幾個心臟病風險因子是另一回事，因為你很可能不會認真面對，心想：「我才不會這麼倒楣。」在我的經驗中，後果愈可怕（心臟病發作或死亡），大家愈不願面對。反過來說，如果你發現自己有早期心臟病，可以打破不願面對的心態，並激勵你改變，尤其你知道自己可以逆轉心臟病進程，只要你願意朝光譜健康那端大幅改變。

　　我要再度提醒大家，很多醫生和保健機構建議的微幅改變飲食和生活型態，可能足以讓某些人預防心臟病，但這樣通常無法讓其

他人的膽固醇明顯下降或預防心臟病。

有一項研究追蹤 5 萬多名男性 8 年、追蹤 6 萬 7 千名女性 12 年，結果顯示，小幅改變飲食只能使罹患冠心病的風險些微下降。

「女性健康倡議研究」（Women's Health Initiative Study）也有類似發現。這項研究追蹤 4 萬 9 千名中年女性，有的人採取低脂飲食，有的人採取一般飲食，追蹤期長達 8 年多。低脂組的女性被要求每天減少脂肪攝取量，多吃蔬果、全穀物，看是否有助預防心臟病和癌症。對照組的女性則未被要求改變飲食。

研究報告的標題說：「低脂飲食無法預防心臟病（或者中風、乳癌、結腸癌。」不過，試驗組並未大幅減少膳食脂肪──她們的熱量有 29％ 來自脂肪，而不是研究人員要求的 2 成以下。況且，29％ 的脂肪比率可能失真，因為大家經常浮報數據。此外，試驗組增加的蔬果攝取量並不多。對照組減少的脂肪攝取量幾乎一樣，而且也增加蔬果攝取量，使得兩組之間的差異不明顯。兩組都未大幅改變穀物的攝取量。

因此，試驗組的壞膽固醇下降幅度只比對照組多 2％ 左右，差異有限。兩組的血壓下降幅度也很小，各只有 2％ 左右。

好消息是，攝取最少飽和脂肪、反式脂肪但攝取最多蔬果的研究對象，心臟病發作的風險下降了。

《美國醫學會期刊》最近刊登的一篇研究，比較兩種飲食對結腸癌復發的影響。第一組病患採取傳統西方飲食（肉類、脂肪、精緻穀物、甜點攝取量高），第二組的飲食比較接近營養光譜的健康頂端（蔬果、禽肉、魚肉攝取量高）。

5.3 年之後，飲食愈接近高脂、高糖西方模式的病患，結腸癌復發機率愈高。肉類、脂肪、精緻穀物、甜點攝取量最大的病患，結腸癌復發風險是飲食較健康病患的 3 倍多。

上述研究結果呼應了本書的主題——稍微改變飲食可能足以讓某些人預防心臟病，但因為基因傾向之故，大部份人無法獲益。不過，對於稍微改變沒有效果的人而言，往光譜的健康頂端進行更大幅度調整，或許可有效預防心臟病。

## 膽固醇的好壞和現實面

大家對高密度膽固醇和低密度膽固醇有很多錯誤觀念。大部份的人，包括很多醫生，認為高密度膽固醇是「好膽固醇」，數值愈高愈好。低密度膽固醇經常被稱為「壞膽固醇」。

要降低低密度膽固醇，比提升高密度膽固醇容易。我認為，我們應該少強調提升高密度膽固醇，而應該多強調透過飲食和生活型態，或透過降血脂藥物，降低低密度膽固醇。如果你能把低密度膽固醇降到 100mg/dl 以下甚至更低（有冠心病者降到 70mg/dl 以下），罹患心臟病的風險會變得很低，高密度膽固醇數值就不那麼重要。

會使高密度膽固醇升高的東西不見得一定好，會使高密度膽固醇下降的東西也不見得一定不好。

人體製造高密度膽固醇，以便清除血液和組織中多餘的膽固醇，這個過程叫「逆向膽固醇運輸」。我們可以把高密度膽固醇想像成身體的垃圾車；它把膽固醇運輸到肝臟代謝，並排出體外。你的身體製造更多垃圾車（提升高密度膽固醇）的能力，部份取決於基因。有些人可比其他人製造更多垃圾車。

大部份美國人的飲食中，飽和脂肪、膽固醇比率偏高（也就是垃圾很多）。擁有較多垃圾車（也就是高密度膽固醇數值很高）的人，清除飲食中過剩脂肪和膽固醇的效率較高，因此他們心臟病發作或中風的機率低於吃高脂、高膽固醇飲食而且高密度膽固醇數值

較低的人。不過，高密度膽固醇和心臟病、中風風險呈反比的前提是，當事人沒有改變飲食方式。

　　會使高密度膽固醇升高的東西不見得一定好。例如，假使你增加脂肪和膽固醇攝取量（就像阿金飲食法），你的高密度膽固醇數值可能上升，因為基因傾向可以的話，你的身體會設法增加垃圾車（高密度膽固醇），把多餘的垃圾（脂肪和膽固醇）清掉。對於基因傾向可增加高密度膽固醇的人，吃奶油會提升高密度膽固醇數值，但這不代表奶油對心臟好。奶油並不利於心臟。

　　輝瑞大藥廠（Pfizer）花費近 10 億美元研究新藥 torcetrapib，但最近停止研發。這種藥物的目的是提升高密度膽固醇，以預防心臟病發作。研究人員在研發過程中發現，新藥實際上增加心臟病發作風險，因而中止研究、放棄上市計畫。

　　輝瑞這款新藥介入逆向膽固醇運輸的機制，導致高密度膽固醇累積。這好像垃圾車塞車——車子很多，可是清運效果不彰。或許未來最後會研發出新藥以其他機制提升高密度膽固醇，達到保健功效。

　　會使高密度膽固醇下降的東西不見得一定不好。如果你從高脂、高膽固醇飲食改為健康的低脂、低膽固醇飲食，你的高密度膽固醇數值可能維持不變，甚至下降，因為你不再需要這麼多高密度膽固醇。假如垃圾量變少，需要的垃圾車自然減少，因此身體製造較少高密度膽固醇。所以說，低脂飲食造成高密度膽固醇下降，並非壞事。

　　我們知道上面的說法正確，是因為我們的研究不只衡量高密度膽固醇等風險因子，也衡量飲食中很少「垃圾」的人出現冠心病的進程。所謂吃進很少垃圾，是指膽固醇、飽和脂肪、總脂肪、精緻碳水化合物攝取量很小，而蔬果、全穀物、豆類、黃豆製品攝取量很大。

採取這種飲食的人，1 年後高密度膽固醇數值下降 9％，可是低密度（壞）膽固醇下降更多，平均降幅高達 4 成。他們完全沒吃降膽固醇藥物。

雖然研究對象的高密度膽固醇減少，已發表在主要醫學期刊的尖端科技檢查結果顯示，他們的心臟病逆轉；他們在這項隨機控制試驗中接受的檢查包括定量冠狀動脈造影、心臟正子電腦斷層掃描、心臟灌注掃描、放射核種心室造影。平均而言，他們的心臟病在研究展開 5 年後的逆轉程度，比研究展開 1 年後更大。另一方面，對照組發生心臟事件的機率是試驗組的 2.5 倍，包括心臟病發作、繞道手術、血管成形術。

採取健康低脂飲食而使高密度膽固醇偏低，在診斷的意義上迥異於吃高脂、高膽固醇飲食而使高密度膽固醇偏低。以低脂飲食為主的亞洲等國家民眾的高密度膽固醇數值低，可是心臟病比率在全球名列最後幾名。

有些人認為，阿金飲食法等高脂飲食對心臟有益，因為高密度膽固醇數值可以提高。不過，針對採取阿金飲食法的民眾進行的研究已經指出，他們的心臟病病情惡化。

在我們規模頗大的示範計畫中，前幾個月高密度膽固醇數值下降的人，後來數值上升，因為他們更注意飲食，減少攝取精緻碳水化合物（壞碳水化合物）。


## 米蘭脂蛋白酵素元 A-1

未來的研究成果會如何？目前比較有意思的領域是脂蛋白酵素元（apo）A-1，它是高密度膽固醇分子的一部份。

米蘭大學（University of Milan）研究人員大約在 30 年前發現，義

大利北部加爾達湖邊的檸檬鎮（Limone sul Garda）有個奇人，他的高密度膽固醇數值極低、三酸甘油脂數值極高，可是卻沒有心血管疾病的跡象，而且他父母很長壽。

研究人員在鎮上找了 1 千人進行抽血檢查，發現大約 40 人有類似的膽固醇情況。他們利用當地教堂保存數百年的出生紀錄查出，這 40 人有個可上溯至 1780 年的共同祖先。進一步的分析發現，他們和製造脂蛋白酵素元 A-1 有關的基因變異；脂蛋白酵素元 A-1 是高密度膽固醇分子的一部份。

研究人員推測，這種脂蛋白酵素元 A-1 變體（現在稱為米蘭脂蛋白酵素元 A-1）可能保護主人免於罹患心血管疾病。1994 年，美國西德斯西奈山醫學中心（Cedars-Sinai Medical Center）的沙哈博士（Dr. P. K. Shah）和同事首度發現，把人工合成的米蘭脂蛋白酵素元 A-1 以點滴注入攝取高膽固醇的兔子身上，可大幅減少動脈硬化斑塊累積。沙哈博士的實驗室在後續研究中發現，老鼠注射米蘭脂蛋白酵素元 A-1 可停止動脈硬化斑塊累積，而且 5 週後即可逆轉原有的斑塊。

在動物試驗的激勵下，克利夫蘭診所的史帝芬‧尼森（Steven Nissen）醫生和同事研究米蘭脂蛋白酵素元 A-1 對冠狀動脈疾病患者的效應。他們發現，血管內超音波檢查顯示，病患每星期注射米蘭脂蛋白酵素元 A-1、連續注射 5 週後，冠狀動脈疾病明顯逆轉。

目前已有人針對此方法進行大規模研究。注射米蘭脂蛋白酵素元 A-1 能否產生理想干預效果，還是會像 torcetrapib 那樣產生反效果？還有待大規模研究確定。

不過，可以確定的是，科學家未來將能更精確的掌握可能大幅增減冠心病風險的基因和基因變體。如果你發現自己風險較高，你可以進一步往光譜的健康頂端調整而獲益；如果你的風險較低，你的飲食和生活型態就不必做太大調整。

# 營養光譜

1900 年代初期以來，人類就知道營養和冠心病的關連。我們現在已更明瞭飲食影響心臟的機制、這種機制的強弱程度、以及飲食造成的變化會多快出現（不管是好的還是壞的變化）。

人類很多年前首度發現飽和脂肪、膽固醇攝取量的增加，和心臟病風險上升有關。這兩項物質會提高血液中的總膽固醇和低密度膽固醇數值。例如，安瑟·凱斯（Ancel Keys）的「七國研究」（the Seven Countries Study）追蹤 1 萬 2 千名男性，發現飽和脂肪攝取量以及它產生的低密度膽固醇效應，與冠心病風險密切相關。追蹤美國麻州佛雷明罕鎮半數居民長達數十年的「佛雷明罕心臟研究」（the Framingham Heart Study），也有類似發現。

科林·康柏（Colin Campbell）領導的「中國大陸研究」（the China Study）發現，中國鄉村居民的動物性蛋白和脂肪攝取量遠低於美國人，纖維攝取量則高於美國人。因此，中國人的平均總膽固醇只有 127mg/dl，美國人卻超過 200mg/dl。在心臟病死亡率方面，美國男性幾乎是中國人的 17 倍，美國女性則是 6 倍。

心臟病風險程度不是只由低密度膽固醇數值決定；其他因子包括氧化壓力、發炎、低密度膽固醇分子的大小。低密度膽固醇如果氧化，累積在動脈的可能性較大。

我要強調，飲食中的脂肪量不是影響心臟的唯一因素。如果你吃極低脂飲食，但大量攝取精緻碳水化合物，例如糖和其他濃縮甜味劑、白麵粉、白飯、義大利麵，可能反而使心血管疾病風險上升。

很多「低脂、低膽固醇」食物含有高比率的糖和其他精緻碳水化合物。例如，一片 SnackWell's 夾心餅乾只有 3 公克脂肪，糖卻多達 13 公克。

如果你有很多小顆粒（B型）的低密度膽固醇，它們很可能累積在動脈。研究已經顯示，低脂但高精緻碳水化合物的飲食會增加有害的小顆粒低密度膽固醇分子。

不過，飲食若是低脂且高非精緻碳水化合物（例如全穀物、蔬果、未加工的豆類，也就是光譜健康頂端的食物），可減少有害的小顆粒低密度膽固醇分子。我們在研究中發現，這樣的飲食可使攜帶有害低密度膽固醇的脂蛋白酵素元B大量減少。

在 7 萬 5 千多人參與的「哈佛護士健康研究」中，研究人員發現全穀物攝取量和冠心病風險存在明顯反比關係。這為光譜飲食提供另一佐證──改變的效果不是毫無彈性。你攝取愈多全穀物，得心臟病的風險愈低。

如果你的三酸甘油脂數值偏高，或者它們在你改變飲食後升高，原因可能是你攝取了太多精緻碳水化合物。你可以根據這項資訊調整飲食，更用心減少精緻碳水化合物攝取量、增加全營養食物（whole foods）的攝取量。

飽和脂肪會增加心臟病風險，反式脂肪造成的風險更大。《刺胳針》刊登一篇追蹤 700 名左右荷蘭男性長達 10 年的研究，結果顯示，反式脂肪攝取量不過增加 2%，就使心臟病風險跳升 25%。

梅爾‧史坦福（Meir Stampfer）博士說：「我和哈佛公共衛生學院的同仁根據實驗室和流行病學研究的數據估計，如果食品業生產的反式脂肪可以從我們的飲食中去除，美國每年可預防 72,000－228,000 個心臟病發作病例。」

你所吃的食物對心臟病風險關係重大，姑且不論它對空腹膽固醇數值的影響。研究已經顯示，吃了飽和脂肪、膽固醇含量高的食物之後，三酸甘油脂和有害的膽固醇分子會急速上升，即使服用降膽固醇藥物也沒有用。三酸甘油脂和有害的膽固醇分子飆升現象與

基因有點關連，因為它們在心臟病患者和他們的子女身上升高得特別多，而且持續很久。

我在第9章提過，有些醫生認為病患不會乖乖改變飲食，而且醫生沒有時間和能力提供營養方面的諮詢，為何不直接開立普妥之類的降膽固醇藥物？理由之一（除了費用和副作用之外）是這些藥物雖可降低空腹膽固醇，卻無法阻止高脂飲食後出現的膽固醇突增現象。徹底改變生活型態以降低膽固醇，比透過吃藥降低同樣多膽固醇對動脈更有益處，其中一個原因可能在此。

就像我在第3章說的，你的飲食包含什麼和排除什麼一樣重要，對於預防和逆轉冠心病來說更是如此。許多研究已經指出，多攝取蔬果有助預防心臟病。我們對於吃蔬果可預防心臟病的機制愈來愈了解。

其中一個機制和發炎有關。蔬果可減少發炎，而飽和脂肪、反式脂肪、精緻碳水化合物則會促進發炎。精緻碳水化合物含量高的食物也會增加發炎現象。雖然前人早就知道發炎的問題，但發炎會促進心血管疾病和其他疾病，直到近年才被完全了解。

發炎的典型徵兆是發紅、發熱、發腫、疼痛。如果你手指割傷或膝蓋磨破皮，就會出現發炎現象。這是身體防護系統的一部份，可加速傷口癒合。

不幸的是，和戰鬥或逃走的反應一樣，身體自我療癒的機制如果持續啟動，反而會導致疾病；保護我們的機制假如過度活躍，可能造成傷害甚至害我們喪命。

要怎麼知道身體是否慢性發炎？很簡單，抽血檢查 C- 反應蛋白即可。C- 反應蛋白和心臟病發作、中風、周邊血管病變以及其他疾病有密切關聯，它可能比低密度膽固醇更適合當作上述疾病的風險預測指標。

你可以要求醫生幫你做「高敏感度 C- 反應蛋白」檢驗。如果數值偏高，檢驗結果可以激勵你改變飲食、生活型態，也可當作長期追蹤的依據。

發表在《美國醫學會期刊》的一項研究發現，把 C- 反應蛋白列入風險因子，可提高評估女性心臟病風險的準確度。你可以到 www.reynoldsriskscore.org 網站免費評估自己的風險。

C- 反應蛋白使低密度膽固醇更容易進入動脈內壁。它會加快硬化斑塊在動脈累積的速度，而且增加斑塊破裂的可能性，也會增加動脈收縮、血栓形成的風險。這些機制會提高心臟病發作的風險。

一如光譜的其他層面，你可以從小幅調整飲食、生活型態做起。1－2 個月後再度檢驗 C- 反應蛋白，如果數值降到正常區間，那就值得恭喜；如果數值仍不正常，你可以加大調整幅度，過一陣子再度檢驗。

我們在研究中發現，落實本書建議的飲食、生活型態調整和 C-反應蛋白的變化之間，存在劑量與反應的關係：

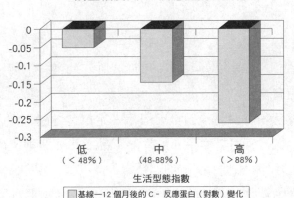

**調整幅度與 C- 反應蛋白的變化**

換句話說，就像其他物質的檢驗數值，人們的飲食和生活型態改變幅度愈大，C- 反應蛋白減少愈多，也就是發炎情況改善愈多。這是光譜飲食的另一例證。

在另一項研究中，實施普里特金計畫的病患 2 星期後就使 C- 反應蛋白數值下降 45％。減少熱量攝取量和減重也可降低 C- 反應蛋白。

他汀類降膽固醇藥物，例如立普妥、素果（Zocor）可降低心臟病發作風險的原因之一是，它們可使低密度膽固醇下降。他汀類藥物減少發炎的功效可能同樣重要。

然而，要減少慢性發炎，不一定要吃降膽固醇藥物。有一項研究比較攝取大量黃豆、植物固醇、纖維且低脂飲食的效果和他汀類藥物的效果，發現兩者都可使 C- 反應蛋白減少 1/3。

我在第 11 章說過，一氧化氮也有助預防心臟病。我們的身體把左旋精胺酸（L-arginine，一種胺基酸）轉換成一氧化氮。黃豆蛋白質和植物性蛋白質含有較多左旋精胺酸，這是光譜飲食非常有益的因素之一。

## 運動光譜

大家都知道，運動有益心臟。但你或許不知道，不用大量運動也可降低心臟病風險。

運動量愈大，你身材愈健美，但不一定會愈健康。肯尼斯・庫柏（Kenneth Cooper）和史蒂芬・布萊爾（Steven Blair）兩位醫生研究 1 萬 3 千多名男性和女性，追蹤期間超過 8 年。他們預期研究結果會顯示，人們運動量愈大（亦即愈健美），早死風險會愈低。

但結果出乎意料。他們發現，早死機率下降最多的族群，是從

沙發馬鈴薯改變成溫和運動的人——每天只要走路 20－30 分鐘，而且不用走很快或 1 次走這麼久。運動量更大的人，早死機率進一步下降的幅度有限。

這是好消息——小兵也能立大功。

有一項隨機控制試驗，比較心臟病患進行規律運動和接受血管成形術的差異，研究人員 1 年後發現，運動組的情況比手術組好很多。運動組未出現心臟事件的存活率較高，住院和手術次數較少，運動能力則大幅提升。運動組所花費用只要手術組的一半，而且不必承受手術的風險和創傷。

規律運動也可減少發炎。它還能降低三酸甘油脂、低密度膽固醇，提升高密度膽固醇數值，降低血壓和氧化壓力，改善一氧化氮製造機能，以及幫助你減重。運動的益處，詳見第 8 章。

如果你有冠心病，進行跑步機測試有助於量身訂做完全適合你的運動。醫生可以監控你的運動心電圖（EKG）。如果有任何跡象顯示你的心臟未能在跑步機測試中獲得足夠血流，醫生可以教你如何監控心律，把心律控制在心臟開始出現異常的數值之下。

## 壓力管理光譜

精神壓力直接、也間接在心臟病方面扮演重要角色。

大腦和全身動脈之間直接相連。大腦和身體溝通的途徑有好幾個，主要是神經系統和荷爾蒙。

我在第 7 章說過，面對壓力的時候，大腦會刺激交感神經系統。腎上腺則會分泌壓力荷爾蒙。在兩者作用下，你有更多能量可戰鬥或逃走，幫助你在危險情況下生存。

此時，你的心跳加速。另外，手臂和腿部的動脈收縮，血液比

較容易凝結。這也有助於你生存，因為你如果在戰鬥中受傷或被劍齒虎咬傷，你不會流那麼多血。

不過，如果壓力變成慢性的，一如許多人在生活中的情況，原本應該幫助你生存的機制很可能會引發心臟病，假如心臟裡的動脈收縮或有血栓形成。

以往認為，動脈裡的硬化斑塊是花幾十年慢慢累積的，直到動脈阻塞嚴重而導致心臟病發作。現在，我們知道心臟病發作的機制作用的很快，動脈每分鐘收縮或舒張的情況都在變化。

讓人意外的是，動脈只有3-4成阻塞的人，比動脈90-95％阻塞的人更容易心臟病發作。為什麼？因為動脈若有大量斑塊，這些斑塊很可能鈣化而變穩定。

另一原因是，稱為「側枝血管」（collateral）的新血管會慢慢在阻塞的動脈附近長出來，有如「內建的繞道血管」。所以說，某條動脈完全塞住時，不一定會引起心臟病發作，因為血液可繞過阻塞處從側枝血管流動。

相較之下，只有3-4成阻塞的動脈沒有時間長出新的側枝血管，而且斑塊可能尚未鈣化、穩定下來，所以動脈在精神壓力下收縮的機率較大。如果心臟裡的動脈收縮，可能導致易損斑塊（不穩定斑塊）破裂。

斑塊破裂時，動脈可能在短短幾秒到幾分鐘之間，從3-4成阻塞變成完全阻塞，這樣的急性惡化可能導致心臟病發作、中風、心因性猝死。斑塊可能因突如其來的身心壓力破裂。

第1章提過的研究指出，血管成形術或繞道手術無法讓大部份病患延長壽命或預防心臟病發作，原因可能在此。大多數醫生不會為只有3成阻塞的動脈放置支架或進行繞道手術，但這樣的動脈最可能出現心臟病發作。

由於供應給心臟的血流量大幅減少，動脈阻塞嚴重時會引發胸痛。不過，大多數人不用靠血管成形術就能減少胸痛。研究顯示，如果往光譜的健康頂端調整得夠多，只要幾個星期，胸痛發作頻率即可減少 9 成以上。

慢性精神壓力除了導致血管收縮、血液較易凝結，也可能使斑塊加速在動脈累積。在猴子的分組試驗發現，因社交網路受到阻絕，而處於精神壓力的猴子，冠狀動脈阻塞（動脈粥狀硬化）比率明顯高於沒有壓力的猴子。雖然兩組飲食相同。

上述試驗的研究人員在另一項試驗中發現，有壓力的猴子出現冠狀動脈收縮現象，即使牠們吃的是低膽固醇飲食。

「國際心臟病研究」（INTERHEART）發現，精神壓力造成心臟病的風險，和膽固醇、吸菸、缺乏運動一樣大。例如，其中一項研究發現，要針對和個人密切相關的題目演說，會使大部份人的心臟血流量減少、心律異常。另一項研究指出，心臟病患者受到中等精神壓力時，75％的人會出現心臟送血能力異常。

精神壓力會引發流向心臟的血量不足，增加冠狀動脈疾病患者死亡風險。研究人員要求心臟病患根據指定題目演說 5 分鐘，而內容需要角色扮演，涉及近親在安養院遭到虐待。結果顯示，面對精神壓力時心臟血流量減少的病患，5 年後的死亡風險是未受到壓力者的 3 倍。

我在第 6 章說過，處在充滿壓力的環境卻無能為力，對心臟的傷害特別大。這就是社經地位較低的人罹患心臟病比率較高的原因之一，即使把其他已知風險因子排除。婚姻失和也會增加心臟病發作風險、加速斑塊在動脈累積的速度。

本章前面提過，長期抱持憤怒、長期憂鬱和出現冠心病、心因性猝死風險上升有密切關係。研究顯示，你愈感到憂鬱，出現冠心

病、心臟病發作的風險愈大。憂鬱會增加 C- 反應蛋白、白細胞介素
-6（interleukin-6）、其他和發炎相關的蛋白質。精神壓力也會增加發
炎，進而提高冠心病和其他疾病的風險。

精神壓力也可能引發心律不整，有時候會致命。

壓力也可能導致中風。例如，一項超過 7 萬名日本男性和女性
參與的研究指出，覺得壓力大的人比起覺得壓力小的人，死於中風
或心臟病的風險高 1 倍。丹麥一項追蹤 1 萬 2 千多人長達 13 年的研
究也有類似發現；自認壓力大的人因中風死亡的風險，幾乎提高 1
倍。

有時候，即使冠狀動脈正常，精神壓力還是可能傷害心臟。這
個現象稱為「壓力型心肌病變」（stress cardiomyopathy），也稱為「心碎
症候群」，已逐漸受到醫界注意。壓力引發的荷爾蒙大量湧現，可能
暫時震撼心臟甚至使心臟失能，在極端的情況下會致死。

美國心臟學會的主要專業出版物《循環》刊登的報告說，研究
人員發現，150 名男性心臟病患者參與包括運動、壓力管理輔導的復
建計畫 3 個月後，感受到的壓力大幅下降。條件類似但未參與復建
計畫的男性，9 年後的死亡率是試驗組的 4 倍。另外，覺得壓力較大
的男性死亡率最高。

杜克大學醫學中心的研究人員追蹤 94 名冠心病重症患者，發現
壓力管理組 5 年後的心臟事件較例行治療組減少 38％。比較 5 年期
間的醫療費用，壓力管理組只要 9,251 美元，控制組則要 14,997 美
元。

社會支持的角色也很重要。我在《愛與生存》這本書簡介了數
百項研究的結論——覺得寂寞、孤立的人，早死的機率比其他人高
好幾倍，不論死因是冠心病還是其他各種疾病。

因此，如果你覺得壓力沉重、寂寞、長期憤怒，本書或許會促

使你考慮每天多做第 6 章、第 7 章介紹的壓力管理技巧。醫學研究的價值之一是讓我們知道，處理心理社會、情緒、精神層面的問題很重要。

　　就像我前面說過的，「知」是療癒的第一步。如果我們明白各種選擇產生的效應，我們可以選擇走別的路。例如，我們有時會認為休閒、靜坐、和親友相聚，是重要的正事做完後才能享受的奢侈，但諸多研究清楚告訴我們，休閒、靜坐、和親友相聚正是重要大事。

# 第14章
# 運用光譜預防、治療攝護腺癌與乳癌

**見證**

舊金山的李納德・諾維茲（Leonard Norwitz）

＊

歐尼斯博士和預防醫學研究所的同事合作研究，探討攝護腺癌的進程能否靠徹底改變生活型態阻止或逆轉，我參與研究大約已經 8 年。

這個計畫對我幫助很大。原因不只是飲食，而是整個計畫，包括團體的支持，這對獨居的我而言特別重要。

我改變飲食和生活型態之後，馬上感覺到改善的效果。診斷出攝護腺癌的時候，我非常焦慮，而病程能夠大幅減緩，出乎我的意料。我很容易就感到焦慮，而且從小就有慮病症（hypochondria）。慮病症的好處是，你會非常注意身體狀況，所以我只需要把這種憂慮轉化成有建設性的關注，而不是讓它變成製造更多煩惱的來源。

因為家族癌症史之故，我從未預期自己可以活這麼久。我今年 65 歲，而家母 60 歲時去世，家父更在 25 歲英年早逝，因此我從沒想過自己能活到這個年紀。我原本準備接受宿命的安排。

當初做完攝護腺切片和超音波檢查，泌尿科主治醫生認為我必須立刻接受全攝護腺切除術。醫生認為延後手術不是負責任的作法。

我看第二個醫生，他說：「你為什麼不緩一緩，先找光譜計畫的人，看看有什麼辦法？」我又看第三個醫生，問能否延後

手術 1 年，醫生看了切片報告後說沒問題，因為我的攝護腺癌擴散不快。

我開始嚴格落實計畫的頭幾年，感覺明顯好轉。我原本有慮病症，但展開包含瑜伽和靜坐在內的光譜計畫之後，幾乎不再感到焦慮或壓力。我不記得自己在這段期間曾出現任何焦慮症狀。我因此對計畫其他部份的功效產生信心。

我最近沒有像以前常做壓力管理技巧，所以又變得比較容易焦慮。我的引信變短了。但我開始恢復做壓力管理技巧，已經感覺到效果。我現在還相當遵守計畫的飲食原則。

加入計畫之前，我感覺還好，開始改變飲食和生活型態後，我感覺更好，但之間的差別不易言傳，因為我原本不覺得哪裡有問題，而且覺得自己身體不錯。我本來不覺得有什麼地方需要調整，但開始計畫之後，我感覺好很多。我爬樓梯比以前輕鬆，做任何事都比較容易，每個層面都更得心應手。

開始計畫之前，我的攝護腺特異抗原（PSA）數值是 4.1ng/ml，接下來 5 年只升高到 5.3ng/ml。其他檢查，包括超音波、核磁共振造影、核磁共振光譜儀檢查顯示，我的攝護腺癌過去 8 年來保持穩定、完全未惡化。這種感覺真的很棒。

● 按照光譜計畫，徹底改變生活型態，可以影響癌症的進程嗎？

我和預防醫學研究所同仁發表第一份隨機控制試驗的報告指出，如同先前證實改變飲食和生活型態可逆轉心臟病的研究，類似調整可減緩、停止甚至逆轉早期攝護腺癌的進程。

我曾在第 1 章說，這可能是第一個顯示改變飲食和生活型態就能影響任何癌症的隨機控制試驗。對攝護腺癌有用的辦法，可能也

適用於乳癌。

　　前面說過，和我們一起進行這項試驗的有彼得‧卡羅博士（舊金山加大醫學院泌尿科主任）、威廉‧費爾博士（已故，原為史隆卡特林紀念癌症中心泌尿外科主任、泌尿腫瘤科主任）。

　　我們的研究徵募到 93 名診斷出攝護腺癌的男性，他們決定不接受傳統治療法，但原因和本研究無關。

　　大家或許會質疑確定罹患攝護腺癌的人，為何不趕快動手術切除或接受放射治療？不過，目前確實尚無明確證據顯示，完全切除攝護腺或進行放射治療對病患有益、或是能讓他們活得更久；尤其是老年才診斷出來、腫瘤不大、腫瘤生長不快且侵略性不高、攝護腺特異抗原指數上升不快的患者。

　　不幸的是，切除手術和放射治療造成許多病患不舉、尿失禁甚至兩者皆有，所以有些病患並不很想接受可能延長壽命但嚴重影響生活品質的治療法。大部份男性只要夠長壽，最後都可能診斷出攝護腺癌，但他們很可能帶著攝護腺癌一起老死，而不是因為攝護腺癌而死。

　　有些攝護腺癌患者可從傳統療法獲益，雖然科學證據還不那麼確鑿。這些患者比較可能是年輕時就診斷出攝護腺癌、攝護腺特異抗原指數快速上升、格里森分數（Gleason score）高於 6、腫瘤部位大的病患。如果你有攝護腺癌，詢問醫生你是否屬於切除手術或放射治療有幫助的患者，而且要求醫生提出這些療法有用的證據。

　　我有個病患診斷出攝護腺癌，他決定走訪美國各地名醫，尋找最好的療法。幾乎每個醫生都提出各自專精領域的療法，也就是說，外科醫生建議開刀，腫瘤放射科專家建議放射治療，依此類推。由於缺乏明確的安全和療效統計數據，大家很容易按自己喜歡的方式治療。就像心理學家亞伯拉罕‧馬斯洛（Abraham Maslow）說的：「如

果你唯一的工具是鐵鎚，你會傾向於把所有物品視為釘子。」

　　攝護腺癌患者決定放棄傳統治療的做法，有時稱為「觀察兼等待」，現在改稱為「積極監控」。「觀察兼等待」有靜觀其變的意味，而「積極監控」涵義不同，指的是病患在治療上採取主動，從改變營養攝取和生活型態做起。

　　我們在研究過程中並不會建議病患應該（或不應該）接受傳統療法，因為他們先前已基於不同考量做出抉擇。研究只讓未接受傳統療法的病患參加，因為這個條件可提供難得機會，讓我們比較徹底改變生活型態的病患和未接受傳統治療的病患有何差異。

　　因此，對照組的數據不會受手術或其他治療的干擾，使我們可以觀察改變飲食和生活型態的純粹效應。我們無法在這麼單純的條件下研究乳癌患者，因為幾乎每個患者診斷出乳癌後，就會立刻接受傳統治療。

　　我們隨機把攝護腺癌病患分成兩組，要求試驗組按照本書介紹徹底改變飲食和生活型態，也就是選擇光譜健康頂端的營養攝取（亞特・史密斯食譜中最健康的版本）和生活型態。控制組未被要求在飲食或生活型態上做特定改變，但可以自由選擇改變。

　　攝護腺特異抗原，是評估攝護腺癌惡化或改善的最常用標記。我們在開始研究時對病患抽血檢驗，1 年後再做一次。

　　攝護腺特異抗原不是完美的癌症標記，卻是觀察攝護腺癌在某段期間變化情況的最佳指標。如果抗原數值上升，攝護腺癌可能惡化；如果數值下降，病情可能改善。由於各地檢驗室的品質和能力差異不小，我們把舊金山病患的血液樣本快遞到史隆卡特林紀念癌症中心，因為那裡有結果最準確、可靠的檢驗室。

　　我們發現，經過 1 年的介入後，試驗組攝護腺特異抗原下降（改善），而飲食和生活型態改變不大的控制組則上升（惡化）。兩組的

數值升降幅度並不大，可是在統計上有重大意義。如果攝護腺特異
抗原未上升，攝護腺癌通常沒有擴散，所以試驗組的變化在臨床上
不可小覷，因為攝護腺特異抗原並未上升。這項研究成果發表在主
要的泌尿科專業刊物《泌尿科期刊》。

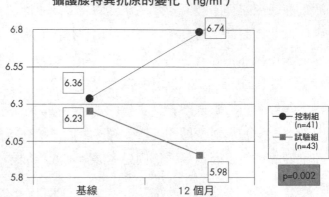

攝護腺特異抗原的變化（ng/ml）

另外，不論是在試驗組還是控制組，飲食、生活型態的調整幅
度和攝護腺特異抗原數值的變化幅度都有直接關聯。也就是說，正
如我們先前在冠心病研究發現的結果，人們的飲食和生活型態改變
得愈多，病情改善就愈大。

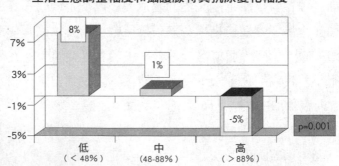

生活型態調整幅度和攝護腺特異抗原變化幅度

　　我們可以從上表（它其實有光譜的形式）看出，要讓攝護腺特異抗原數值下降，飲食和生活型態必須大幅調整。就像本書一再提到的，稍微改變飲食和生活型態，通常就足以協助我們預防攝護腺癌等疾病，可是要阻止病情惡化甚至逆轉病情，通常需要更大的調整幅度。

　　以前沒有任何隨機控制研究顯示，攝護腺癌（或冠心病）的進程可以靠改變飲食和生活型態阻止或逆轉，原因之一可能是病患調整得不夠多，不夠靠近光譜的健康頂端。

　　我們也發現，試驗組攝護腺癌腫瘤在體外培養的生長速度被抑制7成，而控制組只有9%。當然，這麼懸殊的差異在統計上有重大意義。

　　我個人覺得，這項研究最值得玩味之處是，不管試驗組還是控制組，飲食、生活型態的調整幅度和攝護腺癌腫瘤生長的抑制幅度都有密切關連。這再度證明，人們改變飲食和生活型態的幅度愈大——也就是愈靠近光譜的健康頂端——這些調整愈能影響攝護腺癌腫瘤在體外培養的生長。

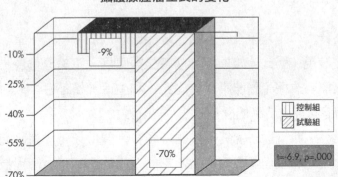

攝護腺腫瘤生長的變化

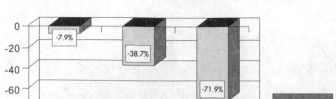

生活型態調整幅度與 LNCaP 攝護腺腫瘤生長抑制幅度

　　　試驗組病患也報告說，他們的生活品質顯著改善，包括性能力提升、自覺壓力感降低，而且焦慮、恐懼、覺得自己身體不好的感覺減輕。

　　　我們發現，隨機分配到控制組的病患中，有 6 人在第一年需要接受傳統療法，例如手術、放射治療、荷爾蒙治療，而（飲食和生活型態改變較大的）試驗組沒有人需要傳統治療。研究開始 4 年後，控制組有 21 人需要傳統治療，試驗組只有 6 人需要；這樣的差異在統計上具有重大意義。

　　　診斷出未擴散的攝護腺癌的病人，即使決定進行全攝護腺切除術或接受放射治療等其他療法，復發率仍超過 35％，比率高得讓人意外。

　　　為什麼？因為手術時，腫瘤可能已經擴散，只是腫瘤細胞太小而無法發現。因此，如果某人罹患攝護腺癌，不論他是否決定接受傳統治療，改採光譜健康頂端的飲食和生活習慣都會是一項明智之舉，而且可能有助降低復發率。

　　　另外，我們的研究結果公開一年後，聖地牙哥加大研究人員發表報告說，和我們類似的植物為主的低脂飲食和壓力管理技巧，使攝護腺癌復發病患的攝護腺特異抗原數值上升幅度縮小。

雖然我們的研究是針對攝護腺癌，研究成果可能也適用於治療及協助預防乳癌。這兩種疾病有許多共通點。

## 營養光譜

乳癌和攝護腺癌的風險，都會因攝取紅肉、全脂乳製品、動物性脂肪（也就是光譜上較不健康的食物）而提高；攝取光譜上較健康的食物，像是蔬果、纖維、黃豆製品，則可降低風險。紅肉煎過或燒烤後會產生芳香烴，特別容易致癌。

光譜飲食很像傳統亞洲飲食，美國的攝護腺癌和乳癌病例和死亡率高出亞洲10倍，或許和這有關。不過，亞洲人移民到美國之後，攝護腺癌和乳癌發生率都上升到美國人的水準。

很不幸，亞洲人的飲食和生活方式開始美國化之後，也開始死於美國人的疾病。亞洲的攝護腺癌和乳癌病例快速上升，糖尿病、心臟病、其他慢性病的情況也一樣。其他國家迅速拋棄原有的較健康飲食和生活型態，模仿美國的飲食和生活，以致疾病全球化的情況出現，但它們幾乎完全可以預防。

短短一個世代之間，原本少見的心血管疾病、糖尿病、肥胖、各種慢性病，變成大部份開發中國家最常見的早死原因和疾病。目前在大多數非洲國家，心血管疾病奪走的性命不輸愛滋病。以前，在中國大陸或印度的街頭很少看到過重的人，現在不一樣。由於這是近年才出現的現象——過重人數以等比級數暴增——現在展開補救可以產生很大差別。

最近的一項研究顯示，過重的攝護腺癌病患，復發率高於體重正常病患。因此，採用光譜飲食和生活型態讓體重恢復正常，或許能降低攝護腺癌復發機率和罹患攝護腺癌的風險。

　　雌激素會增加攝護腺癌和乳癌風險。它會刺激細胞生長、擴散，如果失控，可能致癌；它也會促進發炎和 DNA 的氧化損傷。過重會增加攝護腺癌和乳癌風險的原因之一是，脂肪細胞會把雌激素前驅物質轉化為雌激素。換句話說，你的脂肪愈多，體內雌激素可能愈多。

　　黃豆有助降低乳癌和攝護腺癌風險，其中一個因素可能是它可降低雌激素的傷害。黃豆中的植物雌激素（phytoestrogen）的結構很像雌激素，所以可和雌激素受體結合。植物雌激素只會輕微刺激雌激素受體，但可阻止雌激素分子和受體結合。

　　這有點像某把鑰匙可插進鎖孔，但齒紋不夠接近而打不開鎖；不過，這也使得其他鑰匙無法插進去開鎖。黃豆因此可降低雌激素的作用。

　　第 4 章說過，我們的基因過去 100 年來改變有限，飲食和生活型態卻截然不同。唐納・柯菲（Donald Coffey）博士擔任泌尿、腫瘤、病理、分子生物學教授，也是約翰霍普金斯醫學研究所（Johns Hopkins Medical Institutions）的布雷迪泌尿研究所（Brady Urological Institute）研究部主任，他在一篇重要文章中說：

　　　　人類飲食方式出現重大轉變不過是 1 萬年前的事，當時人類進步到農耕階段，馴化動植物利用。技術的發展使人類飲食從野生新鮮蔬果為主，轉變為可馴化、大量種植和儲存的種類有限植物，例如小麥、稻米、大麥、玉米、馬鈴薯和其他塊莖。

　　　　因此，約有 20 種植物迅速了取代人類原本按照季節從野外採集、趁新鮮食用的 3 千種植物和果實。

　　　　隨著牛被大規模豢養、繁殖，人類肉類攝取量大增，還把肉

類加以儲存、燻漬、乾燥、烹飪，並養成食用牛奶和起司的習慣。烹飪、燒烤、煙燻產生大量的雜環分子，其中許多會進入 DNA 而且會致癌。

人類祖先大約 8 百萬年前和猩、猿分家後，只花 15 萬年演化成非常接近當今模樣的智人。不過，我們在過去 1 萬 5 千年才大幅轉變為西式飲食，速度遠快於身體的演化。西式飲食包含大量肉類和脂肪；乳製品；儲存的、加工過、煮過的肉類；水果和纖維攝取量偏低；在此同時，我們活動量減少。

簡單說，演化過程並未選擇讓我們的生理適合現在的飲食方式，造成的傷害從攝護腺癌和乳癌顯露無遺。

第 13 章提到，「女性健康倡議研究」追蹤約 4 萬 9 千名中年婦女超過 8 年，比較攝取典型美式飲食和低脂飲食的女性。試驗組被要求每天少吃肉、多吃蔬果和全穀物，以觀察是否有助預防心臟病和癌症。控制組則未被要求改變飲食。

雖然美國政府在這項研究耗費近 10 億美元，成果卻有限，而且研究報告發表在《美國醫學會期刊》時，受到嚴重錯誤解讀。研究人員在結論說：「在平均 8.1 年的追蹤期間，低脂飲食降低侵略性乳癌風險的成效並未達到統計上顯著的程度。」《紐約時報》（The New York Times）的吉娜・柯雷塔（Gina Kolata）在報導中說：「探討低脂飲食能否減少癌症風險的歷來最大規模研究發現，低脂飲食沒有效果。」

被認為是最具可信度、最專業新聞監督機構的《哥倫比亞新聞評論》（Columbia Journalism Review）等單位提出比較平衡的看法：

《華爾街日報》（The Wall Street Journal）指出，這項研究的問題

在於，它未區分魚肉含有的 omega-3 脂肪酸等「好脂肪」，以及油炸食品、加工食品含有的飽和脂肪、反式脂肪等「壞脂肪」。《華爾街日報》也發現，低脂組的女性並未嚴格落實飲食的要求。因此，兩組飲食的整體差異很小，產生的健康效益差距有限，其實不足為奇。相關文章最出色的一篇，可能出自柯雷塔報導中引述的質疑人士之一。狄恩·歐尼斯博士在《新聞周刊》（Newsweek）新闢的健康專欄中，對這項研究提出清楚、精闢的看法。我們建議對柯雷塔關於飲食的說法持保留態度，多聽一些解釋。

我在第 13 章說過，這項研究的參與者並未大幅減少攝取脂肪——她們的飲食有 29% 是脂肪，而非研究要求的 20%。另外，她們的蔬果攝取量並未增加太多。控制組的脂肪攝取量減少幅度相近，而且也增加攝取蔬果，所以兩組之間差距不明顯。兩組都未大幅改變穀物攝取量。

因此，低脂組的低密度膽固醇降幅只比對照組多 2%，根本差不多。

反過來看，「女性健康倡議研究」肯定本書的光譜概念。簡而言之，如果你改變不大，改善程度就有限。

我在上一章提過，攝取最少飽和脂肪、反式脂肪且攝取最多蔬果的病患，心臟病發作風險降低了。在「女性健康倡議研究」，試驗組的乳癌風險比控制組低 9%，雖然這種差距在統計上還不夠大。

問題可能出自飲食的統計方式。以「飲食頻率問卷」調查飲食內容，也就是請參與者估計過去一年吃特定食物的頻率，膳食脂肪和乳癌之間的關聯在統計數據上不明顯。我幾乎想不起來自己昨天午餐吃什麼，所以說，「飲食頻率問卷」準確性不如「飲食紀錄」，

後者指每天吃東西時就做記錄。

在「女性健康倡議研究」中，如果脂肪攝取量是以飲食紀錄法統計，總脂肪攝取量和乳癌風險有明顯關聯，但以飲食頻率問卷統計則否。

另外，原本脂肪攝取比率最高（37％熱量來自脂肪）、因此脂肪可能減量最多（調整空間較大）的女性，乳癌風險也降低很多。

羅恩・柯雷波斯基（Rowan T. Chlebowski）博士有類似發現。他為期 5 年的研究指出，膳食脂肪比率減到 2 成（約每天 33 公克）的女性，乳癌復發比率比每天攝取 51 公克脂肪的控制組女性降低 42％。不過，這種效應只存在於雌激素受體陰性（estrogen-negative）的乳癌。

上述研究的發現，得到美國國家衛生研究所（NIH）和美國退休人員協會（AARP）一項共同研究的支持。這項研究追蹤近 19 萬名女性，她們的膳食脂肪減少幅度大於「女性健康倡議研究」，平均追蹤期為 4.4 年。研究人員的結論是：「在這人數眾多、脂肪攝取量差異大的族群中，膳食脂肪攝取量和停經後的侵略性乳癌風險存在直接關聯。」

NIH 和 AARP 研究的重要性在於，參與者脂肪攝取量的落差大；「女性健康倡議研究」中，只有 2％女性的脂肪攝取比例低於 2 成。相較之下，NIH 和 AARP 研究中有 10％女性的脂肪攝取比例低於 2 成。

NIH 和 AARP 研究的研究人員發現，各種脂肪的攝取量和停經女性的乳癌機率直接相關。這個發現牴觸單元不飽和脂肪、多元不飽和脂肪無害甚至有助於預防乳癌的理論。

瑞典一項停經女性的研究也有相同發現。瑞典研究人員發現，總脂肪、飽和脂肪、單元不飽和脂肪、多元不飽和脂肪攝取量與乳癌風險有直接關聯。他們發現，大量攝取 omega-6 脂肪酸會增加乳癌

風險；這正是我在第 3 章說芥花籽油比橄欖油好的原因——芥花籽
油的 omega-6 脂肪酸較少，但有較多保健的 omega-3 脂肪酸。

　　NIH 和 AARP 研究還發現，脂肪攝取量和接受荷爾蒙治療的停經
女性的乳癌風險密切相關，意味脂肪攝取量對服用雌激素女性的乳
癌風險影響較大。「女性健康倡議研究」發現同樣的結果：低脂組且
服用雌激素的女性，乳癌風險比控制組降低 17％，可是未補充雌激
素的女性並沒有差別。

　　在《哈佛護士健康研究》第二期提到，攝取最多動物性脂肪（而
非植物性脂肪）的停經前女性之中，大多數人的乳癌風險大幅升高。

　　膳食脂肪為何會增加乳癌風險？相關機制可能有幾個。如果膳
食脂肪中含有大量 omega-6 脂肪酸，可能會促進發炎，進而提高乳癌
風險。膳食脂肪也會刺激身體製造更多雌激素，而雌激素會提高乳
癌風險。有些研究指出，減少膳食脂肪攝取量，可減少體內的雌激
素。膳食脂肪也會影響基因表現方式和免疫功能。

　　精緻碳水化合物對攝護腺癌和乳癌風險的影響較不明確。《哈佛
護士健康研究》並未發現升糖負荷、升糖指數、碳水化合物攝取量
和乳癌有關，雖然其他研究顯示它們有部份關連。

　　為什麼？因為身體製造過多胰島素的話，會增加「類胰島素生
長因子」（IGF）製造量，後者可能促進癌細胞生長。另外，過量的
胰島素會減少「性合爾蒙結合球蛋白」（SHBG）。SHBG 可和睪固酮、
雌激素結合，它的數量若減少，血液內的睪固酮和雌激素會增加，
進而提高攝護腺癌和乳癌風險。

　　本書的主題之一是，你的飲食包含什麼和排除什麼一樣重要。
已有幾項研究顯示，多吃蔬果、黃豆、纖維、茄紅素、omega-3 脂肪
酸可降低乳癌和攝護腺癌風險。多吃全穀物、含有豐富抗氧化物的
蔬果，再配合多運動，已證實可減少氧化壓力。每天攝取 800 國際

單位（IU）以上的維他命 D，可能也有助預防攝護腺癌和乳癌。

《臨床腫瘤學期刊》（*Journal of Clinical Oncology*）最近刊登一篇研究，為攝食蔬果的強大功效提供有力佐證。聖地牙哥加大研究人員追蹤約 1,500 百名早期乳癌病患幾年，發現每星期至少 6 天走路半小時以上、每天至少吃 5 份蔬果，可使死於乳癌的機率降低一半。不論接受研究的女性肥胖與否，死亡風險都能腰斬。

可惜的是，同批研究人員的最新發現讓許多女性失望。他們的新報告說：「在 7.3 年的追蹤期間，多吃蔬果、纖維且少吃脂肪的飲食，並未使早期乳癌存活病患減少後續乳癌病變或死亡率。」

不過，如同「女性健康倡議研究」，按照這些女性自己提出的數據，她們未明顯減少膳食脂肪，而且數據可能浮報。根據她們提報的熱量攝取數據，她們體重應該下降，但試驗組和控制組的體重實際上都增加。

另外，兩組女性在研究結束時提出的脂肪攝取量，其實大於研究開始時的水準，所以無法驗證改變飲食的功效。

換句話說，如果我想探討減少脂肪攝取量能否降低乳癌復發風險，但研究對象卻增加了脂肪攝取量，要說低脂飲食不能減少乳癌復發風險，實在太過牽強。

這項研究真正想傳達的訊息是，要檢驗低脂飲食功效的假設有如緣木求魚，因為試驗組未遵循飲食建議，而且控制組調整飲食的幅度接試驗組。

隨機控制研究的基礎是試驗組、控制組條件不同，如果兩組飲食大同小異（不顧飲食要求），研究不可能發現兩組在乳癌復發機率等方面出現差異。這樣的結果不代表我們可以主張低脂、高蔬果飲食證實對防止乳癌復發無效，因為這種說法缺乏科學證據且嚴重誤導大眾。

上述研究報告的評論說：

> 將脂肪占總熱量攝取比率減到 15-20％的介入目標並未達成。
> 事實上，研究對象自我提供的脂肪攝取比率，在追蹤期間從
> 未低於 21％，而在研究第 4 年，兩組的脂肪攝取超過總熱量
> 的 27％。
>
> 另外，在追蹤研究第 6 年，試驗組和控制組的平均脂肪攝取
> 比率都高於她們提報的基線。研究對象未達到脂肪減量的介
> 入目標，能否解釋本研究發現的結果乏善可陳，還有待評估。
>
> 更值得注意的是，試驗組的平均每日熱量攝取原 1,719 大卡，
> 控制組原為 1,717 大卡，到了第 6 年，試驗組和控制組的平
> 均數值分別為 1,538 卡和 1,559 大卡。在體能活動條件未改變
> 的情況下，每天減少攝取約 180 大卡熱量，應該會導致研究
> 期間的體重下降。然而，兩組女性在研究期間的體重卻小幅
> 上升。
>
> 這樣的結果引起我們質疑，研究對象自行提報的飲食數據的
> 部份項目是否信實。

## 運動光譜

　　運動對攝護腺癌和乳癌也有重大影響。已有幾項研究指出，運
動可直接降低這兩種癌症的風險，原因包括它可降低雌激素、睪固
酮和組織對兩種荷爾蒙的反應程度；運動同時可透過促進減重而間
接降低兩種癌症的風險。

　　60 多項研究的分析結果指出，規律運動的停經前婦女和停經後
婦女，可降低乳癌風險 2-4 成。運動似乎也使男性的攝護腺癌風險

降低同樣幅度。

世界衛生組織（WHO）國際癌症研究署（the International Agency for Research on Cancer）的專家小組估計，最常從事體能活動的女性罹患乳癌的風險降低 2－4 成，不論她們是否停經，或體能活動的種類、強度如何。

《美國醫學會期刊》的報告說，將近 3 千名第一期、第二期、第三期乳癌患者的研究顯示，只要每星期以普通速度走路 3－5 小時，就能降低乳癌死亡風險多達 26－40％。就算每星期只走 1 個小時，存活率也高於不活動的女性。研究也發現，運動量大於每星期走路 3－5 小時的女性，乳癌死亡率並不會進一步下降。

## 壓力管理光譜

慢性壓力可能增加乳癌風險。研究人員追蹤近 6 萬名美國黑人女性 6 年，最近在《美國流行病學期刊》（*American Journal of Epidemiology*）發表報告說，覺得受到種族歧視的女性，罹患乳癌機率較高。

在這項研究中，自認在職場受到歧視的女性，罹患乳癌風險提高 32％。自認在職場、居住環境或面對警方時受到歧視的女性，罹患乳癌風險比未感受到明顯歧視的女性高 48％。

慢性壓力也會提高攝護腺癌風險。另一項研究發現，覺得壓力沉重的男性比起感覺壓力小的男性，攝護腺特異抗原數值偏高的機率是其他人 3 倍多。此外，社會支持度低的男性出現攝護腺特異抗原數值偏高的機率，是社會支持度高的男性的 2 倍左右。

國際重要醫學期刊《刺胳針》刊登過一篇追蹤乳癌病患 5 年的研究。結果顯示，感到憂鬱的患者，癌症復發或死亡機率較高。另

一發現是，「鬥志」和提高存活率並無關聯。

社會支持可能延長轉移性乳癌患者的生命。史丹福醫學院的大衛·史匹格（David Spiegel）博士曾進行一項著名的研究，他隨機將轉移性乳癌病患分配到社會支持團體和例行照護團體，研究成果也發表在《刺胳針》。

社會支持組病患持續 1 年每星期聚會 1 次，她們在聚會中被鼓勵向真正了解乳癌折磨的女性說出內心感受，所以處在有人打氣、關懷的環境。這樣的支持團體非常類似我和同仁在心臟病、攝護腺癌研究中採用的組織。

從開始研究算起，參與支持團體的病患平均存活 36.6 個月，而控制組只有 18 個月。也就是說，加入支持團體幾乎讓存活時間加倍，雖然兩組的飲食、運動、傳統治療內容差不多，也沒有其他影響存活的因素。

其他研究有些證實這樣的結果。史匹格博士在《新英格蘭醫學期刊》發表評論說，他的研究是在 1970 年代進行，當時傳統的乳癌治療效果不比今日，而且大部份病患未接受心理輔導或參與支持團體，因而推估支持團體在他研究中的影響比較凸顯。

史匹格博士後來進行另一項研究，探討精神信仰和免疫功能的關係，有 112 名轉移性乳癌病患參與。精神信仰的評估方法是病患參加宗教儀式的頻率，以及病患對宗教的重視程度。認為信仰很重要的女性，血液內白血球較多、免疫功能較佳。

基因也和乳癌風險有關係，但只在少數女性身上扮演重要角色。乳癌基因 BRCA 1 和 2 變異會增加乳癌風險，不過，只有 5％的乳癌是它們造成的。

具有乳癌基因 1 和 2 變異的女性，罹患乳癌的風險達 36－85％，罹患卵巢癌的風險也有 16－60％。這樣的機率區間很大，而且還要

取決於個人、家族史因素。一項小型研究顯示，具有乳癌基因 1 和 2 變異的男性，70 歲前出現乳癌的機率為 6％，70 歲前出現攝護腺癌的機率為 16％。

如果你有乳癌基因，請和醫生討論各種治療方式的利弊。另一方面，如果你有乳癌基因，可能鞭策你向光譜的較健康方向調整更多——改善飲食、增加運動、進行更多壓力管理、減少喝酒、戒菸，這些都有益於你的健康。

有一項研究顯示，具有乳癌基因變異的女性如果攝取較多熱量、身體質量指數較高，罹患乳癌機率也會提高。換句話說，基因傾向和生活型態的選擇都事關重大。已有兩位知名學者提出理論說，調整飲食可減少（可能和雌激素有關的）DNA 破壞或提升 DNA 修復能力，因而降低遺傳性乳癌的風險。

即使你沒有乳癌基因，你仍可能因其他因素（像是家族有明顯的早發性乳癌病史）而有較高的乳癌風險。所有乳癌病例有 10－15％ 和基因有關，但只有 5％ 的乳癌和卵巢癌病例牽涉乳癌基因 1 和 2 的突變。祖先來自東歐的猶太人具有乳癌基因之一的風險較大。

基因檢測可發現其他可能影響乳癌治療效果的基因。例如，具有 CYP2D6 基因變異的女性，代謝乳癌藥物泰莫西芬（tamoxifen）的效率高，知道這項資訊可能有助於她們決定選擇哪種化療方式。

簡而言之，不論基於家族病史明顯、存在風險因子或基因檢測結果，如果你知道自己有攝護腺癌或乳癌的基因傾向，朝光譜健康的方向多調整飲食和生活型態，將獲得莫大助益。

第二部
歡迎來到亞特的廚房
## 多樣化的美食光譜

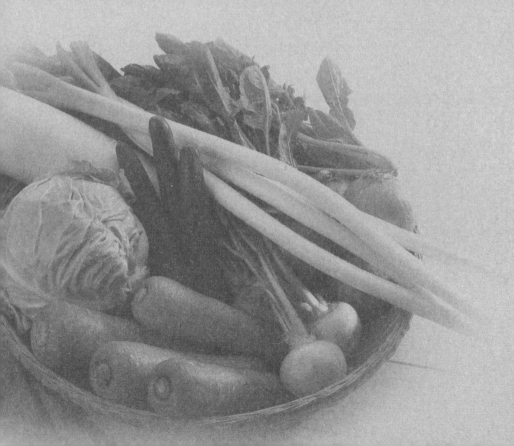

# 亞特的話

　　幾年前，我在傳奇音樂人昆西‧瓊斯（Quincy Jones）的晚宴上遇見歐尼斯博士。昆西告訴我，客人包括美國頂尖的保健和營養顧問，我聽了非常緊張，因而對菜單焦慮不已。我擔心的是：晚宴的菜色對歐尼斯博士而言是否夠健康？他是否會仔細計算盤中每道菜的熱量？不過，當晚我實際和歐尼斯博士碰面之後如釋重負，因為他雖然憂心美國的全民健康和福祉，卻也是個心胸寬大、和氣的好人。他說很喜歡我的菜，讓我備感高興。

　　幾年後，我打電話問歐尼斯博士，是否願意把我們的志業結合在同一本書中：他提供醫學研究成果和生活型態哲學，我則提供食譜以及持續推廣與家人共進餐的成果。因此，當歐尼斯博士要我配合本書規劃菜單時，我再度感到振奮。惶恐程度如同幾年前聽到昆西‧瓊斯的宴客名單時一樣。畢竟大家都知道我會做12層大蛋糕、入口即化的酪奶比斯吉。我自知，要設計出符合歐尼斯博士標準的健康食譜是個困難的挑戰，但我願意試試看。

　　我們愈來愈常聽到，節食的效果不佳，節食的人常感到痛苦、氣餒。這種情況我聽了幾百遍，也親身經歷過，所以我對歐尼斯博士的保健哲學興致勃勃。光譜飲食講的是正面的生活型態調整，而不是只在2-3星期內完全不吃美食的魔鬼節食法。

　　我遵循好廚藝的最基本和最重要原則，也就是利用新鮮的當季食材，並盡量簡化食譜。我在佛羅里達州北部的農場長大，當然對美國南方的美食不陌生，但是我很小就知道，夏季剛採收番茄的多汁口感，或是秋季眾多蔬菜的天然甜美滋味，世上少有食物可以比美。可是不要光聽我的。吃當季盛產的食物，你就可以親身體會。

　　從事專業廚師多年來，我為不少時刻也不得閒的名人準備過營養餐點，他們絕不能受到不健康飲食的拖累。有了這本書，大家可以和他們一樣享受精力充沛的佳餚，但不必犧牲美味或大費周章。請務必和家人一起享用，大家坐下來邊聊天說笑，邊品味當令的美食。如果你偶爾克制不住吃些蛋糕，我想，歐尼斯博士不會責怪你的。

　　謹以本書食譜獻給更健康的你，以及和你共餐的健康家人。

# 食譜

## 早餐

- 多穀物貝果
- 芒果、藍莓什錦麥片
- 三合一早餐炒蛋
- 全穀法式吐司
- 藍莓、亞麻仁蔬果昔
- 咖哩菇豆腐什錦
- 多穀物煎餅佐草莓糖漿
- 加州炒蛋
- 櫛瓜烘蛋
- 晨光藜麥粥
- 晨光墨西哥捲餅

## 午餐

- 醃漬蔬菜沙拉
- 芝麻麵
- 醃漬扁豆沙拉及咖哩朝鮮薊
- 香草番茄沙拉及豆腐起司什錦
- 味噌豆腐湯麵
- 蔬食辣豆
- 豆薯沙拉
- 亞洲式甘藍沙拉
- 涼拌米粉
- 醃漬義大利白腰豆
- 風味香草藜麥
- 三豆蒔蘿沙拉

- 西西里蔬菜湯
- 烤番茄湯
- 玉米黑豆番茄沙拉
- 爽脆沙拉
- 涼拌胡蘿蔔絲
- 蘿蔓沙拉佐芥茉籽醬
- 茴香芝麻菜沙拉佐無花果油醋
- 香辣豆腐米粉沙拉
- 日式蔬菜鍋
- 西瓜蘿蔔芝麻菜沙拉
- 地中海風藜麥沙拉

## 晚餐

- 白花椰菜葡萄沙拉
- 西洋梨、奶油萵苣拌香草
- 夏季豆羅勒沙拉
- 烤甜菜根茴香柳橙沙拉
- 皺葉甘藍燜腰豆
- 番茄羅勒歐姆蛋捲
- 印度式烤素肉串
- 日式蕎麥湯麵
- 櫛瓜盅
- 歐洲蘿蔔湯
- 義大利白腰豆湯
- 紅甜椒湯
- 扁豆湯

- 烤茄子番茄斯佩爾特麥麵
- 焗烤什錦奶油南瓜
- 青醬豆腐
- 酸辣印度風味豆腐串烤
- 咖哩蔬菜火鍋
- 薑飯配烤豆腐
- 地中海風素肉
- 碳烤豆腐佐鳳梨莎莎醬
- 番茄羅勒烤豆腐
- 南瓜鼠尾草燉飯
- 香煎野蘑菇義式玉米餅
- 陳年葡萄醋波特菇
- 辣椒鑲黑豆
- 扁豆焗奶油南瓜
- 櫛瓜羅勒藜麥燉飯
- 松茸菌菇黑糯米飯
- 冬蔬糙米燉飯
- 川味烤蔬菜
- 全麥筆管麵配烤蔬菜
- 番茄斯佩爾特麥義大利細麵
- 薑味糙米飯配味噌炒蔬菜

### 配菜、醬汁與點心

- 印度香料秋葵
- 葡萄葉肉捲

- 豌豆酪梨醬
- 辣味黑豆
- 蒜味香草花椰菜泥
- 香草抱子甘藍
- 辣味烤玉米粒
- 薑絲毛豆糙米飯
- 香草馬鈴薯泥
- 炒大白菜
- 黑豆沾醬
- 起司炒瑞士甜菜
- 番茄甜酸醬

### 甜點

- 草莓卡士達浮島
- 薑餅
- 古早味覆盆子卡士達
- 脫脂優格水果總匯
- 水蜜桃多穀物煎餅
- 優格舒芙蕾
- 巧克力優格舒芙蕾
- 無麵粉榛果巧克力蛋糕
- 杏仁草莓派
- 杏仁水蜜桃蛋糕

# 早餐

## 多穀物貝果

很容易易做又適合當早餐。
可事先做好，放冰箱保存以方便食用，可口又美味。

〉〉製作 12 個貝果

　　1 ½ 杯溫開水
　　5 茶匙糖
　　1 包酵母粉
　　1 大匙打過的蛋白或蛋替代品
　　1 大匙麥芽粉或麥芽糖漿
　　鹽少許
　　2 ½ 杯高筋麵粉
　　1 杯全麥麵粉
　　1 杯莧菜籽粉
　　1/4 杯蜂蜜

烤箱預熱至華氏 425 度（攝氏 218 度）。把糖、酵母粉、蛋白、麥芽粉加入溫水中輕輕攪伴，直到酵母粉完全溶化。高筋麵粉、全麥麵粉、莧菜籽粉混合均勻，把 1 杯混合麵粉和鹽加入酵母粉水中攪拌。接著加入 3 杯混合麵粉，製成軟麵糰。

麵糰揉 10-12 分鐘，視需要添加剩餘的麵粉，直到麵糰夠硬。麵糰蓋上紗布，靜置 10 分鐘。

將麵糰切成 12 份，把每 1 份搓成 20 公分的長條，再捲成圓圈，輕壓接合處。（必要時可抹點溫水，使接口牢固）。貝果蓋上紗布 30 分鐘，讓它們膨脹。

湯鍋放 6 夸脫（5.7 公升）水，加入蜂蜜煮沸。把貝果放入水

中，兩面各燙 1 分半鐘（共 3 分鐘）。

烤盤鋪上烘焙紙後，置入貝果，烤 20 分鐘後翻面，繼續烤 15 分鐘。烤好的貝果先放 5 分鐘冷卻，再切開塗抹脫脂奶油乳酪。

**第 2 組：** 烘烤前，撒上葵瓜子、南瓜子、生芝麻。

**第 3 組：** 烤好的貝果每個搭配 1 盎司（28.35 公克）燻鮭魚吃，或把配方中的 5 茶匙糖改成 5 大匙糖。

# 芒果、藍莓什錦麥片

藍莓可為早餐增添美味和抗氧化物。

〉〉2 人份

　　2 杯燕麥片

　　1 杯無糖蘋果汁

　　檸檬汁（1 個量）

　　1 杯蘋果切條

　　1/2 脫脂原味優格

　　1/3 杯新鮮芒果丁或解凍的冷凍芒果丁

　　1/4 杯新鮮或冷凍藍莓

把燕麥片、蘋果汁、檸檬汁倒入碗中，浸泡 1 小時以上，甚至隔夜。加入蘋果刨絲、優格，最上面擺芒果、藍莓。

**第 2 組：** 加蜂蜜或楓糖漿。

# 三合一早餐炒蛋

蛋裡面加點大蒜,可增添強烈味道。

〉〉1 人份

> 1 小把嫩菠菜
> 1 個打過的蛋白或 1/4 杯蛋替代品
> 蒜末少許
> 鹽和現磨黑胡椒少許
> 1/4 杯番茄丁

不沾鍋噴上不沾鍋噴霧油（cooking spray），以中火加熱。先放菠菜,再放蛋白、蒜末、鹽、黑胡椒,翻攪至蛋熟,起鍋後撒上番茄丁。

**第 2 組**：上面擺 1 片酪梨。

**第 3 組**：炒蛋時加 1 大匙刨絲的減脂 Pepper Jack 乳酪或減脂長期熟成切達乳酪（Cheddar cheese）。

# 全穀法式吐司

購買時注意成份標示,不要買添加高果糖玉米糖漿或糖的吐司,要買全穀物或胚芽麵粉吐司。

〉〉1 人份

> 2 個蛋白或 1/2 杯蛋替代品
> 柳橙汁少許
> 1 小撮肉桂粉
> 香草精少許
> 1 片吐司
> 新鮮莓果

將蛋白、柳橙汁、肉桂粉、香草精打勻，放入吐司吸取汁液。

不沾鍋噴上噴霧油後加熱，以中火煎吐司，每面各煎 3 分鐘或
煎至吐司略黃，起鍋後放上莓果。

**第 2 組：**上面放溫熱的楓糖漿。

# 藍莓、亞麻仁蔬果昔

使用冷凍水果可產生奶昔般的質感。
冷凍有機莓果的維他命和風味，比非當令的水果更豐富。

〉〉1 人份

> 1 杯有機脫脂克菲爾（kefir，編按：一種發源於高加索山區的發酵牛奶飲品）
> 或脫脂原味優格
> 1/2 杯石榴汁或新鮮石榴籽
> 1/2 杯冷凍有機藍莓
> 1/2 杯冷凍香蕉或 1/4 杯冷凍覆盆子
> 1 大匙亞麻仁粉

所有材料放進果汁機打爛即可。如果太稠，可加水稀釋。

# 咖哩菇豆腐什錦

咖哩粉可使這道簡易早餐顏色更漂亮、味道更好。

〉〉1 人份

> 1/2 杯碎的嫩豆腐
> 1 茶匙洋蔥粉
> 1 茶匙蒜末

1 茶匙咖哩粉

1/2 杯洋菇（button mushroom）切片

1/2 大匙低鈉醬油或 Bragg's liquid aminos 天然醬油

　　將豆腐和所有香料攪拌混合。平底不沾鍋噴上噴霧油後以中火加熱，先放洋菇和醬油，黃洋菇開始變乾後加入豆腐，持續翻攪約 2 分鐘即可食用。

　　**第 2 組**：用減脂全穀物墨西哥薄餅包起來，可變身為捲餅。

　　**第 3 組**：加 1 大匙減脂乳酪。

## 多穀物煎餅佐草莓糖漿

〉〉4–6 人份

1 杯無糖蘋果汁

1/2 杯無糖蘋果醬

2 個蛋白或 1/2 杯蛋替代品

2 杯多穀物麵粉

1 茶匙烘焙粉

1/4 杯燕麥

1/2 茶匙肉桂粉

2 茶匙烘焙粉

1/4 茶匙鹽

　　蘋果汁、蘋果醬、蛋白倒入同一個碗打。其餘乾料用另一個碗攪拌均勻後，倒入醬汁再攪。如果太乾，可加少許果汁。

　　不沾鍋噴上噴霧油後加熱，每次倒 1 滿匙麵糊來煎。煎好後淋上草莓糖漿。

# 草莓糖漿製作方法

1 杯新鮮草莓或冷凍草莓
1 茶匙代糖 （Splenda）

草莓放鍋裡以中火加熱煮軟（約 5 分鐘）。取出 3/4 草莓，和代
糖一起用果汁機打。把其餘草莓加入打好的草莓泥，趁熱淋上煎餅。

# 加州炒蛋

〉〉1 人份

2 個蛋白或 1/2 杯蛋替代品
鹽和現磨黑胡椒少許
1 片全穀物吐司或 1/2 個全穀物馬芬（muffin）
1 片番茄
2 片新鮮羅勒（九層塔）葉

不沾鍋噴上不沾鍋噴霧油，以中火加熱。放入蛋白、鹽、黑胡
椒一起炒到全熟。

吐司烤好後，鋪上番茄片、炒蛋、羅勒。

**第 2 組**：吐司上加 1 大匙減脂 Pepper Jack 乳酪或 1 片酪梨。

# 櫛瓜烘蛋

烘蛋不論在哪一餐吃都好。中餐或晚餐時,可和配菜沙拉一起吃。

〉〉4－6 人份

1 ½ 杯櫛瓜(zucchini)切片

1/2 杯黃洋蔥(yellow onion),切丁

1/2 個紅甜椒,切成 0.6 公分寬的長條

2 瓣蒜頭,切末

10 個蛋白

2 大匙脫脂鮮奶

鹽和現磨黑胡椒少許

2 大匙切碎的平葉洋香菜(flat-leaf parsley)或羅勒葉

在烤箱適用的平底鍋裡噴上不沾鍋噴霧油,以中火加熱。燒烤架(broiler)預熱。

櫛瓜、洋蔥、甜紅椒、蒜末放進平底鍋煎到變軟,約 5 分鐘。瀝掉水分。

蛋白、鮮奶、鹽、黑胡椒、半數洋香菜放進碗裡攪拌均勻,倒進平底鍋加熱,不要翻動,直到蛋白開始凝固、邊緣全熟。把平底鍋置入燒烤架,烤到蛋白全熟、表面略焦黃。撒上剩餘的洋香菜,即可切塊食用。

**第 2 組**:加 1 大匙特級初榨(extra-virgin)橄欖油煎櫛瓜等蔬菜。

**第 3 組**:烘蛋上撒你喜歡的減脂乳酪,再放進燒烤架烤。

## 晨光藜麥粥

這道早餐不但可讓你飽足，還能讓你整個早上精力充沛。藜麥粥可重複加熱吃。

〉〉4 人份

　　1/2 杯無糖蘋果汁

　　1 ½ 杯水

　　1 茶匙肉桂粉

　　鹽少許

　　1 杯燕麥片

　　1 杯洗過的藜麥（quinoa）

　　1/2 杯乾燥水果（葡萄乾、杏仁、蔓越莓等）

　　果汁、水、肉桂粉加鹽一起煮到滾，加燕麥片、藜麥後轉文火煮 15 分鐘。加進乾燥水果攪拌，立即食用。

　　**第 2 組**：上面淋蜂蜜或楓糖漿，或者加烘烤的核桃或胡桃。

## 晨光墨西哥捲餅

這是一道準備起來很簡單又好吃的早餐。

〉〉1 人份

　　2 個蛋白或 1/2 杯蛋替代品

　　大蒜少許

　　辣醬少許

　　1 片脫脂全穀物墨西哥薄餅

　　1 大匙脫脂莎莎醬

　　幾片胡荽（cilantro）葉

　　鹽和現磨黑胡椒少許

　　平底不沾鍋噴上不沾鍋噴霧油後以中火加熱，加入蛋白、大蒜、辣醬，持續攪拌到蛋白全熟。

　　薄餅微波加熱 15 秒。把炒蛋、莎莎醬、胡荽葉鋪在薄餅上，再撒點鹽、胡椒粉即可。

**第 2 組**：加 1 片酪梨。

**第 3 組**：蛋白中加 1 大匙你喜歡的減脂乳酪。

# 午餐

## 醃漬蔬菜沙拉

最理想的狀況，是以當令食材製作午餐沙拉。

〉〉2 人份

醬料
1/2 杯切碎的平葉洋香菜
1/4 杯紅酒醋
1/4 杯檸檬汁
海鹽少許
1 茶匙現磨黑胡椒
3 瓣大蒜，切末

蔬菜
1 杯羅馬番茄，切半
1 根小櫛瓜，切條
1 根小黃瓢瓜（yellow squash），切條
1/4 磅（114 公克）磨菇，洗淨切片
1 個紅甜椒，切絲
1 杯芝麻菜（arugula）

所有醬料放進可密封容器，搖晃均勻。

除了芝麻菜，將所有蔬菜放進大碗裡，澆上醬料後加蓋，醃漬 2 小時以上。吃的時候，芝麻菜放最底下。

**第 2 組：醬料加 1/4 杯特級初榨橄欖油。**

# 芝麻麵

我熱愛這道麵食，拿來當午餐、小菜或下午點心都非常適合，做法簡單到人人都喜歡。

•••••••••••••••••••••••••••••••••••••••••••••••••••••••••

〉〉4 人份

> 1/4 杯醬油
>
> 1/2 杯蠔油
>
> 1/2 杯紅酒醋
>
> 辣醬少許
>
> 1 小包代糖
>
> 1 磅（454 公克）蕎麥麵，燙熟
>
> 1 杯大白菜絲
>
> 1 杯胡蘿蔔絲
>
> 1 個紅色甜椒，切片
>
> 1 大匙白醋

醬油、蠔油、紅酒醋、辣醬、代糖放入大碗攪拌均勻後放入麵條，再將麵條和醬料翻拌混合。接著放蔬菜和白醋，輕拌混合。

**第 3 組**：加 2 茶匙蜂蜜或紅糖。

**第 4 組**：加 1 杯去皮雞胸碎肉。

# 醃漬扁豆沙拉及咖哩朝鮮薊

扁豆（lentil，又稱兵豆）不但味美，還含有豐富蛋白質和有益的營養素。這道菜當午餐前菜或晚餐小菜都可以。

•••••••••••••••••••••••••••••••••••••••••••••••••••••••••

〉〉4 人份

> 4 片月桂葉

2 大匙紅蔥或洋蔥，切碎

1 杯乾燥綠扁豆或黑扁豆，洗淨

2 大匙蘋果醋

2 瓣大蒜，切末

1/4 杯胡荽葉，切過（不用太細）

乾辣椒末少許

1 茶匙胡荽籽（coriander）粉

1/2 杯切塊烤甜紅椒

1 個 14 盎司（約 397 公克）朝鮮薊心，直切成 4 份，瀝乾

1 大匙檸檬汁

2 茶匙咖哩粉

　　鍋子放 4 杯水，加入月桂葉、紅蔥（或洋蔥）煮開，接著加扁豆煮到再次沸騰，轉中小火繼續煮 20 分鐘左右，直到扁豆熟而不爛。將扁豆撈起瀝乾，取出月桂葉。

　　用點心碗將醋、蒜、胡荽葉、乾辣椒末、胡荽籽粉拌勻，再放紅甜椒、扁豆攪拌。朝鮮薊、檸檬汁、咖哩粉先放進另一個大碗翻拌均勻，再倒入裝著扁豆的點心碗輕拌。在常溫吃或冰過再吃皆可。

　　**第 2 組**：醬汁中加 1 大匙特級初榨橄欖油。

　　**第 3 組**：配 1 片烤鮭魚當晚餐主菜，或加些許鹽調味。

## 香草番茄沙拉及豆腐起司什錦

我喜歡番茄，尤其是盛產期的番茄。即使不是產季，有時還是買得到好吃的番茄。加點切碎的新鮮香草和少許醋，就能讓番茄味道更好。

〉〉4 人份

4 個番茄，切片

1 杯紅洋蔥，切絲
2 大匙切碎的新鮮香草（羅勒、龍蒿、平葉洋香菜）
1/4 杯紅酒醋
海鹽和現磨黑胡椒少許
1/4 杯豆腐起司（tofu cheese），攪碎

番茄鋪在平盤上，再放紅洋蔥和香草。淋上紅酒醋、撒鹽和胡椒粉。最後撒上豆腐起司即可。

**第 2 組**：番茄淋上 1 大匙特級初榨橄欖油。
**第 3 組**：配 1 片烤鮭魚當晚餐主菜，或以 2 大匙藍紋乳酪（blue cheese）取代豆腐起司。

## 味噌豆腐湯麵

我們難免會感冒不適，此時最需要來一碗清淡的湯麵。

〉〉4 人份

湯頭
1 瓣紅蔥，切碎
1 瓣蒜頭，切碎
1/2 吋生薑切條
2 大匙米或豆味噌

大湯鍋加 2¼ 夸脫（約 2.1 公升）冷水，放進所有材料煮滾後，轉文火煮 1 小時。冷卻後放冰箱保存備用。

1 杯香菇切片
1 杯罐頭筍絲
12−16 盎司（340−454 公克）燙熟的豆腐麵

4 根青蔥，切成蔥花

1 大匙醬油

1 大匙味醂

1 大匙清酒

　　湯頭用荷蘭鍋（Dutch oven）煮開後轉文火，加香菇、筍絲、豆腐麵、蔥花等佐料，趁熱食用或冷卻後放冰箱保存。

　　**第 3 組**：每人加 3 隻烤蝦或蒸蝦。

## 蔬食辣豆

這道餐點在任何時候吃都適合；添加布格麥片（bulgur wheat）可使蔬菜更有口感。

〉〉8 人份

2 杯紅洋蔥切丁

1 杯紅甜椒切丁

1 條墨西哥辣椒（jalapeño）

1 杯胡蘿蔔切丁

4 瓣蒜頭，切末

2 大匙辣椒粉

2 茶匙小茴香粉

1 茶匙胡荽籽粉

1 茶匙肉桂粉

1/4 茶匙番椒（cayenne pepper）

鹽和現磨黑胡椒少許

1 罐 28 盎司（794 公克）去皮羅馬番茄（Italian plum tomato）

1 杯蔬菜湯

1/2 杯布格麥片

1/2 杯熟扁豆

一罐腰豆（kidney bean）

一罐皇帝豆（lima bean）

荷蘭鍋噴上不沾鍋噴霧油，放進所有蔬菜和蒜末，以中火炒。加辣椒粉、小茴香粉、胡荽籽粉、肉桂粉、番椒，煮約 5 分鐘。撒鹽和黑胡椒粉，再加番茄、湯頭、布格麥片、扁豆、腰豆、黃帝豆。轉文火煮約 10 分鐘左右，直到布格麥片變軟。可立即食用或冷卻後放冰箱保存。

## 豆薯沙拉

我喜歡豆薯（jicama）的清脆口感。豆薯搭配柳橙汁和橙肉，即成為爽口的夏季沙拉。

〉〉4 人份

2 個豆薯（約 680 公克）

3/4 杯柳橙汁

2 大匙萊姆汁

1 茶匙海鹽

1 瓣蒜頭，切末

1 大匙切碎的胡荽葉

2 個大臍橙（naval orange），去皮切瓣

豆薯削皮切條。柳橙汁、萊姆汁、鹽、蒜末、胡荽葉、橙肉、豆薯全部放入大碗中，翻拌均勻後冷藏。

**第 2 組：**加 2 大匙特級初榨橄欖油。

**第 3 組：**每人加 3 隻冰過的水煮蝦。

# 亞洲式甘藍沙拉

〉〉4 人份

　　4 杯切成細絲的甘藍菜或 1 袋涼拌生菜絲

　　1 根胡蘿蔔，刨絲

　　1 把蔥（只要蔥白），切末

　　1 根胡蘿蔔，切末

　　1 個紅甜椒，切條

　　2 茶匙蜂蜜

　　2 大匙低鹽醬油

　　1/2 杯胡荽葉，切末

　　1 根小胡瓜，去皮切細丁

所有材料放進大碗翻拌均勻後冷藏。（24 小時內皆可保持脆口）

**第 2 組**：加 2 大匙芝麻和 1 大匙芝麻油。

**第 3 組**：每人加 3 盎司（85 公克）烤蝦。

**第 4 組**：每人加 3 盎司去皮烤雞胸肉。

# 涼拌米粉

當晚餐或午餐都很棒的菜色；如果晚餐吃不完，可當作隔天的午餐。也可加入蝦子或雞肉。

〉〉4 人份

　　1 包 14 盎司（約 397 公克）米粉或蕎麥麵

　　1/2 個紅洋蔥，切絲

　　1 個紅甜椒，切絲

　　1 根胡蘿蔔，切絲

　　2 大匙白醋

　　1 把胡荽葉，切碎

1 大匙黑芝麻或白芝麻

1 個萊姆，切瓣

鹽和現磨黑胡椒少許

　　用鍋子把水煮開後關火。米粉置入泡到變軟（約 7 分鐘），撈起瀝乾。

　　米粉和蔬菜、醋、半數胡荽葉放進大碗翻拌均勻。如果米粉太乾，可多滴幾滴醋。

　　米粉夾到點心碗或平盤，上面擺剩餘的胡荽葉、芝麻、萊姆，撒鹽和黑胡椒粉調味。

　　**第 2 組**：加 1 大匙芝麻油。

　　**第 3 組**：每人加 3 盎司烤蝦。

　　**第 4 組**：加去皮烤雞胸肉。

## 醃漬義大利白腰豆

〉〉4 - 6 人份

2 罐 14 盎司義大利白腰豆（cannellini or butter bean）罐頭，瀝乾

1 ½ 杯芹菜，切碎

1 杯平葉洋香菜，切末

1 個紅甜椒或青椒，切細丁

1/2 杯義大利陳年葡萄醋（balsamic vinegar）

1 茶匙蒜末

1/4 杯羅勒，切碎

鹽和現磨黑胡椒少許

　　所有材料放一起翻拌均勻，撒鹽和黑胡椒調味。在常溫食用或冰過後食用。

　　**第 4 組**：每人加 3 盎司去皮雞胸肉。（食譜如下）

## 雞胸肉

1 包雞柳或雞胸肉切條
義大利陳年葡萄醋
蒜末
鹽和現磨黑胡椒粉少許
1 把切碎的羅勒

　　燒烤架預熱。雞肉撒上醋、蒜末、鹽、胡椒粉，置入燒烤架
5-7 分鐘，取出後加羅勒翻拌均勻。

## 風味香草藜麥

藜麥的口感介於白米和非洲小米（couscous）之間，營養豐富又容易料理。

〉〉4-6 人份

2 杯藜麥
1 杯黃洋蔥，切碎
2 瓣蒜頭，切末
4 杯低鈉蔬菜高湯
1/4 杯日曬番茄乾（非油漬的）
鹽和現磨黑胡椒粉少許
1/4 杯新鮮香草（洋香菜、奧勒岡、羅勒、百里香或多種混合），切碎

　　藜麥炒過之後洗淨。
　　洋蔥和蒜末放入中型鍋，加 1/4 杯蔬菜湯煮軟。加入番茄乾、
藜麥、鹽和黑胡椒粉、剩餘蔬菜湯，煮滾後加鍋蓋、轉小火。15 分
鐘後開蓋，放入香草攪拌，關火、蓋回鍋蓋燜 2 分鐘。

第 2 組：　最後加半杯帕瑪森起司粉（Parmesan cheese），以及
　　　　　（或）用 1 茶匙特級初榨橄欖油炒過的洋蔥、蒜末。

## 三豆蒔蘿沙拉

〉〉4－6 人份

1/3 杯脫脂脫脂酸奶（sour cream）

1/3 杯脫脂原味優格

1 大匙乾蒔蘿或 2 大杯切碎的新鮮蒔蘿

2 茶匙蒜末

1 大匙白酒醋

1 罐 14 盎司裝（約 400 公克）腰豆

1 罐 14 盎司裝（約 400 公克）鷹嘴豆（chickpea）

2 杯四季豆，切成 1 吋長並燙過

酸奶和優格倒入中型碗，再放進豆類之外的所有材料攪拌均勻。
每次加幾大匙豆類，翻拌均勻。多的醬料可冷藏保存 1 星期。

第 3 組：加 1 茶匙鹽。

## 西西里蔬菜湯

〉〉6 人份

2 瓣蒜頭，切末

1 茶匙乾辣椒末

64 盎司（1814 公克）低鈉蔬菜高湯（或 8 杯水）

1 罐 8 盎司裝羅馬番茄

1 個金黃馬鈴薯（Yukon Gold potato），切丁

1 杯紅扁豆，洗淨

1 罐 14 盎司裝義大利白腰豆

1 罐 14 盎司裝腰豆

2 根大胡蘿蔔，切細丁

2 根芹菜（去葉），切碎

1 把小甜菜，切 1 吋長，去粗梗

檸檬汁（1 個量）

2 大匙平葉洋香菜，切末

現磨黑胡椒粉少許

蒜末和辣椒末用 2 大匙蔬菜高湯炒過，再放入剩餘蔬菜高湯和番茄煮，5 分鐘後加馬鈴薯和扁豆。讓湯保持微滾煮 15 分鐘，加豆子、胡蘿蔔、芹菜、小甜菜、檸檬汁，轉文火煮幾分鐘即可。盛碗後撒洋香菜和黑胡椒粉。

第 2 組：蒜末和辣椒末用 1 大匙特級初榨橄欖油炒過，盛碗後撒
　　　　1/4 杯帕瑪森起司粉。

第 4 組：湯煮滾後加 2 個半邊去皮雞胸肉或 1 整個去皮、去骨雞
　　　　胸肉的切塊，再煮 15 分鐘。

## 烤番茄湯

番茄和洋蔥、蒜頭、香草一起烤再煮湯，別有風味。

〉〉6 人份

4 杯對切的小番茄

1 個洋蔥，切瓣

1 整個蒜頭，橫切

1 個甜紅椒，對半切

3 杯蔬菜高湯

2 大匙切碎的新鮮香草（羅勒、百里香、龍蒿）

鹽和現磨黑胡椒粉少許

烤箱預熱到華氏 400 度（攝氏 204 度）。蔬菜置於烤盤上，噴不沾鍋噴霧油後烤 10-12 分鐘，蔬菜略焦黃後取出烤箱。蔬菜分批放進調理機和湯一起打，全部打好後撒香草、鹽、胡椒粉。

**第 2 組**：淋上 2 大匙特級初榨橄欖油。

**第 3 組**：每人加 3 隻烤蝦。

## 玉米黑豆番茄沙拉

可單獨吃，或當烤雞或烤魚的配菜。

〉〉4 人份

1 罐 14 盎司黑豆罐頭，瀝乾

1 杯甜玉米粒（冷凍玉米粒或從煮好的玉米削下來的都可以）

2 個成熟大番茄，切丁；或 1 品脫（約 570 公克）小番茄，對切

2 茶匙小茴香粉

1 條墨西哥辣椒，去籽切末

1 茶匙蒜末

1/4 杯紅洋蔥，切碎

萊姆汁（3 個量）

萊姆皮（1 個量）

所有材料拌勻即可，常溫吃或冰過再吃皆宜。

**第 2 組**：加 2 大匙特級初榨橄欖油。

**第 4 組**：每人加 3 盎司去皮烤雞胸肉。

# 爽脆沙拉

菊苣（endive）、芹菜、蘿蔔組成的沙拉口感特別脆，四季都適合吃，而且容易準備。

〉〉4 人份

6 個菊苣，切 0.6 公分片狀

3 根芹菜（去葉），斜切薄片

1 個蘿蔔，切細絲或刨粗絲

1 大匙乾蒔蘿或 1/4 杯新鮮蒔蘿（撕碎）

1/4 杯新鮮香草（羅勒、薄荷、洋香菜），切碎

2 個檸檬的汁和皮

鹽和現磨黑胡椒粉少許

所有蔬菜和香草攪拌均勻即可，最後放檸檬汁和皮、撒鹽和黑胡椒調味。

**第 2 組**：上面撒松子，並（或）淋 2 大匙特級初榨橄欖油。

**第 3 組**：加 1/4 杯減脂羊奶乳酪（feta cheese）碎片。

# 涼拌胡蘿蔔絲

〉〉4–6 人份

1 磅（454 公克）胡蘿蔔絲

1 個蘋果，刨絲

1 茶匙小茴香粉

1/4 杯檸檬汁或萊姆汁，兩種混合亦可

1/2 杯切過的胡荽葉

鹽和現磨黑胡椒粉少許

所有材料放一起翻拌均勻，冷藏 1 - 24 小時。

**第 2 組**：加 3 大匙特級初榨橄欖油。

## 蘿蔓沙拉佐芥茉籽醬

這種沙拉和凱撒沙拉很像，但芥茉籽醬使味道更有層次，卻不會增加脂肪攝取量。

〉〉4 人份

> 2 大匙芥茉籽醬（grain mustard）或第戎芥茉醬（Dijon mustard）
> 1/4 杯冷開水
> 檸檬汁（1 個量）
> 1 大匙脫脂美乃滋
> 1 瓣蒜頭，切末
> 1 袋蘿蔓萵苣（長葉萵苣）菜心
> 1 大匙酸豆（caper）

將芥茉籽醬、水、檸檬汁、美乃滋、蒜末放進大碗攪拌均勻，再加萵苣菜心拌勻，最後撒上酸豆。

**第 2 組**：最後加 1 大匙帕瑪森起司粉。
**第 4 組**：每人加 3 盎司去皮烤雞胸肉。

## 茴香芝麻菜沙拉佐無花果油醋

芝麻菜的胡椒辣味配上無花果的甜味，令人神清氣爽。

〉〉4 人份

> 1 杯切碎的無花果乾

1/2 杯冷開水

1/2 杯無糖蘋果汁

1 ½ 大匙紅蔥，切末

1/4 杯雪莉醋（sherry vinegar）

1 個茴香球莖，直切薄片

3 杯嫩芝麻菜，或芝麻菜和嫩菠菜混合

一半的無花果放進水裡煮滾。

無花果連水用果汁機或調理機，再加蘋果汁、紅蔥、醋打勻。
把茴香、芝麻菜、剩餘無花果鋪在盤子上，淋上醬汁。

**第 3 組**：每人加 3 盎司烤鮭魚。

**第 4 組**：每人加 3 盎司去皮烤雞胸肉。

## 香辣豆腐米粉沙拉

〉〉4 人份

醬汁

3 大匙檸檬汁

3 大匙白醋

1 大匙低鹽醬油

1 大匙青蔥，切碎

1 大匙胡荽葉，切碎

米粉

4 盎司（113 公克）米粉，燙過

1 罐草菇，瀝乾對切

1 杯胡蘿蔔絲

1/2 杯紅甜椒，切碎

1 杯大白菜，切絲

1 杯嫩豆腐，攪碎

1/4 杯生花生，切碎

乾辣椒末少許

所有醬汁材料放進密封容器充分搖晃均勻備用。

米粉、蔬菜、豆腐、花生、辣椒末放在大碗中攪拌，澆上醬料翻拌均勻。立即食用或冰過再吃。

**第 2 組：**加 1 小包代糖。

**第 3 組：**撒點鹽調味，並（或）加 6 盎司（170 公克）冰過的水煮蝦／烤蝦。

**第 4 組：**加 6 盎司冰過的去皮水煮／烤雞胸肉。

## 日式蔬菜鍋

你可以把自己最喜歡的蔬菜放進去煮，可純粹素食或搭配烤雞、烤魚一起吃。

〉〉4－6 人份

湯頭

1 杯蔬菜高湯

1 大匙醬油

1 茶匙辣醬

鹽和現磨黑胡椒粉少許

4 大匙青蔥，切碎

蔬菜

3 杯胡蘿蔔絲

1 杯大蔥（leek），切絲

2 杯磨菇，切片

1 杯櫛瓜，切片

4 棵青江菜，對切

2 杯大白菜，切絲

2 杯綠花椰菜（不含梗）

1 個番茄，切 4 等份

把蔥之外的所有湯頭材料放進湯鍋，以小火煮。

用高湯鍋煮水，加鹽。水滾後置入蔬菜燙 2 分鐘，蔬菜撈起後立刻浸冷水。

蔬菜擺到深盤上，淋上熱湯頭，最後撒蔥。

## 西瓜蘿蔔芝麻菜沙拉

如果你沒吃過嗆辣沙拉裡的西瓜，正好試試看。芝麻菜的辣味加上西瓜的甜味，讓這道沙拉別有風味。

〉〉4 人份

4 杯切成小塊的西瓜，去籽

1 個蘿蔔，切薄片

1 杯紅洋蔥，切絲

2 杯嫩芝麻菜

1 撮薄荷葉，撕碎

2 大匙義大利陳年葡萄醋

鹽和現磨黑胡椒粉少許

西瓜和所有蔬菜、醋放進大碗一起翻拌均勻，最後撒鹽和黑胡椒粉調味。

**第 2 組**：淋 1 大匙特級初榨橄欖油。

**第 3 組**：加 1/4 杯低脂羊奶乳酪碎片。

# 地中海風藜麥沙拉

藜麥堪稱超級食物，含有 8 種胺基酸。它也是蛋白質含量最高的穀物。

〉〉4 - 6 人份

2 杯藜麥

4 杯冷開水或低鈉蔬菜高湯

1/2 大匙蒜末

鹽少許

1/4 杯番茄乾（非油漬的）

1/3 杯檸檬汁

2 大匙酸豆

1 杯櫛瓜，刨絲或切末

1 根芹菜（去葉），切末

1 杯平葉洋香菜，切末

現磨黑胡椒粉少許

藜麥先炒過再洗淨。

蒜、鹽、番茄乾放進水裡煮，水滾後加藜麥，轉文火煮15 分鐘。關火後加檸檬汁、酸豆、櫛瓜、芹菜、洋香菜，再撒點鹽調味。可在常溫吃或冰過再吃。

**第 2 組**：加 2 大匙特級初榨橄欖油。

# 晚餐

## 白花椰菜葡萄沙拉

白花椰菜簡單的味道配上葡萄的甜美，味道令人驚豔。這道沙拉也是補充每日所需蔬果的好方法。

〉〉4 人份

　　1 個白花椰菜，切小塊

　　檸檬汁（1 個量）

　　鹽和現磨黑胡椒粉少許

　　1 杯平葉洋香菜

　　2 杯綠色或紫色無子葡萄，對切

烤箱預熱到華氏 300 度（攝氏 149 度）。烤盤噴上不沾鍋噴霧油。花椰菜和一半的檸檬汁、鹽、胡椒粉一起翻拌均勻後，放烤箱烤 20 分鐘左右。取出冷卻 5 分鐘，撒洋香菜、葡萄、剩餘的檸檬汁加以拌勻。

> 第 2 組： 花椰菜進烤箱前，加 2 大匙特級初榨橄欖油翻拌均勻，
> 　　　　　上菜前再淋 1 大匙橄欖油。

## 西洋梨、奶油萵苣拌香草

這是一道適合秋季的沙拉。如果買不到西洋梨，可改用你喜歡的蘋果種類。

〉〉6 人份

　　1 個小紅蔥，切碎

　　2 大匙蜂蜜

　　1 杯新鮮香草（羅勒、薄荷、平葉洋香菜、蒔蘿很理想）

2 大匙冷開水

1/4 杯香檳酒醋或白酒醋

3 大匙特級初榨橄欖油

鹽和現磨黑胡椒粉少許

1 個西洋梨，切薄片

2 個小奶油生菜，剝開洗淨、瀝乾

可食用花朵（自由搭配）

　　紅蔥和蜂蜜、半數香草、冷開水、醋放進果汁機打，邊打邊慢慢加橄欖油、鹽、胡椒。醬料和西洋梨、生菜、剩餘香菜一起翻拌均勻，上菜時撒上可食用花朵。

　　第 2 組：每人加 3 盎司（85 公克）鮭魚。
　　第 4 組：每人加 3 盎司去皮烤雞胸肉。

## 夏季豆羅勒沙拉

〉〉4 - 6 人份

1 ½ 磅（681 公克）綜合夏季豆類（黃蠟豆、四季豆、義大利扁豆等）

檸檬汁（1–2 個量）

1 瓣紅蔥，切末

1 大匙有籽芥末醬

1 大匙脫脂酸奶

鹽少許

1/4 杯平葉洋香菜，撕碎

1/4 杯新鮮羅勒，大略切過

　　鍋子加水放鹽煮開後放豆子。豆子煮到軟中帶脆後撈起，立刻泡冰水，然後瀝乾。

　　檸檬汁、紅蔥、芥末、酸奶、鹽放進有蓋玻璃罐，用力搖晃。

最後將豆子、醬汁、香草一起翻拌混合。

> **第 2 組：** 加 1/4 杯炒過的松子，並（或）在醬汁中加 1 大匙特級
> 初榨橄欖油。
> **第 3 組：** 每人加 3 盎司烤蝦。

## 烤甜菜根茴香柳橙沙拉

〉〉6 人份

> 1 磅（454 公克）甜菜根，洗淨削皮後切 4 等份
> 1–2 個茴香球莖，切 8 等份（先直切成 4 等份，再橫切）
> 1/4 杯義大利陳年葡萄醋，另多準備一點撒在沙拉上
> 鹽和現磨黑胡椒粉少許
> 2 個柳橙，去皮後切成半吋厚的圓片

烤箱預熱到華氏 375 度（攝氏 191 度）。烤盤噴不沾鍋噴霧油，置入甜菜根和茴香球莖，倒醋後翻拌均勻，再撒點鹽和黑胡椒。烤 25 – 30 分鐘，取出後至少冷卻 10 分鐘。

柳橙肉擺在大盤子裡，上置甜菜根和茴香球莖，再撒點葡萄醋。

> **第 2 組：** 甜菜根和茴香球莖加 2 大匙特級初榨橄欖油翻拌均勻。
> **第 3 組：** 沙拉上撒 1/4 杯山羊乳酪碎片。

## 皺葉甘藍燜腰豆

冰冷的冬季夜晚，這道晚餐料理可溫暖身心。

〉〉4 人份

> 2 瓣蒜頭，切碎

　　1 茶匙乾辣椒末

　　2 個小皺葉甘藍（Savoy cabbage），切絲

　　1/2 杯蔬菜高湯

　　1 罐 28 盎司裝（794 公克）去皮小番茄

　　2 罐 19 盎司裝（539 公克）北美腰豆（Great Northern bean），洗淨瀝乾

　　鹽和現磨黑胡椒粉少許

　　荷蘭鍋噴不沾鍋噴霧油，開中火炒蒜頭和乾辣椒末，直到蒜頭變軟，接著放甘藍，煮到甘藍乾癟。放蔬菜高湯、番茄、北美腰豆，加鹽、黑胡椒粉調味，煮到所有材料的味道融成一體。

　　第 3 組：加 1 隻煙燻火雞腿的切丁（約 1 杯）。

## 番茄羅勒歐姆蛋捲

我比較常在晚餐而非早餐吃蛋捲，因為它容易準備又口味單純。這是我最喜歡的做法：

〉〉1 人份

　　3 個蛋白或 3/4 杯蛋替代品

　　鹽和現磨黑胡椒粉少許

　　1 個小番茄，切碎

　　1 大匙新鮮羅勒，切碎

　　2 大匙切達口味豆腐起司（tofu cheese），刨絲

　　不沾蛋皮鍋噴上不沾鍋噴霧油，開大火加熱。蛋白加鹽和胡椒粉打勻，倒進熱好的鍋中，持續由邊緣往中間鏟，直到蛋白全熟。番茄、羅勒、豆腐起司撒在蛋上，把蛋翻起來對折即可。

# 印度式烤素肉串

我愛吃做成球狀的火雞肉或豆腐，不論單獨吃或搭配綠色沙拉都好吃。你可以用
烤肉架或燒烤爐烤。

〉〉4 人份

4 磅（908 公克）黃豆製素漢堡肉

1 大匙生薑，切碎

1 個蛋白或 1/4 杯蛋替代品

2 瓣紅蔥，切碎

2 瓣蒜頭，切碎

3 大匙坦都里（tandoori）香料

1/4 杯胡荽葉，切碎

鹽和現磨黑胡椒粉少許

1 個小櫛瓜，切成 1 吋見方小塊

2 個番茄，切成瓣狀

12 根竹籤，先泡水 5 分鐘

沙拉

1 杯脫脂原味優格

1/2 杯削皮胡瓜，切碎

1/4 茶匙辣醬（依個人喜好酌量）

鹽和現磨黑胡椒粉

　　素漢堡肉、薑、蛋白、紅蔥、蒜頭、香料充分攪拌，加胡荽葉
和鹽、胡椒粉調味。（可事先拌好，冷藏備用）

　　用 1/4 杯的調和素肉捏成球狀，串上竹籤，其次串上櫛瓜、番
茄，再串一個肉球，依此類推交替。如果要直接放在烤肉架上烤，
將肉球噴上不沾鍋噴霧油，然後以中火烤到熟。

　　沙拉材料充分攪拌後置入點心碗，和烤素肉串一起吃。

第 4 組：以 2 磅雞胸肉或火雞雞胸肉絞肉代替素肉。

## 日式蕎麥湯麵

蕎麥麵是一道比義大利麵健康的麵食。添加日本高湯或蒸蔬菜，讓麵的內容更豐富。

〉〉4 人份

高湯
昆布 1 枚，約 2 吋長
4 大匙柴魚片

　　昆布放入淺鍋，加 4 杯水煮，水快開時立刻撈起昆布。水繼續煮到全開後，加半杯冷水和柴魚片，水再度煮開後關火，靜置 30 分鐘入味。高湯可冷藏保存 1 星期。

湯料
1 杯菠菜葉，撕碎
1/2 杯磨菇，切片
1/4 杯胡蘿蔔，刨片
1/2 杯紅蔥，切末
1/2 大匙醬油
12–16 盎司（340－454 公克）蕎麥麵，燙過
辣醬（自由選擇）
1/2 杯豆腐丁

　　荷蘭鍋裝高湯，煮開後轉小火加湯料。豆腐最後放，而且攪拌時注意不要把豆腐攪爛。喜歡辣的人可加點辣醬。

# 櫛瓜盅

這是一道小孩也會愛吃的素食料理。

〉〉6 人份

　　7 根櫛瓜，直切剖半成船狀，去籽和白肉

　　1/2 磅（227 公克）黃豆製素肉

　　1 個大洋蔥，切碎

　　茶匙肉桂粉

　　2 ½ 磅（1135 公克）番茄，切碎

　　2 瓣蒜頭，切末

　　2 大匙新鮮薄荷，切過

　　2 大匙去殼開心果，炒過

　　鹽和現磨黑胡椒粉少許

烤箱預熱到華氏 350 度（攝氏 177 度）。

櫛瓜用煮沸的水燙 3 分鐘，撈起後立刻置入冷水。

大平底鍋噴不沾鍋噴霧油，以中火煎素肉，直到素肉表面略為焦黃。加洋蔥、肉桂、番茄、蒜，讓番茄流出汁液被素肉吸收。平底鍋離火冷卻，加薄荷、開心果，撒點鹽和黑胡椒粉調味。

把素肉塞進櫛瓜。砂鍋噴不沾鍋噴霧油，置入櫛瓜烘到全熟，約 30 分鐘。

　　**第 2 組**：每片櫛瓜撒 1 茶匙帕瑪森起司。

　　**第 3 組**：每片櫛瓜撒 1 茶匙減脂羊奶乳酪。

　　**第 4 組**：以 1/2 磅（227 公克）火雞雞胸絞肉代替素肉。

# 歐洲蘿蔔湯

歐洲蘿蔔（防風草根）是天冷時節的美味蔬菜。要煮好吃的歐洲蘿蔔，從使用當令佐料開始。

● ● ● ● ● ● ● ● ● ● ● ● ● ● ● ● ● ● ● ● ● ● ● ● ● ● ● ● ● ● ● ● ● ● ● ● ●

〉〉4-6 人份

> 1 個大洋蔥，切條狀
> 2 個大歐洲蘿蔔（parsnip），削皮切丁（約 3-4 杯）
> 5 杯熱的蔬菜高湯
> 3 個紅龍蘋果（Jonagold apples），削皮切片
> 1 大匙第戎芥茉醬
> 鹽和現磨黑胡椒粉少許

荷蘭鍋噴不沾鍋噴霧油，以中火煎洋蔥。加 1 杯水，洋蔥變軟後放歐洲蘿蔔和熱高湯。歐洲蘿蔔變軟後放蘋果，煮到蘋果變軟。

把鍋裡的湯料用調理機打，打好後撒芥末、鹽、胡椒粉。和綠色蔬菜沙拉一起吃。

**第 2 組**：加 1 大匙帕瑪森起司。

# 義大利白腰豆湯

小小的白腰豆蛋白質豐富，味道也好。

● ● ● ● ● ● ● ● ● ● ● ● ● ● ● ● ● ● ● ● ● ● ● ● ● ● ● ● ● ● ● ● ● ● ● ● ●

〉〉4-6 人份

> 1 個小茄子
> 1 杯罐頭番茄
> 1 個小金黃馬鈴薯，削皮切丁
> 1 根胡蘿蔔，削皮切丁

1 罐 15 盎司裝（425 公克）白腰豆，洗淨瀝乾

4 杯蔬菜高湯

1 茶匙普羅旺斯香料

1 盎司（28 公克）乾磨菇，泡水洗淨

3 盎司（85 公克）羅勒青醬

所有材料放進荷蘭鍋以小火煮，直到蔬菜變軟，約 30 分鐘。

## 紅甜椒湯

甜椒含有豐富維他命 C，和番茄、墨西哥辣椒、羅勒一起煮最能凸顯出味道。夏
天盛產時最適合做湯，我喜歡把它們冷凍起來，以便在隆冬享受夏天的美味。這
道湯不論熱食或冷食皆宜。

〉〉4 人份

8 盎司（227 公克）紅色甜椒，去籽切條

1 個小懷達利亞（Vidalia）洋蔥，切條

2 瓣蒜頭，切末

1 條墨西哥辣椒，去籽切末

1 ½ 杯罐頭番茄，用篩子濾掉湯汁

2 ½ 杯蔬菜高湯

2 大匙羅勒，切過

1 大匙迷迭香或奧勒岡草，切過

紅甜椒、洋蔥、蒜末、墨西哥辣椒、番茄、高湯放進湯鍋，以
中火煮開。蔬菜煮軟後，分批放進果汁機打。湯冷卻後加新鮮香草。

**第 4 組：**每人加 4 盎司（113 公克）去皮烤雞胸肉和 2 杯沙拉用
　　　　綠色蔬菜。

## 扁豆湯

這是以扁豆為主的印度好湯，配上爽脆的綠色蔬菜沙拉，可當晚餐佳餚。

〉〉4－6 人份

1/2 茶匙印度什香粉（garam masala）
1/4 杯小茴香
1 茶匙薑黃
5 杯蔬菜高湯
1 個大洋蔥，切碎
1 棵大蔥，切碎
1 根大胡蘿蔔，刨絲
1－2 瓣蒜頭，切碎
1/2 茶匙辣醬
9 盎司（255 公克）碎扁豆，洗淨
鹽和現磨黑胡椒粉少許

荷蘭鍋以中火加熱，放進香料。香料散發香氣後加高湯，轉文火，然後加蔬菜、辣醬、扁豆、鹽和胡椒粉，蓋上鍋蓋煮到扁豆變軟。連湯帶料分批用果汁機打，可立即食用或冰過再喝。

第 3 組：每人加 3 隻烤蝦（做法如下）。

## 烤蝦

12 隻中型蝦子，去殼
1 大匙亞洲綜合香料（Asian rub）

蝦子放碗中，加香料拌勻，每側各烤 2 分鐘左右。

# 烤茄子番茄斯佩爾特麥麵

斯佩爾特麥（spelt）是一種歷史悠久的麥子，羅馬人每天都食用。這種麥做的麵很健康，可取代義大利麵，對小麥過敏的人尤其適合食用。

〉〉4 人份

> 1 個茄子，對切，切口朝下置於烤盤上
> 6 個番茄，對切，切口朝下置於烤盤上
> 鹽和現磨黑胡椒粉少許
> 2 瓣蒜頭，切末
> 1/2 杯羅勒，切碎
> 16 盎司（454 公克）斯佩爾特麵
> 1/4 杯白酒醋

烤箱預熱到華氏 400 度（攝氏 204 度）。兩個烤盤噴上不沾鍋噴霧油，分別放茄子和番茄。茄子烤到軟，約 20 分鐘；番茄烤到表皮略微焦黃即可。烤好後，取出兩個烤盤冷卻。

剝除茄子和番茄皮，切成 1 吋見方的丁，撒鹽和胡椒粉調味後，撒上蒜末。完全冷卻後，撒上羅勒。茄子和番茄放進大碗備用。

按照標示說明的時間把斯佩爾特麵燙熟後瀝乾，煮麵的水留一半。把醋撒在麵上面。

麵倒進裝著烤茄子、烤番茄的大碗翻拌均勻，如果太乾，加 1/4 杯煮麵水，不夠的話再加 1/4 杯。可立即食用或冷卻後吃。

# 焗烤什錦奶油南瓜

這道菜如果吃不完，可當隔天的午餐。你也可以配魚肉吃。

〉〉4 人份

　　1 杯未脫殼大麥
　　1/4 杯索夫利特醬（sofrito）
　　1 ¼ 杯蔬菜高湯
　　鹽少許
　　1 個小奶油南瓜（butternut squash），對切去籽
　　1/4 杯罐頭有機番茄
　　1 罐 14 盎司裝（397 公克）扁豆，洗淨
　　4 杯綠色蔬菜（波菜、瑞士甜菜、芥藍、芥菜等），燙過
　　1/4 杯平葉洋香菜，切碎
　　現磨黑胡椒粉少許
　　1/2 杯 Pepper Jack 素起司粉

　　大麥提前一晚或提前至少 1 小時浸泡，以縮短料理時間。

　　烤箱預熱到華氏 350 度（攝氏 177 度）。大麥、索夫利特醬、1
杯高湯放進湯鍋煮滾，加鹽後蓋上鍋蓋煮 20 分鐘左右，直到大麥變
軟、膨脹，而且高湯收乾。

　　煮大麥過程中，奶油南瓜切面朝下置入烤盤，烤到叉子可穿透
瓜肉，約 40 分鐘。奶油南瓜冷卻後，把皮撕掉切塊備用。

　　番茄和扁豆放進湯鍋，攪拌均勻後煮透。

　　用另一湯鍋把水煮開，把蔬菜燙熟。

　　把大麥、奶油南瓜擺進大盤子，撒上洋香菜和黑胡椒粉，再放
燙青菜，然後撒素起司粉。淋 1/4 杯蔬菜高湯，放進預熱的烤箱烤
20 分鐘。這道菜可預先準備冰存，2 天內食用完畢。

## 青醬豆腐

這道料理是我的主廚雷・維拉洛伯（Rey Villalobos）教我的。

〉〉4 人份

醬料

1 杯蔬菜高湯

1 杯酸漿果（tomatillo）

1 條墨西哥辣椒，去籽

2 瓣蒜頭，切碎

鹽少許

4 杯老豆腐，切方塊

高湯用湯鍋以小火煮，加酸漿果、墨西哥辣椒、蒜頭、鹽，煮
到全熟後以果汁機打。豆腐和醬汁一起煮約 3 分鐘。

**第 4 組**：加 4 塊去皮水煮雞胸肉（切絲）。

## 酸辣印度風味豆腐串烤

〉〉4 人份

酸辣醬

1 ½ 杯胡荽葉（去梗），另準備一些供裝飾用（留梗）

1/2 杯薄荷，去梗

1 大匙萊姆皮

1 個綠辣椒，切末

1/4 茶匙蒜末

1 ½ 杯脫脂原味優格

1/4 茶匙小茴香粉

1 ½ 大匙萊姆汁

串烤材料

1 磅（454 公克）老豆腐，切成大塊

4 根小櫛瓜，切丁

4 根小夏南瓜（yellow squash），切塊

4 個紅甜椒，切塊

1 個黃甜椒，切塊

1 個青椒，切塊

將胡荽葉、薄荷、萊姆皮、綠辣椒、蒜末放進果汁機，以每次 1 大匙的方式加水打成糊狀。把優格、小茴香粉、萊姆汁放進不起化學反應的碗（nonreactive bowl），充分攪拌。

豆腐、蔬菜、1/4 杯酸辣醬放進另一個碗醃漬，放入冰箱 30 分鐘，剩餘酸辣醬留著。豆腐、蔬菜醃漬過程中，烤肉架預熱。豆腐和蔬菜醃好後，交替穿在金屬烤肉叉上。

串烤放在烤肉架上，每側烤 1 分鐘，這樣可以把蔬菜烤熟卻不會使豆腐過乾（金屬烤肉叉也會受熱，可從裡面把材料烤熟）。串烤沾酸辣醬食用。

**第 2 組**：加 1 磅（454 公克）鮭魚排，切塊、淋上現擠萊姆汁，用胡荽葉裝飾。

# 咖哩蔬菜火鍋

火鍋在東南亞非常流行，可加任何肉類、蔬菜。我喜歡加魚、蝦或干貝；加龍蝦也很棒。

〉〉6 人份

湯頭

3 杯蔬菜高湯

3 大匙咖哩醬
1 茶匙碎薑

**麵和蔬菜**
12 盎司（340 公克）全麥天使麵（angel hair pasta）
2 個金黃馬鈴薯，切丁（中等大小）
2 個小櫛瓜，切塊
2 根大胡蘿蔔，削皮切丁（中等大小）
1 杯荷蘭豆，燙過

　　所有湯頭材料放進湯鍋，煮開後加天使麵和馬鈴薯，煮 5 分鐘
左右。接著加櫛瓜、胡蘿蔔煮到熟透，約 8 分鐘，最後加荷蘭豆。
想要的話，可放胡荽葉、碎辣椒點綴。

　　**第 3 組**：加 1 杯去殼蝦肉、干貝或白鮭。
　　**第 4 組**：加 1 罐 15 盎司（425 公克）椰奶，蔬菜高湯減為 2 杯。

## 薑飯配烤豆腐

〉〉4 人份

　　1 ½ 杯冷開水
　　3 大匙低鈉溜醬油（tamari）或普通醬油
　　1 大匙白醋
　　1 盒老豆腐
　　1 個紅色甜椒，切成 1/2 吋寬條狀
　　2 大匙芝麻
　　2 個蜜柑或 1 個臍橙，切細丁
　　1 大把胡荽葉，切過

　　1 ½ 杯的水、醬油、醋倒進密封袋或淺盤中，置入豆腐和甜椒醃
15 分鐘甚至隔夜。

燒烤架開啟調至高溫。取出豆腐和甜椒，置於噴過不沾鍋噴霧油的烤盤，撒上芝麻後烤 7 分鐘左右。取出烤盤，擺上密柑或臍橙，撒胡荽葉。

**第 2 組**：柑、橙撒點熱過的芝麻油。

## 薑飯

3 ½ 杯冷開水
2 杯糙米或壽司米
2 大匙生薑，切末
1 杯毛豆仁
1 大把胡荽葉，切過
1 茶匙溜醬油（tamari）

如果有電鍋，把毛豆仁之外的所有材料放進電鍋煮。沒有電鍋的話，米加水、薑用鍋子煮滾後，轉小火、蓋上鍋蓋繼續煮。米快熟的時候再加毛豆仁，蓋上鍋蓋繼續燜。食用前撒胡荽葉和溜醬油。

## 地中海風素肉

日本 seitan 是用麵筋製作的食品，口感像肉，而且和豆腐一樣，煮什麼口味都適合。

〉〉4 人份

2 杯平葉洋香菜，大略切過
1/4 杯新鮮薄荷
1/4 杯薑黃
1/2 杯小茴香粉

鹽和現磨黑胡椒粉少許

1/4 杯現榨檸檬汁

1 盒 seitan 素雞

　　烤箱預熱到華氏 450 度（攝氏 232 度）。將香草、香料、檸檬汁
放入碗中攪拌均勻，再加素雞，然後置入烤盤，烤 10 分鐘左右。

　　**第 2 組**：香草、香料混合後加 1 大匙特級初榨橄欖油。

## 碳烤豆腐佐鳳梨莎莎醬

豆腐適合任何口味的料理法。豆腐冰凍再解凍，會有肉的口感。這道菜的拉丁風
味在夏天美妙無比。

＞＞ 4 人份

2 大匙小茴香粉

1 茶匙薑黃

2 茶匙胡荽籽粉

鹽少許

1 盒低脂豆腐，冷凍後解凍瀝乾，切成 1 吋寬長塊

　　烤箱預熱到華氏 450 度。香料和鹽攪拌均勻後，抹在豆腐表面。
豆腐放在鋪著鋁箔的烤盤上，進烤箱烤 5 分鐘左右。

## 莎莎醬

1 ½ 杯切碎的鳳梨（可用芒果代替，或 2 種水果都用）

1 根新鮮辣椒切末（是否去籽皆可，去籽的話比較不辣）

1 個紅蔥，切末

1 大把胡荽葉,大略切過

萊姆汁(1−2 個的量)

1 茶匙小茴香粉

鹽少許

鳳梨切碎後,和辣椒、紅蔥、胡荽葉、萊姆汁、小茴香粉一起翻拌均勻,並加鹽調味,澆在豆腐上或放在豆腐旁邊沾著吃。

**第 2 組:** 莎莎醬裡加 1/2 個酪梨(切丁)。或在莎莎醬裡加 1 大匙特級初榨橄欖油,而且豆腐烤之前灑橄欖油。

**第 3 組:** 豆腐換成 1 ½ 磅(681 公克)的紅鯛,多烤 5 分鐘。

## 番茄羅勒烤豆腐

這道菜不用花太多時間,但嚐起來好像長時間精心製作的美食。

〉〉4 人份

1 ½ 品脫(約 825 公克)小番茄,對切

2−3 瓣蒜頭,切末

1 把新鮮羅勒,切過

1 茶匙乾辣椒末

2/3 杯乾白葡萄酒(dry white wine)

1 把黑橄欖

鹽少許

1 盒低脂豆腐,切成 1 吋寬的長塊

烤箱預熱到華氏 475 度(攝氏 246 度)。番茄和蒜末、羅勒、辣椒末、白酒、橄欖、鹽攪拌均勻。把鋁箔紙折成信封狀,把一半番茄和醬料鋪在底層,再放豆腐,接著用剩餘番茄和醬料蓋住豆腐。把鋁箔封好,烤 20 分鐘左右。鋁箔信封取出烤箱後,繼續燜幾分鐘

再打開食用。

> 第 2 組： 烤之前，豆腐和番茄滴些特級初榨橄欖油。
>
> 第 3 組： 用 1 磅（454 公克）的吳郭魚代替豆腐。

## 南瓜鼠尾草燉飯

這道菜雖簡單，卻香氣四溢。

●●●●●●●●●●●●●●●●●●●●●●●●●●●●●●●●●●●●●●●●●●●●●

〉〉4－6 人份

> 1 罐 14 盎司裝（397 公克）南瓜泥
>
> 4 杯低鈉蔬菜高湯或雞湯
>
> 1/4 杯黃洋蔥（約半顆），切末
>
> 1 大匙新鮮鼠尾草，切末（或 2 茶匙乾燥鼠尾草）
>
> 2 杯糙米
>
> 1/2 杯乾白酒
>
> 鹽少許
>
> 1/4 杯南瓜籽，去殼

南瓜泥和高湯放進小鍋子，攪拌後用中火煮。選一個蓋子密合
的高湯鍋，鍋底噴不沾鍋噴霧油，以小火煎黃洋蔥和鼠尾草。洋蔥
變軟後，加糙米攪拌，然後倒入白酒。白酒快收乾時，加南瓜高湯，
撒點鹽調味煮到滾後，蓋上鍋蓋，轉小火煮。糙米煮熟即可熄火，
約需 40 分鐘。最後撒上南瓜籽。

> 第 2 組： 燉飯加 1/4 杯帕瑪森起司（刨絲），或加 1 大匙芥花油
> 煎洋蔥。

# 香煎野蘑菇義式玉米餅

〉〉4-6 人份

　　1 條熟義式玉米餅（圓棍狀）

　　鹽少許

　　2 大匙低鈉蔬菜高湯

　　1 茶匙乾辣椒末

　　1 大匙新鮮百里香（切過）

　　2 大匙蒜末

　　3 ½ 杯切碎的綜合蘑菇（一些賣場有賣綜合蘑菇，如果買不到，就自己搭配，包括黃洋菇、香菇、秀珍菇、雞油菌菇）。

　　1 杯乾白酒

　　現磨黑胡椒粉少許

　　1/4 杯平葉洋香菜，切過

　　烤箱預熱到華氏 350 度（攝氏 177 度）。玉米餅切成半吋厚的片狀，放進噴上不沾鍋噴霧油的烤盤，撒少許鹽之後進烤箱。

　　高湯、辣椒末、百里香、蒜末放進平底鍋，以中火煮 2 分鐘，然後放蘑菇，煮到蘑菇的水分開始收乾。加白酒，煮到白酒剩一半時關火，撒黑胡椒粉。

　　取出玉米餅，每個盤子放 2 片（用鍋鏟）。放蘑菇，然後撒洋香菜。

　　**第 2 組：** 蒜末用特級初榨橄欖油炒過，並（或）在蘑菇快熟時加 2 大匙奶油，或加 1/4 杯脫脂馬札瑞拉（mozzarella）起司。

# 陳年葡萄醋波特菇

4－6 個大型波特菇（Portobello mushroom）
1/2 杯義大利陳年葡萄（巴薩米克）醋
2 個紅甜椒
1/4 杯低鈉蔬菜高湯
2 大匙切碎的新鮮蒜頭
10 盎司（283 公克）嫩菠菜
鹽和現磨黑胡椒粉少許
2 大匙洋香菜或羅勒，切末

烤箱預熱到華氏 350 度（攝氏 177 度）。切除波特菇的梗，用紙巾擦乾淨，上下兩面塗葡萄醋。

紅甜椒切成 4 等份，噴上不沾鍋噴霧油，然後放進烤盤烤 30分鐘。

蔬菜高湯和蒜頭放進平底鍋煮，煮到蒜頭變軟但未焦黃。加菠菜，煮軟後加鹽調味。

波特菇放進烤盤，撒上烤好的紅甜椒，烤 10 分鐘。

烤波特菇同時，把剩餘的葡萄醋倒進小湯鍋或平底鍋，以中火加熱讓水分蒸發。

每個波特菇上面放菠菜和 1 片紅甜椒，再度進烤箱烤 5 分鐘。

波特菇取出後，用平鏟移到盤子上，分別灑剩下的葡萄醋，再撒新鮮香草。

**第 2 組**：蒜頭和菠菜用特級初榨橄欖油炒過；紅甜椒烤之前灑特級
　　　　　初榨橄欖油。
**第 3 組**：波特菇烤第 2 次之前，加 1/4 杯山羊乳酪。

# 辣椒鑲黑豆

〉〉4 - 6 人份

辣椒
6 個小安納罕辣椒（Anaheim pepper）或 3 - 4 個紅甜椒
4 杯柳橙汁
1 杯即食義式玉米餅粉
1 ½ 杯新鮮玉米粒或冷凍甜玉米
1/4 杯胡荽葉，大略切過

烤箱預熱到華氏 350 度。辣椒或甜椒用瓦斯爐小火煎，持續翻面，直到每一面顏色都變深（沒有瓦斯爐的話，可用烤箱烤 30 分鐘）。把辣椒或甜椒置入紙袋讓表皮燜軟，10 分鐘後取出，把皮撕掉。垂直切一道口，把籽去掉，然後放一旁備用。

柳橙汁煮滾後，徐徐倒入玉米餅粉，不斷攪拌以免結塊（約煮 2 - 3 分鐘）。關火後加玉米粒和胡荽葉攪拌。

把玉米餅糊塞進辣椒或甜椒，然後用牙籤封口。辣椒或甜椒放到烤盤，進烤箱烤 15 分鐘後取出，拔掉牙籤，翻面使開口面朝下，和辣味黑豆一起食用。

黑豆
2 大匙蔬菜高湯或雞湯
1/2 個黃洋蔥，切細丁
1 大匙蒜末
1 個小墨西哥辣椒，切細丁
2 罐 12 盎司裝（340 公克）黑豆，洗過瀝乾
2 大匙小茴香粉
1 大匙現榨萊姆汁
鹽少許

高湯和洋蔥放進平底鍋以中大火煮，洋蔥顏色變透之後，加蒜末、辣椒末繼續煮2-3分鐘。加黑豆和小茴香粉，轉小火煮5分鐘。加萊姆汁攪拌，並加鹽調味。

**第3組：**加自己喜歡的減脂起司。

**第4組：**加胡荽葉時，同時加1杯佛蒙特起司或長期熟成的白切達起司，並（或）在玉米餅糊內加切碎的去皮烤雞胸肉。

## 扁豆焗奶油南瓜

這道菜充滿秋天的氣息。你可以使用自己喜歡的蘋果種類。

〉〉4人份

1個大奶油南瓜，或38盎司裝（1077公克）的冷凍奶油南瓜切塊

1/2個黃洋蔥，切細條

1 ½ 大匙小茴香粉

2 ½ 低鈉蔬菜高湯或冷開水

1/2杯紅扁豆，洗淨

1把新鮮的百里香，切過

1個蘋果，切成半吋厚瓣狀

奶油南瓜削皮，切成1吋見方塊狀。厚底鍋鍋底噴不沾鍋噴霧油，以大火加熱，鍋子變燙之後加入南瓜、洋蔥、半數小茴香粉。瓜肉有點黏鍋時，開始用木湯匙攪動，加半杯高湯，然後蓋上鍋蓋煮5分鐘。接著加扁豆、百里香、蘋果、剩餘的高湯，蓋回鍋蓋以文火煮15分鐘。關火後繼續燜幾分鐘，搭配米飯或（及）雞肉食用。

**第2組：**洋蔥和奶油南瓜用3大匙特級初榨橄欖油炒過。

**第3組：**用3盎司（85公克）火雞雞胸里脊肉代替奶油南瓜。

# 櫛瓜羅勒藜麥燉飯

藜麥炒過再洗，味道更有層次。

••••••••••••••••••••••••••••••••••••••••••••••••••••••••••••••••••••••

〉〉4－6人份

> 2 杯藜麥
> 1 個黃洋蔥，切碎
> 3 瓣蒜頭，切末
> 4 杯低鈉蔬菜高湯
> 鹽和現磨黑胡椒粉少許
> 2 個小櫛瓜，切細丁
> 檸檬汁（2 個量）
> 1/2 杯生杏仁（切成細條狀）
> 1 杯羅勒葉，撕碎

藜麥放鍋子乾炒，然後洗淨。

洋蔥和蒜末放中型鍋裡，先加 1/4 杯高湯煮軟，然後放藜麥、一點鹽和胡椒粉、剩餘高湯，煮滾後蓋上鍋蓋，轉小火煮 15 分鐘。開蓋加櫛瓜、檸檬汁、杏仁、3/4 杯羅勒攪拌，關火、蓋回鍋蓋燜 2 分鐘。撒上剩餘羅勒，酌量加鹽、胡椒粉調味即可。

> **第 2 組**：洋蔥和蒜末用特級初榨橄欖油炒，並（或）在最後加 1/2 杯帕瑪森起司。

# 松茸菌菇黑糯米飯

〉〉6－8人份

> 3 盎司乾燥松茸菌菇（porcini mushroom）
> 1/2 個洋蔥，切細丁

6 杯低鈉蔬菜高湯（或冷開水，或高湯、冷開水各半）

1 瓣蒜頭，切末

乾燥辣椒末少許

3 ½ 杯黑糯米或其他短粒糯米

泡松茸菌菇的水

1 ½ 杯新鮮或冷凍豌豆

1/2 杯平葉洋香菜，切碎

1 大匙百里香，切末

　　松茸菌菇放進 1 ½ 杯滾水浸泡，吸飽水分後取出瀝乾、切碎，泡菇的水留下來。

　　厚底鍋放少許高湯煮洋蔥，洋蔥變軟後加蒜末、辣椒末，再放黑糯米攪拌。接著加高湯、泡菇水，蓋上鍋蓋以文火把米煮熟（時間請看米的包裝說明）。打開鍋蓋加豌豆和香草，蓋回鍋蓋燜幾分鐘，把飯拌一拌即可食用。

> **第 2 組**：洋蔥和蒜末以 1 大匙特級初榨橄欖油炒，或加 1 大匙帕瑪森起司（刨絲）。
> **第 3 組**：熟飯加 3 盎司（85 公克）去皮烤雞胸肉。

## 冬蔬糙米燉飯

這道菜味道單純，在冬天可滿足口腹之慾，小孩也會喜歡。

〉〉4 - 6 人份

7 杯低鈉蔬菜高湯

1 個紅蔥或 1/2 個洋蔥，切末

2 瓣蒜頭，切末

2 大匙新鮮鼠尾草，切末

2 杯短粒糙米

1 杯乾紅酒

1 根胡蘿蔔，切細丁

1 個蕪菁（turnip）或黃色蕪菁（rutabaga），切細丁

1 小把紅甜菜，切成 1 吋長，粗梗挑掉

用深平底鍋加熱高湯，燉飯鍋倒入 1/4 杯高湯，翻炒紅蔥、蒜末和半數鼠尾草。加糙米，持續攪拌幾分鐘；米有點透明時，加紅酒。紅酒快收乾時，開始加高湯，每次 1 大湯瓢。

高湯加了一半之後，放胡蘿蔔、蕪菁、剩餘鼠尾草。持續加高湯並攪拌，米變黏變軟後，放甜菜立刻食用。

> **第 2 組：** 紅蔥和蒜末用 1 大匙特級初榨橄欖油炒過，並（或）在
> 米煮熟後加 1/4 杯帕瑪森起司（刨絲）。

# 川味烤蔬菜

〉〉4 - 6 人份

1 杯奶油南瓜丁，切 1 吋見方

1 條小地瓜，切 1 吋厚瓣狀

1 杯胡蘿蔔，削皮切 1 吋見方

1 個紅洋蔥或黃洋蔥，切 8 等份

1 根小歐洲蘿蔔或蕪菁蘿蔔，切成 1 吋厚片

1 大匙五香粉

2 大匙低鈉醬油

現磨黑胡椒粉少許

烤箱預熱到華氏 375 度（攝氏 191 度）。所有蔬菜放進大碗中，撒上五香粉、醬油、胡椒。把蔬菜鋪在噴上不沾鍋噴霧油的烤盤，進烤箱烤 20 分鐘。將蔬菜翻面後，再烤 10 - 15 分鐘，直到蔬菜顏色變深。

# 全麥筆管麵配烤蔬菜

〉〉4－6 人份

　　2 杯切塊烤蔬菜（櫛瓜、紅甜椒、綠花椰菜、番茄）

　　1 磅（454 公克）全麥筆管麵

　　1/2 杯蔬菜高湯

　　2 大匙蒜末

　　1 茶匙辣椒末（自由選擇）

　　2 大匙洋香菜，大略切過

　　2 大匙新鮮羅勒、薄荷或奧勒岡草，切過

　　鹽和現磨黑胡椒粉少許

烤箱預熱到華氏 400 度（攝氏 204 度）。蔬菜放進噴上不沾鍋噴
霧油的烤盤，進烤箱烤 20 分鐘。

　　一大鍋水加鹽（1 大匙）煮滾。放進筆管麵，煮到熟但不失嚼
勁。

　　高湯、蒜末、辣椒末（如果愛吃辣）放進大平底鍋，以中火炒
幾分鐘，注意不要讓蒜末焦黃。放進烤好的蔬菜，轉小火。

　　煮好的麵撈起瀝乾，鍋裡的煮麵水留半杯，其餘倒掉。把麵倒
回鍋裡，加進高湯炒蔬菜和香草。撒鹽和胡椒粉調味後，把麵放進
大碗或分裝到小碗。

> **第 2 組：**　蔬菜烤之前，灑點特級初榨橄欖油，並以 1 大匙特級初
> 　　　　　榨橄欖油而非高湯炒蒜末；另外（或者），煮好的麵和高
> 　　　　　湯炒蔬菜翻拌均勻後放進烤盤，撒上 1/4 杯脫脂馬札瑞
> 　　　　　拉起司，然後置入燒烤架烤 5 分鐘。

# 番茄斯佩爾特麥義大利細麵

〉〉4－6 人份

    1 磅（454 公克）斯佩爾特小麥或全麥義大利細麵
    1 ½ 大匙蒜末
    1/2 茶匙辣椒末
    1/4 杯低鈉蔬菜高湯
    1 罐 14 盎司裝（397 公克）碎番茄
    1 杯去籽卡拉瑪塔（Kalamata）橄欖，切塊
    鹽和現磨黑胡椒粉少許
    2 大匙平葉洋香菜，切過
    2 大匙新鮮羅勒，切過
    1/4 杯炒松子

　　湯鍋放水加鹽，大火煮滾後下義大利細麵，麵煮到熟但不失嚼勁，撈起瀝乾。

　　高湯和蒜末、辣椒末放進鍋子以中火炒，注意不要讓蒜末焦掉。蒜末變軟後加番茄，炒到細麵煮好（約 10－15 分鐘）。

　　橄欖放進番茄醬，加鹽和胡椒粉調味。細麵倒進番茄醬裡，撒上香草和松子，翻拌均勻，立即倒進熱過的大碗或分裝到小碗。

　　第 2 組：食用前撒帕瑪森起司粉。

　　第 4 組：麵上面放去皮烤雞胸肉。

# 薑味糙米飯配味噌炒蔬菜

〉〉4 人份

1 ½ 杯印度香米（Basmati rice）糙米

2 大匙薑絲

鹽少許

2 大匙味噌

2 大匙低鈉蔬菜高湯

1 個黃洋蔥，切細丁

2 杯蘑菇，切絲

1/2 磅（227 公克）荷蘭豆

1 根芹菜，去葉切碎

1 個小綠花椰菜

1 根胡蘿蔔，切絲

1 大匙低鈉醬油

1/4 杯檸檬汁

6 盎司（170 公克）豆腐，切塊

3 杯水煮滾後加糙米、半數薑絲和些許鹽，水再度滾起後蓋上鍋蓋，轉小火煮 25－30 分鐘。糙米飯吃之前先翻攪。

味噌加 2 大匙水拌勻備用。高湯、洋蔥、剩餘薑絲放入炒菜鍋煮 3 分鐘，然後加蘑菇。磨菇軟化出水後（約 3 分鐘），加荷蘭豆、芹菜、綠花椰菜、胡蘿蔔。炒幾分鐘後，加醬油、味噌湯、檸檬汁，不斷翻攪，最後加豆腐。豆腐煮透即可配飯吃。

第 3 組： 豆腐換成 1 磅（454 公克）去皮無骨雞胸肉，雞肉切成
1 吋見方。

# 配菜、醬汁與點心

## 印度香料秋葵

秋葵含有豐富維他命 C 而且熱量低，只要幾分鐘即可上菜。

〉〉4 - 6 人份

　　2 大匙洋蔥，切細丁

　　2 大匙咖哩粉

　　1 茶匙芥茉籽

　　1 大匙特級初榨橄欖油

　　1 磅（454 公克）秋葵，切半吋長

　　鹽和現磨黑胡椒粉少許

　　橄欖油倒進平底鍋，炒洋蔥和香料。洋蔥變軟後加秋葵炒 2 分鐘，這樣秋葵雖熟卻仍會脆。加鹽和胡椒粉調味即可食用。

## 葡萄葉肉捲

從希臘到敘利亞的地中海沿岸國家，都喜歡這道菜。好吃又健康。

〉〉12 人份（24 顆）

　　1 罐 16 盎司裝（454 公克）葡萄葉

　　2 個大洋蔥，切細丁

　　2 把平葉洋香菜，切碎

　　1/4 杯新鮮薄荷，切過

　　1 磅雞胸絞肉

　　檸檬汁（1 ½ 個的量）

　　1 ½ 杯糙米飯

3 個小番茄，去皮去籽、切細丁

1 茶匙海鹽

1/4 茶匙甜胡椒（allspice）粉

1/4 茶匙肉豆蔻粉

3 杯蔬菜高湯

1 個檸檬，切瓣

葡萄葉泡冷水 20 分鐘，洗淨後瀝乾。

洋蔥、洋香菜、薄荷、雞肉、檸檬汁、糙米飯、番茄放進大碗攪拌，加海鹽、甜胡椒粉、肉豆蔻粉調味後，放冰箱充分冷藏。

葡萄葉分批鋪在砧板上，用大匙把肉餡弄成丸狀，每片葉子放 1 顆肉餡丸，然後像蛋捲般捲起來：先把葉子左右兩邊往內摺，再握緊往外捲。做好 24 捲後，放旁邊備用。

不鏽鋼鍋鍋底鋪一層烘焙紙，多餘的葡萄葉鋪在紙上，然後把包葉肉捲疊在鍋裡。用蔬菜高湯把肉捲淋一遍，接著把一個磁盤直接壓在肉捲上。蓋上鍋蓋，以文火煮 45－60 分鐘。如果湯汁蒸發，補充一點高湯。肉捲煮熟後把鍋子端離爐火，冷卻後取出，以檸檬片裝飾。

**第 2 組**：葡萄葉肉捲淋 2 大匙特級初榨橄欖油。

# 豌豆酪梨醬

〉〉2 杯份

1 杯解凍的冷凍豌豆，洗淨瀝乾

1 個酪梨，去皮去籽後切成小塊

萊姆汁（1 個量）

2 大匙紅洋蔥，切細丁

1 茶匙聖納羅辣椒（Serrano chili），切末
1 個小番茄，切碎
1/2 杯胡荽葉，切碎
鹽和現磨黑胡椒粉少許

　　豌豆用調理機打爛，舀到攪拌碗。加酪梨、萊姆汁、紅洋蔥、辣椒、番茄、胡荽葉，酌量加鹽和黑胡椒粉調味，然後攪拌均勻。立刻搭配蔬菜吃。

　　**第 2 組**：多加 1 個酪梨，去皮去籽後切成小塊。
　　**第 3 組**：加鹽調味。

# 辣味黑豆

黑豆的蛋白質和纖維含量高，加一點小茴香粉之後，充滿拉丁氣息。

〉〉2 – 4 人份

1/2 個洋蔥，切碎
1 大匙蔬菜高湯
3 – 5 瓣蒜頭，切末
1/2 大匙小茴香粉
1 大匙乾辣椒末或 1/2 個新鮮墨西哥辣椒切末
1 罐 14 盎司裝（397 公克）黑豆，洗淨瀝乾
鹽少許

　　鍋子噴不沾鍋噴霧油後，開中火加熱，放洋蔥炒 2 分鐘，然後加高湯煮到洋蔥變軟，約 5 分鐘。加蒜末、小茴香粉、辣椒末，繼續煮幾分鐘，然後加豌豆再煮 5 分鐘。加鹽調味後，配墨西哥捲餅或烤雞、烤魚。

第 2 組： 洋蔥以 1 大匙特級初榨橄欖油炒，並（或）在豌豆煮熟
後撒上減脂 Pepper Jack 起司粉。

第 4 組： 炒洋蔥時加 1 杯火雞絞肉。

## 蒜味香草花椰菜泥

這道菜可當馬鈴薯泥的替代品，而且 10 分鐘就可完成。

〉〉4 人份

1 個大白花椰菜
7 瓣蒜頭，去皮後垂直對切（喜歡吃蒜的人可酌量增加）
1/4 杯新鮮香草（蒔蘿、平葉洋香菜、百里香、羅勒等）
鹽和現磨黑胡椒粉少許

花椰菜的葉、莖切掉，然後切成 1 吋見方。水加鹽煮沸後，放
入花椰菜和蒜頭。花椰菜煮軟後撈起瀝乾，置入果汁機或調理機，
和香草、鹽、黑胡椒粉一起打成泥狀。

第 2 組： 加 2 大匙特級初榨橄欖油一起打，並（或）在花椰菜泥
打好後撒點帕瑪森起司粉。

## 香草抱子甘藍

〉〉4 人份

1 磅抱子甘藍（Brussels sprouts）
1/4 杯低鈉蔬菜高湯
1/2 個小黃洋蔥，切細丁
1 茶匙乾辣椒末
2 大匙新鮮百里香，切碎

鹽少許

甘藍下端較硬的部份切掉，然後垂直對切（最外層葉子如有損傷，需摘掉）。高湯和洋蔥放進大平底鍋以中大火煮，加辣椒末煮到洋蔥變軟，約 5 分鐘。接著加甘藍和百里香，再煮 5 分鐘，偶爾翻面。加鹽調味。如果甘藍好像太乾而黏鍋，可再加點高湯。

**第 2 組**：煮洋蔥時，以 2 大匙特級初榨橄欖油取代高湯。

# 辣味烤玉米粒

〉〉4 人份

1 罐 16 盎司裝（454 公克）冷凍有機玉米粒（或把 4 根玉米的玉米粒削下來）
1 根墨西哥辣椒，去籽切末（或用 1/4 茶匙辣椒粉）
1 ½ 大匙小茴香粉
鹽少許
1 把胡荽葉，切末

烤箱預熱到華氏 400 度（攝氏 204 度）。玉米粒和辣椒末、小茴香粉一起翻拌均勻後，鋪在噴上不沾鍋噴霧油的烤盤，撒點鹽調味。烤 15 分鐘（想吃酥一點的話，可以多烤一下）。最後撒上胡荽葉。

**第 2 組**：玉米粒烤之前，加 2 大匙特級初榨橄欖油。

# 薑絲毛豆糙米飯

〉〉4 人份

4 杯低鈉蔬菜高湯或冷開水
1 吋長生薑，削皮刨絲

鹽和現磨黑胡椒粉少許

2 杯糙米或菰米（wild rice）

1 杯冷凍毛豆仁（可用豌豆代替）

　　除了毛豆仁，所有食材放進電鍋煮。飯煮好之後加毛豆仁，蓋回鍋蓋燜 5 分鐘。如果沒有電鍋，先把高湯、薑絲、鹽、胡椒放進鍋子煮滾，然後放糙米，蓋緊鍋蓋並轉小火。飯煮好前 5 分鐘打開加毛豆仁，蓋回鍋蓋；吃之前翻攪一下。配魚肉或雞肉吃，也可拿來炒飯。

# 香草馬鈴薯泥

〉〉4 - 6 人份

4 個大金黃馬鈴薯，削皮切塊

1 大匙蒜泥

1 杯冷凍蠶豆或白鳳豆

2 大匙新鮮香草（洋香菜、羅勒或百里香），切碎

鹽和現磨黑胡椒粉少許

　　湯鍋加水放鹽，置入馬鈴薯和蒜泥煮滾，馬鈴薯變軟後，加蠶豆再煮 1 分鐘。馬鈴薯和蠶豆撈起來，用果汁機或調理機打，或放進大碗用手工壓成泥。如果馬鈴薯泥太乾，可加點鍋裡的水。最後放香草和鹽、黑胡椒粉，立即食用。

　　**第 2 組**：最後加 1/4 杯帕瑪森起司粉。

# 炒大白菜

我每次到芝加哥住家附近的華埠，都會看到新奇的綠色蔬菜。如果你吃膩了菠菜，為何不試試看別的綠色葉菜換個口味？

〉〉4 人份

3 磅（1362 公克）小顆大白菜
2 根生薑，削皮切片（2 大匙）
1 瓣蒜頭，切碎
1 大匙冷開水
1 大匙白醋
鹽少許
1 茶匙炒熟的芝麻

大白菜切好備用。炒鍋噴上不沾鍋噴霧油，先用大火把薑、蒜爆過，接著放大白菜、水、醋、鹽、芝麻一起炒，趁熱食用。

**第 2 組**：薑、蒜爆好後，加蝦仁（每人 3 隻）一起炒。

# 黑豆沾醬

黑豆醬的蛋白質豐富，如果搭配生菜，可當美味午餐或好吃的下午點心。你可以選擇自己喜歡的豆類。

〉〉2 杯份

2 杯罐頭黑豆，洗淨瀝乾
3 瓣蒜頭，拍碎
1/4 杯白芝麻醬（tahini）
1 茶匙檸檬汁
1 茶匙檸檬鹽

1/2 杯冷開水

鹽和現磨黑胡椒粉少許

新鮮蔬菜

黑豆、蒜、芝麻醬、檸檬汁、檸檬鹽、冷開水放進調理機打，加鹽和黑胡椒粉調味。

冷藏幾小時，退冰後當作新鮮蔬菜的沾料。

**第 2 組**：加 1/4 杯特級初榨橄欖油。

## 起司炒瑞士甜菜

這道菜不論冷食或熱食都好吃。

〉〉6 人份

1 個大洋蔥，切碎

1 瓣蒜頭，切末

1/2 茶匙乾辣椒末

2 磅（908 公克）瑞士甜菜，去梗撕碎

1 杯脫脂茅屋起司（cottage cheese）

檸檬汁（1 個量）

鍋子噴上不沾鍋噴霧油，以中火加熱。加洋蔥、蒜末、辣椒末，炒到洋蔥變軟。接著放甜菜，炒到甜菜變軟。關火稍微冷卻，撒起司拌勻，並灑上檸檬汁。

# 番茄甜酸醬

番茄甜酸醬是烤豆腐、烤雞、烤魚的絕配。甜酸醬用當季番茄製作最好，但你可以用密封罐保存，隨時享用。

〉〉2 杯份

4 個蘋果，削皮切成瓣狀、去核

6 個大成熟番茄

1 杯金黃葡萄乾（golden raisins）

鹽少許

1 大匙生薑，削皮切塊

1 茶匙番椒（Cayenne pepper）

1/2 杯甜洋蔥，切細丁

2 茶匙代糖

1/2 杯蘋果醋

蘋果、番茄、葡萄乾、鹽、薑、番椒、洋蔥放入厚底不鏽鋼鍋，以小火加熱到黏稠狀，約需 1 小時。加代糖和醋，關火稍微降溫，即可當醬料，或放進煮沸消毒過的密封罐保存。

# 甜點

## 草莓卡士達浮島

> > 4 人份

　　6 個蛋白

　　塔塔粉（cream of tartar）少許

　　8 包代糖

　　4 杯脫脂鮮奶

　　1 罐 16 盎司裝（454 公克）蛋替代品

　　1 杯草莓泥

　　用電動攪拌器把蛋白和塔塔粉打到變稠，再分批加 4 包代糖打成蛋白霜。

　　鮮奶倒進平底鍋以中火加熱（不要煮沸，否則會結塊）。用燙過熱水的湯匙把蛋白霜做成蛋型，然後放進熱鮮奶中煮（每次放幾個蛋型蛋白霜），煮 4－5 分鐘。煮好後放乾淨紙巾上冷卻。

　　蛋替代品和剩餘 4 包代糖打勻後，倒進熱牛奶中煮，直到蛋替代品會凝結在木匙背面，然後關火冷卻。吃的時候，先把卡士達倒進點心碗，再放蛋型蛋白霜，旁邊放草莓泥。

　　第 4 組：用 2% 的低脂鮮奶取代脫脂鮮奶。

## 薑餅

薑餅剛出爐時非常美味，可是放一段時間後更好吃。

● ● ● ● ● ● ● ● ● ● ● ● ● ● ● ● ● ● ● ● ● ● ● ● ● ● ● ● ● ● ● ● ● ● ● ● ● ● ● ● ● ● ● ●

〉〉24 片

> 3/4 杯有機蔗糖
>
> 1/4 杯無鹽奶油
>
> 2 個蛋白或 1/2 杯蛋替代品
>
> 1/4 杯天然糖蜜（molasses）
>
> 1 ¾ 杯多穀物麵粉，篩過
>
> 1 茶匙小蘇打粉
>
> 1 ½ 茶匙南瓜派香料
>
> 1/4 茶匙鹽

　　用電動攪拌器把糖和奶油打蓬鬆，接著分批加蛋白打勻，最後放糖蜜打勻。用另一個碗把麵粉、小蘇打粉、南瓜派香料拌勻，然後慢慢加到蛋白糊一起打，酌量加鹽調味，充分打過後放冰箱，直到麵糰變硬。

　　烤箱預熱到華氏 350 度（攝氏 177 度）。烤盤鋪上有油的烘焙紙。麵糰取出後，搓成直徑 2 公分左右的小球。小球放到烤盤上，每個間隔 2－3 吋，烤 10 分鐘。烤盤取出烤箱，薑餅冷卻即可食用，或放進密封罐保存。

　　**第 2 組**：加 1/2 杯切碎的核桃。

# 古早味覆盆子卡士達

〉〉6 人份

2 個蛋白（打過）或 1/2 杯蛋替代品

1/4 杯代糖

1 茶匙香草精

鹽少許

2 ½ 杯脫脂鮮奶，煮熱

6 大匙無糖覆盆子果醬

現磨肉豆蔻粉

1 把新鮮覆盆子

烤箱預熱到華氏 350 度（攝氏 177 度）。蛋白、代糖、香草精、鹽放進碗裡打勻後，慢慢把加熱過的鮮奶倒進碗裡攪拌。

每個 6 盎司（170 公克）的卡士達模子先放 1 茶匙覆盆子果醬，然後把卡士達倒進模子，上面撒肉豆蔻粉。

卡士達模子放到至少 2 吋深、可進烤箱的盤子。烤箱底盤放溫水（加到 1/4 高度），以確保卡士達平均受熱。烤 45 分鐘，或拿刀子插進去試試，不會沾刀即代表烤好。

卡士達烤好後取出烤箱，放在廚房紙巾上冷卻。可在卡士達降到溫熱後食用，或放冰箱冷藏。吃的時候配新鮮覆盆子。

**第 3 組**：加 1 小撮鹽，並（或）使用 2% 的低脂鮮奶。

# 脫脂優格水果總匯

〉〉4 人份

> 2 罐 6 盎司裝原味優格
>
> 2 大匙無糖蔓越莓汁
>
> 2 杯新鮮鳳梨切塊
>
> 1 杯藍莓
>
> 1 杯草莓，切成半吋厚片
>
> 1 個奇異果，去皮切丁
>
> 2 杯哈密瓜肉，切丁

優格和果汁放進碗裡攪拌均勻。把水果放到透明點心碗，淋上優格。可事先做好，放冰箱冷藏。

第 3 組：優格加 1 大匙蜂蜜。

第 4 組：上面撒 1/4 杯炒過的無糖椰肉粉。

# 水蜜桃多穀物煎餅

〉〉8 人份

> 1 個 14 盎司裝（397 公克）水蜜桃罐頭，果肉瀝乾
>
> 2 大匙紅糖
>
> 2 杯多穀物麵粉
>
> 1/2 大匙發粉
>
> 1 茶匙肉桂粉
>
> 鹽少許
>
> 2 個蛋白
>
> 3/4 杯脫脂鮮奶或豆漿
>
> 1 杯脫脂原味優格

　　烤箱預熱到華氏 350 度（攝氏 177 度）。烤箱適用的平底鍋噴上不沾鍋噴霧油，以中火煎水蜜桃，直到其中一面略微焦黃。撒上紅糖，把鍋子移開火源。

　　用攪拌器把麵粉、發粉、肉桂粉、鹽攪拌均勻。用另一個碗把蛋白、鮮奶打勻但不要打過頭。混合液體倒進麵粉混合物，攪拌成糊狀，然後把麵糊倒進平底鍋。

　　平底鍋置入烤箱烤 12 分鐘左右，直到煎餅硬挺。切成 8 片，配優格吃。

## 優格舒芙蕾

〉〉4 個份

　　1 大匙無糖奶油
　　3 大匙有機蔗糖
　　3 個蛋白或 3/4 杯蛋替代品
　　1 撮塔塔粉
　　小罐含果粒的脫脂覆盆子優格或草莓優格
　　4 大匙覆盆子泥或草莓泥

　　烤箱預熱到華氏 350 度（攝氏 177 度）。4 個小型舒芙蕾杯抹上薄薄一層奶油，然後把 1 大匙糖分 4 份撒在杯裡。放旁邊備用。

　　用電動攪拌器把蛋白和塔塔粉打勻，形成蓬鬆尖峰狀。接著慢慢加剩餘的 2 大匙糖，打成較挺的尖峰狀。

　　用另一個碗把優格和果泥攪拌均勻。把打好的蛋白和優格果泥輕輕拌勻，以湯匙舀進舒芙蕾杯，裝滿後輕敲讓材料紮實。舒芙蕾杯放進烤盤，烤箱底盤放 1/4 的溫水，以確保受熱均勻。

舒芙蕾烤 12 分鐘，烤到變蓬鬆、表面略黃。取出烤箱，配另外準備的果泥食用。

## 巧克力優格舒芙蕾

〉〉4 個份

1 大匙無鹽奶油
3 大匙有機蔗糖
1 小罐脫脂香草口味優格，退冰到室溫
3/4 杯苦甜（bittersweet）巧克力，加熱融化
3 個蛋白或 3/4 杯蛋替代品
1 撮塔塔粉
可可粉少許

烤箱預熱到華氏 350 度（攝氏 177 度）。4 個小型舒芙蕾杯抹上薄薄一層奶油，然後把 1 大匙糖分 4 份撒在杯裡。放旁邊備用。

優格和溶化的巧克力放碗裡拌勻。

蛋白和塔塔粉放進另一個碗，用電動攪拌器打成蓬鬆尖峰狀。接著撒上剩餘的 2 大匙糖，打成較挺的尖峰狀。把優格巧克力漿和蛋白輕拌均勻後，用湯匙舀進舒芙蕾杯。烤箱底盤放 1/4 的溫水，以確保受熱均勻。舒芙蕾杯放在烤盤上烤。

舒芙蕾烤 12 分鐘，烤到變蓬鬆、表面略黃。取出烤箱，撒可可粉後趁熱吃。

## 無麵粉榛果巧克力蛋糕

〉〉6 人份

　　2 大匙無鹽奶油

　　1 大匙在來米粉或杜蘭粗麥粉（semolina）

　　2 大匙可可粉

　　1/4 杯榛果

　　2 大匙及 3/4 杯有機蔗糖

　　3 盎司（85 公克）苦甜巧克力

　　4 大匙無鹽奶油

　　4 盎司（113 公克）脫脂酸奶油（sour cream）

　　2 個蛋黃

　　1 茶匙香草精

　　5 個蛋白

　　1/2 茶匙鹽

　　新鮮水果

　　烤箱預熱到華氏 350 度（攝氏 177 度）。把 2 大匙奶油抹在 9 吋的扣環式烤模（springform pan）上，接著撒在來米粉和可可粉。鍋子放一旁備用。

　　榛果和 2 大匙糖放進調理機或果汁機，充分打碎。

　　巧克力和 4 大匙奶油放進雙層鍋（double boiler）加熱融化，把鍋子端離火源，加酸奶油和蛋黃攪拌均勻後，再加香草精。

　　蛋白、鹽、剩餘的糖放進碗裡打勻，接著把巧克力漿倒進碗裡，輕輕攪拌均勻。榛果糖粉撒在扣環式烤模底部，然後把蛋白巧克力漿倒進鍋裡，烤 30 分鐘。拿牙籤插進去試試看，蛋糕中央應該還要有點濕度，否則吃的時候會太乾。

　　烤好後，讓蛋糕留在烤模裡冷卻，接著鬆開彈簧扣，小心取出蛋糕，配新鮮水果食用。

# 杏仁草莓派

〉〉8 人份

派
3 大匙無鹽奶油
1 ½ 杯杏仁粉
2 大匙液體代糖

烤箱預熱到華氏 350 度（攝氏 177 度）。奶油放進微波爐加熱或放進平底鍋以小火融化。把融化的奶油、杏仁粉、代糖攪拌均勻成為麵糰狀，然後放進 9 吋的派盤。烤 12 分鐘後取出冷卻。

餡料
3/4 杯柳橙汁
4 大匙太白粉，加少許水溶成糊狀
4 杯去蒂、梗的草莓，對切
3 大匙液體代糖
1 大匙無鹽奶油

自由選擇用料
1 杯脫脂原味優格
1 大匙切碎的薄荷

平底鍋以中火加熱，放進柳橙汁和太白粉糊攪拌，拌勻後轉文火，讓它們變稠。接著放草莓、代糖、奶油，攪拌均勻後，淋在已經烤好的派上。放進冰箱冷藏，食用時在派的旁邊放脫脂優格。另外，可嘗試在優格中加點切碎的新鮮薄荷。

# 杏仁水蜜桃蛋糕

> > 8 人份

　　1 條大豆醬（soy butter）

　　1/2 杯水蜜桃泥

　　4 大匙代糖

　　1/4 茶匙薑末

　　1/4 茶匙肉桂粉

　　1 茶匙香草精

　　1 撮鹽

　　5 個蛋白

　　1 茶匙塔塔粉

　　2 杯杏仁粉和 2 茶匙發粉混合均勻

　　自由選擇是否加幾片裝飾用的水蜜桃切片

　　烤箱預熱到華氏 350 度（攝氏 177 度）。9 吋環扣式烤模抹油、撒上麵粉。大豆醬、水蜜桃、代糖、薑、肉桂、香草精、鹽用電動攪拌器拌勻。

　　蛋白和塔塔粉放進另一個乾淨的碗，打到變濃稠。

　　蛋白和杏仁粉先後倒進電動攪拌器拌好的材料，全部拌好後舀進環扣式烤模，輕敲鍋子讓材料紮實。

　　烤模放進烤箱烤 25–30 分鐘，直到蛋糕膨脹。拿牙籤插進去，如果不沾牙籤即代表烤好了。蛋糕取出烤箱後留在平鍋內冷卻 10 分鐘；蛋糕降溫後會略為縮小。小心取出蛋糕，上面可鋪水蜜桃切片裝飾。

# 低脂烹飪的必備用具

要在家準備健康的低脂餐飲，你至少需要下列必備用品。
這些也是你最常使用的物品。

- 2 把刀。對於家庭主廚來說，2 把刀是基本配備，3 把刀較理想，
  4 把刀則可能太多。每個廚房都需要 1 把可以切、剁、進行任何
  大量切割動作的刀具，這種刀稱為主廚刀（chef's knife 或 French
  knife）。另外，比較齊全的廚房需要 1 把去皮小刀（paring knife），
  以負責主廚刀無法勝任的細緻刀工。你也可以考慮買 1 把鋸齒麵
  包刀，雖然不買也沒關係（不過，鋸齒刀切鬆軟的烘焙食品比普
  通刀更容易）。由於處理肉品（包括雞肉、魚肉）的機會不多，
  不必買切片刀（slicing knife）。因為採取低脂飲食，有 1 把主廚刀
  和 1 把削皮小刀就夠用，而且清洗量也可減少。

- **挑選主廚刀**。主廚刀是你最常使用的刀具，挑選時要注意三個
  條件：重量、平衡、長度。6 吋（15 公分）的刀子愈來愈普遍，
  但最常見的長度是 8 吋（20 公分）和 10 吋（25 公分）；只要順
  手，就是適合的尺寸。重量和平衡也一樣。有些刀子很輕，讓你
  幾乎忘了手上握著刀子，有些刀子則讓你感到負擔沉重。要測試
  刀子的平衡，你可以從刀尖往尾端搖擺它。主廚刀設計上可以搖
  擺，但不會掉出砧板。如果你試用幾支刀子之後，還是無法確定
  它的重心是否平衡，那就不管這項因素，只考慮重量和長度的問
  題。它拿起來順不順？切起東西是否快速又輕鬆？如果答案是肯
  定的，你就找到適合的刀了。許多專賣店允許你試用，至少同意
  你在砧板上翻動刀子。假如你肯花 75-150 美元（約台幣 2,250-

4,500 元）買把好刀，只要保持鋒利（每年花小錢請人磨刀 1－2
次），你可能不用再花錢買刀。碳鋼刀非常利，可是無法像其他
刀長期保持鋒利，而且會失去光澤，保養起來最麻煩。陶瓷刀既
鋒利又輕，而且可以保持鋒利，但經不起摔。不鏽鋼刀的光澤持
久，鋒利度也夠，而且最耐用，同時也最便宜。不管你選哪種材
質，要注意刀身從刀尖到握把尾端必須是一體成型的；這樣的刀
子比較堅固、耐用。

- **1 支削皮刀**。低脂飲食會吃很多蔬菜，一把好的刨刀可以節省很
  多時間。刨刀使用容易，也很好清洗。小型食材用刨刀削皮，大
  的就用刀子削。

- **2 個烘焙盤（baking sheet）**。烤蔬菜和烘焙糕餅需要烘焙盤，不要
  捨不得買。不要買太薄或太淺的產品，要買較厚實、較深的：它
  們很耐用，而且效果比便宜貨好。

- **2 個 10 吋不沾炒鍋**。這是一項你不用買貴重產品的器具。不沾鍋
  內層遲早難免會刮傷，長期下來刮傷愈來愈多，就必須淘汰，因
  為用刮傷的不沾鍋煮菜對你沒有好處。只要 25 美元（約台幣 750
  元）就能在百貨公司或量販店買到不錯的不沾鍋。要買 2 個，因
  為有時候會同時用到 2 個鍋子，而且不要買太薄的。用了 5 年左
  右、塗層受損就汰換，如果捨不得幾年買一次新鍋子，洗的時候
  要非常小心。另外，煮菜時一定要用木製或塑膠鏟，千萬不能用
  鐵製品刮傷鍋子。

- **1 支夾子**。夾子有如手指的延伸。它不只是烤肉時使用；專業廚
  師隨時都在用。

- 1台電動果汁機或調理機。兩種機器都可以用來打蔬果；調理機還能用來把蔬果攪碎。如果刀工夠細，哪需要用機器把蔬果攪碎？不過，機器可節省很多時間。

- 1個荷蘭鍋。這種鑄鐵鍋不便宜，可是它和高品質的刀具和烤盤一樣，永遠用不壞。

- 1個高湯鍋。用來煮湯、燉東西。要選底部厚實的鍋子，比較不容易燒焦。

- 1個2夸脫（1.9公升）深平底鍋。它基本上是長柄的小鍋子，用途廣泛。你可以用它煮醬汁；把水煮開和煮穀物；燙蔬菜；文火煮高湯等。

- 1個烤盤（roasting pan）。烘烤是低脂烹飪的基本方式之一，你很快就會變專家。

- 烤箱、瓦斯爐都適用的燒烤兩用鍋2個（1.4公升和2.4公升）。不論要烘還是烤，這種鍋都適合。

- 1支刨絲器（grater）。鐘型刨絲器（box grater）已使用多年，效率又高（食材會掉在中間），而且功能多（很多產品至少有4種選擇）。如果沒有地方放，可以銼刀型刨絲器，有些尺寸和形狀接近大支鞋拔，廚房抽屜隨便都擺得下。

- 1組乾貨量杯。除非能目測，你需要這些量杯；有些主廚即使出道多年，仍依賴它們。買1組可疊放的量杯，這樣你就不用想半天，「我把1/3量杯放在哪？」

- **1 個液體量杯和 1 組量匙**。買個有柄的玻璃量杯和 1 組量匙，因為量匙量起來比普通茶匙或大湯匙精確，而茶匙或大湯匙在設計上考慮的是美觀和順手。量匙是用來測量容量的，所以講究精確。

- **2 個攪拌碗**。買 2 個尺寸不同的碗，一個大到裝得下派對用的沙拉，另一個小一點。要買不起化學反應的材質，像是不鏽鋼、玻璃、磁器、琺瑯、塑膠。

- **1 支打蛋器**（wire whisk）。為什麼要買這種攪拌器？因為叉子或木匙雖然可以攪拌食材，它們不能把空氣打進去。廚房架子上或流理台上的收納桶裡雖有各式專用器具，實際上很多可能用不到幾次，但是在烘焙和低脂烹飪中，打蛋器扮演要角。

- **2 支橡膠刮刀**。它們不但可用來把瓶罐裡的食物刮乾淨，也能用來拌食材。

- **1 支平鏟**。煎薄餅翻面時需要它。

- **1 台榨汁器**。榨汁器的使用頻率可能不輸打蛋器。外型像巨大的電鑽鑽頭可把切半的柑橘類果實榨出汁。除非你力大如牛，你不可能徒手把檸檬裡的汁榨乾。如果空間和預算夠，買 1 台電動榨汁機會讓你事半功倍。要不然，買 1 台手動的，壓一下就有果汁源源流出。

# 烹飪技巧

以下的資訊可以協助你更加了解一些烹飪技巧，
以及本書食譜中提及的食材。

- 處理食材最重要的金科玉律是：廚房裡沒有任何器具比鈍的刀子
  更危險。用過鈍刀的人都知道，鈍刀切透硬的表面比切透軟的表
  面容易。用鈍刀把櫛瓜切片不難，可是同一把刀如果切不進番茄
  而滑開，很容易把手指切傷。如果你用力切（用鈍刀切東西時通
  常很用力）、刀子快速移動，即使是鈍的刀子也足以造成傷害。
  在住家附近尋找磨刀師傅，每年至少把刀具送去磨 1-2 次。磨刀
  費用不貴，磨一把可能只要幾美元（台幣 100 元左右），卻能讓刀
  具保持好用和安全很多年。更重要的是，你不會貼著 OK 繃做菜。

- 如果你想自己磨刀也可以。磨刀並不是那麼危險或困難，但你必
  須買一支磨刀棒，建議買鑽石粉質料的磨刀棒。用磨刀棒磨刀最
  簡單的方式是握住握把，磨刀棒末端置於著流理台面上。把刀子
  的刀刃、刀柄交界處放在磨刀棒的握把下方，讓刀刃和磨刀棒成
  45 度角，然後把刀子慢慢往內往下滑動，動作完成時，刀尖應該
  接近磨刀棒末端、也就是流理台。重複 6-8 次，然後換另一面。
  你也可以直接將磨刀棒末端朝上拿在手裡，像廚師那樣。不過，
  你看到的動作其實是廚師在把刀刃磨光滑。刀子唯有磨利之後才
  需要磨光滑。把鈍的刀子磨光滑，有如把番茄醬加在還沒煮的義
  大利麵上面。另外，專業廚師磨刀子的動作速度和磨得好不好無
  關。廚師磨刀動作快又磨得好，可是動作放慢點、做確實，一樣
  可達到效果。用你自己的速度磨，熟能生巧後，速度自然會變

快。用磨刀石磨比較困難，最好還是交給專業磨刀師傅做。我要再度強調，刀子要保持鋒利。

- 接下來換個比較輕鬆的話題：如何消除手指上的蒜味。關鍵詞有三個：鹽巴、檸檬、不鏽鋼。要消除蒜味，可把鹽巴抹在手指上搓揉，接著用熱水、肥皂把手洗乾淨。另外，你也可以抹檸檬汁，或用手指摩擦不鏽鋼製品。你可以試試看，手指摩擦水龍頭是否有效。為了保險起見，可以三種方法都做一遍。洋蔥的異味可用相同辦法消除。

- 回到比較嚴肅的話題：砧板底下要墊濕毛巾止滑。就危險程度而言，會滑動的砧板僅次於鈍刀子。在會滑動的砧板上切菜，不論刀子利或鈍都很危險。最安全、也最有效率的切菜組合是：鋒利的刀子和穩定的砧板。這種組合的關鍵在於切菜動作可以精準。

- 延伸來說，要切的食材底部要平或穩。如果食材底部不平，小心用刀切平即可。以柳橙為例，你不一定要對半切、把切面朝下擺；你應該把柳橙底下切掉一些，這樣柳橙就不會在你切片的時候滾動。切任何東西都要這樣做。

- 還有一件不能掉以輕心的事：保障空手的手指安全。要防止非慣用手的手指不小心被切到，把手指彎起來、扣住要切的食材。你一開始可能不習慣，但久了就會變自然動作。

- 要防止蛋殼碎片掉進蛋白，把蛋敲在流理台等平坦表面而不是碗的邊緣。如果真的有碎片掉進蛋白裡，用半邊蛋殼去撈。邊緣不規則的破蛋殼是碎片的天然撈取器，比手指或湯匙更好用。這樣以後你做的馬芬蛋糕或蛋包飯就不會咬起來喀滋作響，除非你故意。

- **要分開蛋白和蛋黃有兩種辦法。**蛋敲開之後，你可以把兩邊蛋殼當作杯子，在碗的上方把蛋黃從一邊蛋殼倒到另一邊，大概5次之後，蛋白會全部都掉到碗裡，蛋殼裡只剩孤零零的蛋黃。你也可以直接把敲開的蛋倒在掌心；握住蛋黃，蛋白會從指縫滴到碗裡。只要不捏它，蛋黃會硬得足以維持原狀。

- **按照下列步驟，切甜椒會變成廚房裡最有效率、最有成就感的工作。**以後不要再繞著中央的蒂切開甜椒了，而是先把甜椒橫放，將尾端切平（如果尾端的4個突起處很平均，可以省略此步驟）。接著，將甜椒直放、蒂朝上，沿著蒂垂直切下去，然後轉90度再直切一次。這樣可切成幾乎相等的4片，而且浪費程度減到最小；現在，你可以把蒂和梗扔掉了。如果要把4片甜椒切丁，直接切出正方形即可。試過一次，你就知道甜椒很容易切得漂亮，而且會喜歡做含有甜椒的菜。

- **切芒果比切甜椒難一點，可是更有樂趣。**芒果仁像一枚橢圓形香皂，要切掉芒果仁，必須先把芒果皮削掉。你或許可用削皮刀削皮，但芒果皮可能厚到必須用刀子削。用刀削皮時，先把芒果尾端切平，然後直立在切菜板上。在芒果上方切個淺口，然後順勢往下切，盡量削得愈薄愈好；不熟練的人，難免會削掉太多芒果肉。皮削好之後，刀子從上方算起1/5處切進果肉，碰到阻礙，即意味切到果仁了，刀子轉向順勢往下切。芒果仁是扁的，所以你會切出2片厚的果肉、2片小很多的果肉。果肉切下來之後不用客氣，直接把芒果仁拿起來啃乾淨，上面的肉特別有味道。記得先準備好牙線，因為芒果仁附近的纖維很容易卡在牙縫。啃完芒果仁要清牙縫雖然有點麻煩，可是值得。

- **洋蔥切丁比切芒果或甜椒麻煩，可是成果的視覺享受更大**。由於洋蔥基本上是圓的，先把底部切平。接著，小心的從側面正中下刀橫切，把洋蔥腰斬但不要切斷，像切漢堡麵包那樣。轉動洋蔥，把剛才切的開口對準自己，然後由上往下直切 4 刀或 5 刀，每刀間隔一樣，而且要切斷。每刀的距離取決於你要切丁的大小。最後，洋蔥轉 90 度，再度一刀刀垂直切下去，結果是：你每切一刀，正方的洋蔥丁就散開在砧板上，漂亮的成品可能讓你流淚。

- **即使你沒切過酪梨，底下敘述的方法會讓你有如老手**。酪梨中央有顆又圓又滑的種子；先垂直下刀，好像要把酪梨對半切，刀刃碰到種子後，慢慢轉動酪梨、繞著種子繼續切（不用拔出刀子，因為刀子會順著種子滑動）。刀子劃過一圈後拔出，把酪梨扭一下分成 2 半。把沒有種子的半邊放在手掌上（切面朝上），用鈍的刀子（奶油刀很適合）直切或橫切果肉，刀尖碰到果皮即可，果肉很容易用刀挑起來，而且會黏在刀子上，很快你就能把半邊酪梨果肉切成 3、4 瓣。要把另外半邊的種子挖出來時，不要用手拿，把酪梨放在流理台上，用另一把刀小力砍種子，讓刀嵌進種子。提起刀子，種子會跟著脫離果肉，然後用奶油刀敲種子，敲個 2-3 下，種子就會掉下來。你可以用湯匙把果肉挖起來，可是綠色外側恐怕無法保持完整，完美的酪梨瓣就毀了。

- **墨西哥捲餅的製作不難**。首先，薄餅皮以微波爐加熱 5 秒，或在平底鍋上熱 30 - 60 秒。接著把餅皮攤平，餡料放中央，然後兩邊平均往內折，再把靠近身體這邊的皮往外折蓋住餡料。手按住餅皮往內捲，好像把麵棍往前推一樣，直到整張餅皮捲完。溫熱的餅皮應該會把最後的接口黏住。

- 打蛋器可把空氣打進去，所以能讓打的東西蓬鬆。叉子做不到這一點，即使把 2 支叉子疊起來也一樣。花點小錢買支打蛋器，它構造雖然簡單，功用卻不小。

- 把某種食材和另一項食材拌勻需要一點技巧。烹飪的時候，通常是把較稀薄的材料倒在較濃稠的材料上，然後用橡膠刮刀從最底層把濃稠材料輕輕翻上來蓋住稀薄的材料；這個動作至少要做 2－3 次，而且攪拌碗要經常轉向。翻攪幾次即可，不要拌過頭，兩種材料拌均勻就停止。

- 切末比較需要耐心而不是技巧。把食材盡量切碎後，接下來只要把刀像搖木馬般在成堆的食材中來回切，直到材料像果汁機或調理機打出來的。如果不習慣這樣做，你可以持續快速用力剁，動作大一點沒關係，刀子不會剁壞，而且可以節省時間。偶爾用刀背把散開的佐料撥成一堆（用刀刃撥會使刀刃變鈍）。

- 蘑菇類比大部份蔬菜更容易沾有土或沙。開水龍頭徹底沖洗或把它們浸泡在水裡，它們不怕洗。

- 無化學反應的碗就是沒有細孔的碗。這種碗的材質不會和食材（尤其是酸的）發生反應而改變顏色和味道。不鏽鋼、玻璃、塑膠、施釉陶瓷、琺瑯材質的碗都不會產生化學反應。

- 要去除香腸的膜，用刀尖沿著香腸直劃一刀，膜會像睡袋的拉鍊拉開般裂開。你接下來應該可以像剝香蕉那樣把膜撕掉。

# 食材採購和家庭食品儲藏室

食品儲藏室是自己開伙的關鍵。儲藏室管理良好、庫存充足的觀念早就存在，尤其是以前某些必備食品並非隨時買得到的年代。你會發現，井然有序的儲藏室可幫你更迅速、更輕鬆的準備好一頓飯。

本書介紹更明智的飲食選項，而基礎是更明智的採購。要怎麼做？方法之一是，出門採買前先確定好要買什麼。很可惜，許多人沒有準備採購清單就到超市；我認為這樣有如無照駕駛。首先你要知道自己該買些什麼，這通常要從食譜開始研究。我們在書中提供諸多健康食譜和變化選項，幫助你開始明智的採買。你不必每天買生鮮食品，2-3天買一次即可。在乾貨方面，可以1次買2-3星期的份量，甚至1個月的用量。

要讓本書的資訊更實用、方便，我建議你開個有條理的採購清單，例如按乳製品、乾貨、海鮮分類。這樣採購起來比較有效率，意味著你能縮短待在超市的時間，多留點時間給自己和家人。長期下來，如果你把更多食譜融會貫通，你的清單和採購作業會變得更簡單、更有效率。

現在的家庭著重找較不精緻、較健康、最新鮮的食物，尤其是注意體重管理的人。有些人可在自家種植香草和（或）蔬菜，住在都市的人則大多必須在傳統市場或雜貨店採買。雖然我認識的大部份家庭把新鮮蔬菜拿來生吃或稍微煮過之後再食用，我們也可買高品質的罐頭食品，例如 Del Monte 有機番茄和玉米。買不到新鮮蔬菜的時候，冷凍蔬菜也是方便、健康的替代品。

　　我覺得最重要的是，你要了解住家附近的市場和攤商。例如，要買新鮮海產，你必須向可以信任的攤販買。你應該學習什麼是「新鮮」的味道。

　　我購買、烹煮來自世界各地的食材，因而體會到：需要新鮮食材的時候，擁有理想的購買管道很重要。

# 廚房必備健康食材

食品儲藏室庫存充足，可引導、鼓勵你過健康的生活。家裡沒有菜可煮晚餐的時候，大部份的人會打電話叫外賣。我不要求大家永遠不叫喜歡的外賣披薩或中國菜吃；我建議，這些食物偶爾嚐嚐就好。

在另一方面，我建議在儲藏室存放健康的零食和食品百貨。底下列出我個人廚房常備的品項。儲藏室備妥庫存後，你可以到傳統市集或雜貨店的農產品區，採購當季盛產的蔬果。每星期最好採買容易腐壞的蔬果 2-3 次，以確保新鮮度。

● **全穀物和穀粉類**
　杏仁粉
　莧菜籽粉
　糙米
　蕎麥麵
　布格麥片
　亞麻仁粉
　藜麥
　燕麥片
　黑麥麵粉
　斯佩爾特小麥粉
　斯佩爾特小麥義大利麵或
　米製義大利麵
　燕麥粒

　全穀非洲小米
● **堅果和種子類**
　杏仁
　腰果
　亞麻仁
　松子
　南瓜子
　葵瓜子
● **乾燥香草和辛香料**
　亞洲綜合香料
　月桂葉
　肉桂
　胡荽籽
　小茴香

咖哩粉

蒔蘿

印度什香粉（garam masala）

磨碎的大蒜

普羅旺斯香料

肉豆蔻

洋蔥粉

匈牙利紅椒粉（paprika）

胡椒子

乾紅辣椒粉

芝麻

油和醋

義大利陳年葡萄醋

芥花油

特級初榨橄欖油

噴霧式橄欖油

紅酒醋

白醋

雪莉酒醋

白酒醋

● **罐頭食品**

朝鮮薊心（水煮）

義大利番茄

豆類

 ‧ 黑豆

 ‧ 義大利白腰豆

 ‧ 鷹嘴豆

 ‧ 腰豆

鮪魚（水煮）

扁豆（紅色和黑色）

低鈉蔬菜高湯

● **冷藏室常備食材**

羅勒（新鮮羅勒和羅勒青醬）

酸豆

辣醬

胡荽葉

蒔蘿

義大利洋香菜

克菲爾發酵乳

低鈉醬油

味噌

橄欖

迷迭香

蒟蒻麵

百里香

豆腐

有籽芥末醬

● **冷凍庫常備食材**

有機莓果

有機玉米粒

有機豌豆、蠶豆、毛豆

素肉

素香腸

# 食材產季指南

　　拜國際快遞服務之賜，我們現在可以在 12 月吃到剛成熟的澳洲水蜜桃。由於空運速度快，許多蔬果一年四季都買得到。不過，大部份的人還是依賴、也想吃當季盛產的在地蔬果。我就喜歡吃當令蔬果，而且認為應該支持地方上的傳統市集。

　　我住在芝加哥，不同地區每天都有傳統市集。小農以永續方法生產蔬果等食品，傳統市集可讓他們販賣產品維生，並提供多樣化的優質食品。各地都有這樣的市集，我希望大家可以惠顧在地的市集。

　　逛市集發現的產品會讓你驚喜。

## 食品節令

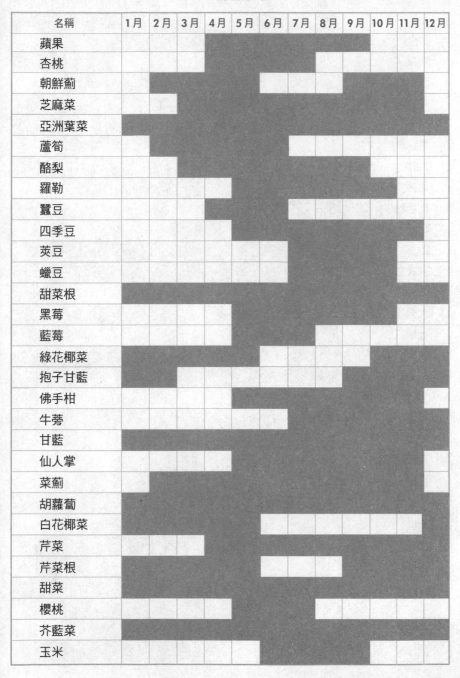

| 名稱 | 1月 | 2月 | 3月 | 4月 | 5月 | 6月 | 7月 | 8月 | 9月 | 10月 | 11月 | 12月 |
|---|---|---|---|---|---|---|---|---|---|---|---|---|
| 蘋果 | | | | | | | | | | | | |
| 杏桃 | | | | | | | | | | | | |
| 朝鮮薊 | | | | | | | | | | | | |
| 芝麻菜 | | | | | | | | | | | | |
| 亞洲葉菜 | | | | | | | | | | | | |
| 蘆筍 | | | | | | | | | | | | |
| 酪梨 | | | | | | | | | | | | |
| 羅勒 | | | | | | | | | | | | |
| 蠶豆 | | | | | | | | | | | | |
| 四季豆 | | | | | | | | | | | | |
| 莢豆 | | | | | | | | | | | | |
| 蠟豆 | | | | | | | | | | | | |
| 甜菜根 | | | | | | | | | | | | |
| 黑莓 | | | | | | | | | | | | |
| 藍莓 | | | | | | | | | | | | |
| 綠花椰菜 | | | | | | | | | | | | |
| 抱子甘藍 | | | | | | | | | | | | |
| 佛手柑 | | | | | | | | | | | | |
| 牛蒡 | | | | | | | | | | | | |
| 甘藍 | | | | | | | | | | | | |
| 仙人掌 | | | | | | | | | | | | |
| 菜薊 | | | | | | | | | | | | |
| 胡蘿蔔 | | | | | | | | | | | | |
| 白花椰菜 | | | | | | | | | | | | |
| 芹菜 | | | | | | | | | | | | |
| 芹菜根 | | | | | | | | | | | | |
| 甜菜 | | | | | | | | | | | | |
| 櫻桃 | | | | | | | | | | | | |
| 芥藍菜 | | | | | | | | | | | | |
| 玉米 | | | | | | | | | | | | |

| 名稱 | 1月 | 2月 | 3月 | 4月 | 5月 | 6月 | 7月 | 8月 | 9月 | 10月 | 11月 | 12月 |
|---|---|---|---|---|---|---|---|---|---|---|---|---|
| 水芹 | ■ | ■ | ■ | | | | | | | | | |
| 胡瓜 | | | | | ■ | ■ | ■ | ■ | ■ | ■ | | ■ |
| 椰棗 | | | | | | ■ | ■ | ■ | | | | ■ |
| 茄子 | | | | | | ■ | ■ | ■ | ■ | ■ | | ■ |
| 菊苣 | ■ | ■ | ■ | ■ | ■ | ■ | ■ | ■ | ■ | ■ | ■ | ■ |
| 茴香 | ■ | ■ | ■ | ■ | ■ | ■ | ■ | ■ | ■ | ■ | ■ | ■ |
| 無花果 | | | | | | ■ | ■ | ■ | ■ | | | ■ |
| 蒜頭 | ■ | ■ | ■ | ■ | ■ | ■ | ■ | ■ | ■ | ■ | ■ | ■ |
| 葡萄 | | | | | | | | | ■ | ■ | ■ | |
| 葡萄柚 | ■ | ■ | ■ | ■ | ■ | | | | | | | ■ |
| 蒜（苗） | ■ | ■ | ■ | | ■ | ■ | | | ■ | ■ | ■ | ■ |
| 山葵 | ■ | ■ | ■ | ■ | ■ | ■ | ■ | ■ | ■ | ■ | ■ | ■ |
| 羽衣甘藍 | ■ | ■ | ■ | ■ | ■ | ■ | ■ | ■ | ■ | ■ | ■ | ■ |
| 奇異果 | ■ | ■ | ■ | ■ | ■ | | | | ■ | ■ | ■ | ■ |
| 大頭菜 | ■ | ■ | ■ | ■ | ■ | | | | ■ | ■ | ■ | ■ |
| 金桔 | ■ | ■ | ■ | ■ | ■ | | | | | ■ | ■ | ■ |
| 大蔥 | ■ | ■ | ■ | ■ | ■ | ■ | ■ | ■ | ■ | ■ | ■ | ■ |
| 檸檬 | ■ | ■ | ■ | ■ | ■ | ■ | ■ | ■ | ■ | ■ | ■ | ■ |
| 北京檸檬（黃檸檬） | ■ | ■ | ■ | ■ | ■ | | | | | ■ | ■ | ■ |
| 萵苣 | ■ | ■ | ■ | ■ | ■ | ■ | ■ | ■ | ■ | ■ | ■ | ■ |
| 萊姆 | ■ | ■ | ■ | ■ | ■ | | | | | ■ | ■ | ■ |
| 西印度萊姆 | | | | | | ■ | ■ | ■ | ■ | ■ | | |
| 瓜類 | | | | | | ■ | ■ | ■ | ■ | | | |
| 野生蘑菇 | ■ | ■ | ■ | ■ | ■ | ■ | ■ | ■ | ■ | ■ | ■ | ■ |
| 油桃 | | | | | | ■ | ■ | ■ | ■ | ■ | | |
| 秋葵 | | | | | | ■ | ■ | ■ | ■ | ■ | | |
| 橄欖 | ■ | ■ | ■ | ■ | ■ | ■ | ■ | ■ | ■ | | | |
| 洋蔥 | ■ | ■ | ■ | ■ | ■ | ■ | ■ | ■ | ■ | ■ | ■ | ■ |
| 蔥 | ■ | ■ | ■ | ■ | ■ | ■ | ■ | ■ | ■ | ■ | ■ | ■ |
| 小珠蔥 | | | | | | ■ | ■ | ■ | ■ | ■ | | |
| 甜洋蔥 | | | | | | ■ | ■ | ■ | ■ | | | |

| 名稱 | 1月 | 2月 | 3月 | 4月 | 5月 | 6月 | 7月 | 8月 | 9月 | 10月 | 11月 | 12月 |
|---|---|---|---|---|---|---|---|---|---|---|---|---|
| 柳橙 | ■ | ■ | ■ | ■ | | | | | | | | |
| 橘子 | ■ | ■ | ■ | ■ | | | | | | | | |
| 歐洲蘿蔔 | ■ | ■ | ■ | ■ | | | | | | | | |
| 水蜜桃 | ■ | | | | ■ | ■ | ■ | ■ | ■ | | | |
| 西洋梨 | ■ | | | | | ■ | ■ | ■ | ■ | ■ | ■ | ■ |
| 梨子 | | | | | | | | ■ | ■ | ■ | ■ | ■ |
| 青豆 | | | | ■ | ■ | ■ | ■ | | | | | |
| 荷蘭豆 | | | | ■ | ■ | ■ | ■ | ■ | ■ | | | |
| 甜豌豆 | | | | ■ | ■ | ■ | ■ | ■ | ■ | | | |
| 甜椒 | | | | | | ■ | ■ | ■ | ■ | ■ | | |
| 辣椒 | | | | | | ■ | ■ | ■ | ■ | ■ | | |
| 柿子 | | | | | | | | | ■ | ■ | | ■ |
| 李子 | | | | | | | ■ | ■ | ■ | | | |
| 石榴 | | | | | | | | | ■ | ■ | ■ | |
| 柚子 | ■ | ■ | ■ | ■ | | | | | | ■ | ■ | ■ |
| 馬鈴薯 | ■ | ■ | ■ | ■ | ■ | ■ | ■ | ■ | ■ | | | |
| 地瓜 | ■ | ■ | ■ | | | | | | | ■ | ■ | ■ |
| 櫻桃蘿蔔 | ■ | ■ | ■ | ■ | ■ | ■ | ■ | ■ | ■ | | | |
| 南歐蒜 | ■ | ■ | ■ | ■ | ■ | ■ | ■ | | | | | |
| 球花甘藍 | ■ | ■ | ■ | ■ | ■ | ■ | ■ | ■ | | | | |
| 覆盆子 | | | | | | | ■ | ■ | ■ | ■ | | |
| 大黃 | | ■ | ■ | ■ | ■ | ■ | | | | | | |
| 黃色蕪菁 | ■ | ■ | ■ | ■ | | | | | ■ | ■ | | |
| 婆羅門蔘 | ■ | ■ | | | | | | | | ■ | ■ | ■ |
| 紅蔥 | | | | | | | ■ | ■ | ■ | | | |
| 菠菜 | | | | ■ | ■ | ■ | ■ | ■ | ■ | ■ | | |
| 櫛瓜花 | | | | | | ■ | ■ | ■ | ■ | | | |
| 夏南瓜 | | | | | | ■ | ■ | ■ | ■ | | | |
| 南瓜 | ■ | ■ | ■ | | | | | ■ | ■ | ■ | ■ | ■ |
| 草莓 | | | | ■ | ■ | ■ | ■ | ■ | ■ | | | |
| 菊芋 | ■ | ■ | ■ | | | | | | | ■ | ■ | ■ |
| 酸漿果 | | | | | | ■ | ■ | ■ | ■ | ■ | | |
| 番茄 | | | | | | ■ | ■ | ■ | ■ | ■ | | |
| 蕪菁 | ■ | ■ | ■ | ■ | ■ | ■ | ■ | ■ | ■ | ■ | ■ | ■ |

樂活

# 歐尼斯光譜保健法讓你的基因變得更好

2013年7月初版　　　　　　　　　　　　　　　　　定價：新臺幣420元
有著作權・翻印必究
Printed in Taiwan.

| | | |
|---|---|---|
| 著　　　者 | Dr. Dean Ornish | |
| 譯　　　者 | 范　振　光 | |
| 發 行 人 | 林　載　爵 | |

| | | | | |
|---|---|---|---|---|
| 出　版　者 | 聯經出版事業股份有限公司 | 叢書主編 | 林　芳　瑜 | |
| 地　　　址 | 台北市基隆路一段180號4樓 | 特約編輯 | 張　雅　茹 | |
| 編輯部地址 | 台北市基隆路一段180號4樓 | 美　　編 | 陳玉韻・本體覺 | |
| 叢書主編電話 | （02）87876242轉221 | | 設計工作室 | |
| 台北聯經書房：台北市新生南路三段94號 | | 封面設計 | 劉　亨　麟 | |
| 電　　　話：（02）23620308 | | | | |
| 台中分公司：台中市健行路321號 | | | | |
| 暨門市電話：（04）22371234ext.5 | | | | |
| 郵政劃撥帳戶第0100559-3號 | | | | |
| 郵撥電話：（02）23620308 | | | | |
| 印　刷　者　文聯彩色製版印刷有限公司 | | | | |
| 總　經　銷　聯合發行股份有限公司 | | | | |
| 發　行　所：台北縣新店市寶橋路235巷6弄6號2樓 | | | | |
| 電　　　話：（02）29178022 | | | | |

行政院新聞局出版事業登記證局版臺業字第0130號

本書如有缺頁，破損，倒裝請寄回聯經忠孝門市更換。　　ISBN　978-957-08-4217-3 (平裝)
聯經網址：www.linkingbooks.com.tw
電子信箱：linking@udngroup.com

The Spectrum
by Dean Ornish, M.D.
Copyright © 2007 by Dean Ornish MD, LLC
Chinese (Complex Characters) copyright © 2013
by Linking Publishing Company
Published by arrangement with International Creative Management, Inc.
through Bardon-Chinese Media Agency, Taiwan
ALL RIGHTS RESERVED

國家圖書館出版品預行編目資料

歐尼斯光譜保健法讓你的基因變得更好/
Dean Ornish著．范振光譯．初版．臺北市．聯經．2013年
7月（民102年）．376面．15.5×22公分（樂活）
譯自：The spectrum:a scientifically proven program to feel
better, live longer, lose weight, and gain heall

ISBN　978-957-08-4217-3（平裝）

1.健康法　2.健康飲食　3.生活方式

411.1　　　　　　　　　　　　　　　　　　102011472